YOGABODY

ガイアブックスは
地球の自然環境を守ると同時に
心と身体の自然を保つべく
"ナチュラルライフ"を提唱していきます。

ヨガボデイ
ヨガと体の教科書

著者 ジュディス・ハンソン・ラサター
監訳者 chama／松本くら

Yogabody: Anatomy, Kinesiology, and Asana, copyright © 2009 by Judith Hanson Lasater, Ph.D., P.T. Illustrations copyright © 2009 by Sharon Ellis and Lauren Keswick. Cover photograph copyright © 2003 and © 2009 by David Martinez, Inc. All rights reserved.

No part of this book may be reproduced or transmitted in any form or by any means, electronic or mechanical, including photocopying, recording, or by an information storage or retrieval system, without written permission from Rodmell Press, 2147 Blake St., Berkeley, CA 94704-2715; (510) 841-3123; (510) 841-3191 (fax); www.rodmellpress.com.

Editor: Linda Cogozzo
Associate Editor: Holly Hammond
Indexer: Ty Koontz
Design: Gopa & Ted2, Inc.
Anatomy Illustrations: Sharon Ellis and Lauren Keswick
Asana Illustrations: Sharon Ellis
Cover Photograph: David Martinez, Inc.
Lithographer: Kwong Fat Offset Printing Co., Ltd.
Text set in Palatino LT Std 9.8/14.6

Distributed by Publishers Group West

目 次

序文 chama & 松本くら vii
謝辞 viii
はじめに ヨガボディのあらまし 1

第1部：運動器官系

1 骨、関節、靭帯、腱、神経 5
　　体で感じる解剖学 17

2 筋肉 21
　　体で感じる解剖学 27

第2部：脊柱

3 脊柱概論 33
　　体で感じる解剖学 48

4 頚椎（けいつい）...51
　　体で感じる解剖学 60

5 胸椎と胸郭 65
　　体で感じる解剖学 69

6 腰椎（ようつい）...71
　　体で感じる解剖学 78

7 仙骨 81
　　体で感じる解剖学 87

v

第3部：下肢

8 骨盤、股関節、大腿骨 93
    体で感じる解剖学 105

9 膝関節と下腿 109
    体で感じる解剖学 116

10 足関節と足 119
    体で感じる解剖学 131

第4部：体幹

11 腹部 135
    体で感じる解剖学 140

12 横隔膜 143
    体で感じる解剖学 146

第5部：上肢

13 肩甲帯 153
    体で感じる解剖学 167

14 肘関節と前腕 171
    体で感じる解剖学 179

15 手関節と手 183
    体で感じる解剖学 190

索　引 193
著者紹介 206

序　文

　安定して動き、安定して留まるために、からだの内側で起きていることを、感じ続ける──アーサナは、内部身体感覚の世界です。そして、身体感覚を持つためには、体の地図が必要──それが、アーサナと解剖学をつなげます。

　『ヨガボディ』は、アーサナと解剖学をつなげるのみならず、それを「動き」というフィールドのなかで、生き生きと伝えてくれます。本書の解剖学は、単に骨や筋肉の名前を覚える退屈なものではなく、そのことが「動き」にどう生かされ、どのように役立っているのか、具体的な説明がある解剖学です。監訳をしながら、私たちは何度も、実際にからだを動かし、そこに述べられた原理を実際の動きのなかで納得する、ということを繰り返しました。それは、新しい発見と、発見の喜びに満ちた作業でした。

　理学療法士である著者はまた、ヨガ指導の長い経験も持っています。そのため、本書は、アーサナについてだけではなく、プラーナーヤーマや瞑想につながるハタヨガ全体の体系も踏まえて書かれています。アーサナが、どのようにヨガの体系とつながっていくか、つなげていくためには、どう動き、どう留まったらよいかという点が、しっかり描かれているのです。

　監訳者の私たちがこの本から多くのことを学んだように、ヨガやボディワークに関わる方たちが、この本を実際に役立ててくれたら、ヨガはもっと楽しく、さらに深い世界へと進化する…そんなワクワクした想いと共に、この本をお届けいたします。

　本書はchamaがディレクターをつとめる、ヨガスクール「TOKYOYOGA」において指導者養成テキストとしても利用されています。多くの日本の皆さんのヨガと体の教科書となれば幸いです。

chama & 松本くら

謝　辞

　多くの人が認識する以上に、本を書くにはたくさんの人のサポートが必要です。本書は特に、ふたりの人物のおかげで書き上げることができました。一人は息子の「カム」、チャールズ・カンプマン・ラサター、そして、もうひとりはルース・ウィリアムス博士です。

　数年前、私は、師に着いてヨガを学ぶために、インドへの2度目の旅の準備をしていました。様々なプランが組み込まれた1年間の旅を考える度に、私の胸は躍りました。が、長男の2回目の誕生日に、第2子の命を授かっていることを知り、私はその旅を取りやめることにしました。旅の中止でできた時間を、夫のアドバイスで、解剖学と運動生理学の本のアウトラインを書くことに使いました。そのアウトラインを、様々な記事の原稿やワークショップの論拠として、数年間、しばしば活用してきました。今こうして、数年前に計画した本を脱稿し、とうとう、人生の夢を実現することになりました。息子カムのおかげで20年以上前に本書を書き始めた私は、本書に果たした息子の役割と、息子の命が私に与えてくれた喜びに、とても感謝しています。

　本書の完成を助けてくれたもうひとりの人物は、原稿を読み、内容についてアドバイスするというあまり楽しくない作業に、数ヵ月もの間、お力を割いてくださいました。その人、ルース・ウィリアムスは、社会生活を画家としてスタートしました。彼女の次の仕事は、3人の娘を育てることでしたが、子どもたちが成長すると、幼い頃の科学への憧れから、生物学と化学を学ぶために学校に戻ることにしました。卒業と同時に、テネシー大学医学部から肉眼解剖学と神経解剖学の研究と教育助手としての奨学金を授与され、解剖学の博士論文を書き上げたのでした。

　が、私とウィリアムス博士との出会いは、解剖学の教室ではなく、ヨガの教室でした。私の教える教師用トレーニングに、彼女も参加していました。解剖学の講義に加え、彼女はヨガの指導者にもなっていたのです。私たちはすぐに、ヨガと解剖学の二つの分野に対するお互いの想いを理解し合い、数時間もしない内に、本書執筆にご協力頂けるよう、私は、彼女にお願いしていました。彼女の学識だけでなく、お骨折りくださった彼女の優しい心に感謝しています。真実を言うなら、ウィリアムス博士が本書を大変素晴らしいものにしてくださり、私たち皆がその恩恵を受けることになりました。深甚の謝意を表したく思います。

　最後に、本書執筆中、常にサポートしてくれた私の家族に、感謝と愛を捧げます。

はじめに
ヨガボディのあらまし

何か神聖なものがあるとするなら、
それは人体である。
——ウオルト・ホイットマン

古代インドのヨガの哲学には、様々な思想の学派があり、多様なメソッドがあります。なかでも最もよく知られているのが、アーサナです。アーサナの実践は、従来、瞑想を持続的に行う準備としてサッドハカ（探究者）に教えられてきました。が、今日では、その他の様々な理由で、世界中で何百万人もの人々に活用されています。ストレスの軽減、健康改善、運動能力の強化、ケガの治癒や病気の回復、さらに、シンプルに日常生活の楽しみを増やすこと、などのためです。

こうした人気の結果、ヨガの指導者は増加の一途をたどり、想像できるあらゆる場所でヨガの教室を開き、指導しています。この本は、そういう指導者の方達に向けて考えました。私の願いは、体の動きを作り、コントロールする経験豊富な指導者の方や、指導者になって間もない方に、基本的な体系を詳しく紹介し、ヨガのスタジオや教室で、それをすぐに活用できるように、伝えることです。また、ヨガを学ぶ方々が、人体の動きを理解し、ヨガの実践の際に、自分自身が自分の指導者になれるように、本書を活用してくれたら嬉しいです。以下に、補足として、本書で重視する事柄と、本書の構成の簡単な説明をします。

解剖学は、人体の構造の研究です。解剖学を学ぶことは言葉の基本的な構造であるアルファベットの［文字］を学ぶことと似ています。運動生理学は、空間における人体の動きの研究です。この研究はそうした［文字］をまとめて動きという［言葉］にしていきます。つまり、まず人体の構造を理解しないと、アーサナのダイナミックな動きをちゃんと理解することはできないのです。

本書では、アーサナの実践と指導に関連する解剖学と運動生理学の両方に、焦点を当てています。運動器官系の構造と働きを理解することによって、より効果的かつ効率的に、ヨガを実践し、指導することができます。そして、自分や生徒がもっと楽しく、痛みや難しさを感じずに動くにはどうしたら良いかも、素早く判るようになるでしょう。本書で書いたのは、人体の主要構造の解剖学、つまりマクロ解剖学です。細胞の構造や

個々の筋繊維といったミクロ解剖学については、触れていません。私は［ヨガボディ］を、解剖学のクラスを教えているようなつもりで書きました。ふたつの願いからです。まずは本書が、読者の皆さまへ、そして、皆さまが対象とする方々へ、真実に親しみやすくつながっていくことです。そして、［ヨガボディ］の各ページで学ぶことが、単に人体についての事実の集積ではなく、ヨガの実践や指導に楽しくすぐに使えること。本書は人体の解剖学の詳細を網羅するものではありません。読者の皆さまが長い間、面白く学べる内容をたっぷり含んでいると思います。

本書の使い方

『ヨガボディ』は、運動器官系、脊柱、下肢、体幹、上肢の5部構成になっています。

各章は人体のそれぞれの部位に焦点を当てています。また、横隔膜と腹部にも、それぞれ1章を割いています。横隔膜や腹部は、たとえば脊柱のような運動器官系ではありませんが、その構造を理解することが、ヨガアーサナの指導には役立つと思っているからです。腹部臓器がそれぞれどこにあり、どう関係し、逆転位などの様々な姿勢でどう影響を受けるかを知るだけでも、大いに役立つでしょう。

各章は、啓発し楽しませてくれる引用句、題字で始まります。次に骨格の章が続きます。そこでは、扱う部位で見られる独特で、他では見られない骨の構造がテーマです。次に、関節、関連する結合組織、神経、筋肉が続きます。それに続いて、その後、各部位に関する運動生理学がテーマになります。ここでは、解剖学的構造が、動きを作り表現することと、どのように関係しあうかを、特にアーサナを中心に探究します。

各章の最後は、「体で感じる解剖学」と名づけた部分です。ここでは前述した、解剖学と運動生理学をアーサナに関連させてまとめました。2項目から成ります。最初の［実践編］は、その章で提示された原理を深く理解するために、各自がトライして追求できるヨガのポーズをひとつあるいは複数紹介し、概説しています。［指導編］には、アーサナを教える際に活用し、チェックすべきポイントを提示しました。ここで提示されるアーサナの名称や形は、インド、プネのB.K.S.アイアンガーのポーズとアプローチを基にしました。アイアンガーには、『ヨガの光』その他の著書があります。

各章はいずれも、さらに学ぶべき関連事項を提案する項目、「リンク」で帰結しています。

ヨガの実践や指導を豊かに広げるために、本書が、時代を超え、皆さまのガイドではなく友人になることを願ってやみません。熱心な興味と好奇心で本書をお読み頂けますように。

第1部:
運動器官系

骨、関節、靭帯、腱、神経 1

魂の性質は身体の状態による。
――モーゼズ・マイモニデス

私の解剖学への関心は、中1の科学の授業から始まりました。その関心は、ヨガの実践だけでなく、理学療法の勉強でも深まることになりました。理学療法士の専門学校の履修科目に圧倒され、勉強時間が減ることを願いながら、それでも、私たち学生は、解剖学の先生が大好きでした。私たちが知らなければならないことは、一体、どれくらいあるのですか？ 彼女の答は、いつも同じでした――あらゆることを知りなさい。私たちの答も、いつも同じでした――大きなうめき声です。

実際のところ、解剖学の勉強には役に立たない枝葉末節など全くありません。できるだけ多くのことを学び、生涯、探究すべきものです。そして、アーサナの実践を豊かに充実させるものだとも思います。たとえ、私たちヨガの指導者が「すべてを知る」ことは絶対にないとしても、解剖学を学ぶことは、ケガを予防し、より充実した方法でのヨガの実践を指導するために、役立つはずです。

運動器官系は、結合組織、神経、筋肉などの軟組織だけでなく、骨や関節などのさらに小さないくつかの体系で構成されています。そのすべてが一緒に働いてこそ、私たちは動き回ったり、運動したりできるのです。

骨

人体を動かす基本構造は、骨格、つまり206個の骨の集合です。骨格は、体幹と四肢の2つに分けられます。軸は、人体の軸を形成する骨で、頭蓋骨と脊柱、肋骨と胸骨、舌骨など、74個あります。四肢の骨は、手足、言うなれば腕と脚で、骨の数は、上肢で64個、下肢で62個です。さらに6個の耳小骨を加えて、骨の総計は、206個になります。

どの骨も、骨膜と呼ばれる血管の被膜で構成されています。骨膜は、強く触れると痛みを伴います。テーブルに脛をぶつけたことのある人には経験のある、あの痛みです。骨は、1/3が生きている組織で、基本的にはたんぱく質でできています。このたんぱく質には、カルシウムやその他の無機塩類のような、様々なミネラル（無機質）が含まれています。大きな骨の中心に見

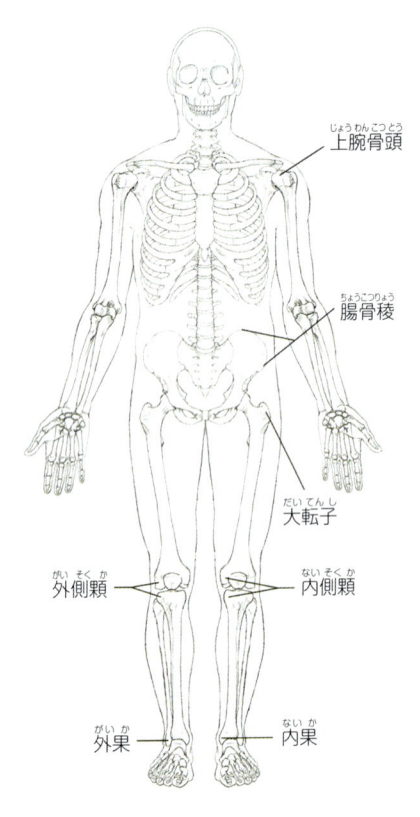

1.1　骨の突起と3つの基本平面のひとつである前面での骨格

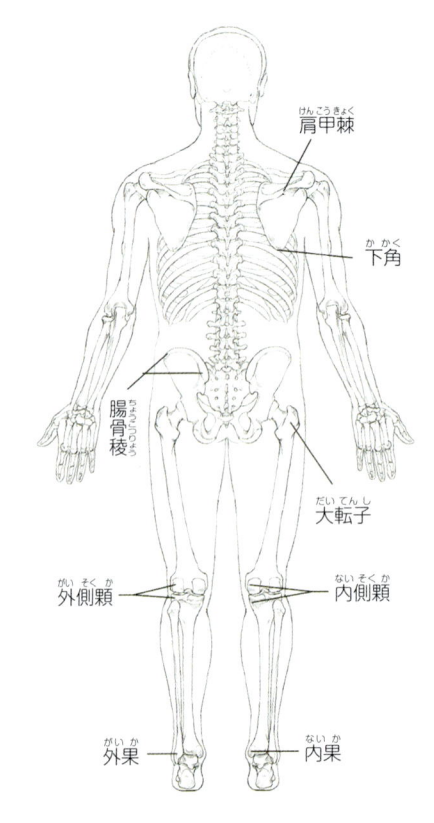

1.2　骨の突起のある背面の骨格

られる髄は、赤血球を作り出す場のひとつです（もうひとつの場が脾臓です）。赤血球の働きは、血流に酸素を運ぶことです。

長い骨の先端が、骨端、言わば成長板です。骨は先端から成長し、大人になると、成長板が積極的に働くことはありません。

骨はさらに、カルシウムのようなミネラル（無機質）の貯蔵庫として働きます。多様な生理的作用によって、体内でカルシウムが必要になると、骨からカルシウムを放出して、必要な場所に送るのです。

ウォルフの法則では、骨は応力線に沿って成長する、と言われます。骨、特に大腿骨のように体重負荷がかかる骨で、重さを支えることによって、骨が強化される

ということです。実際、無重力の宇宙に滞在した宇宙飛行士たちは、地球に帰還後に検査をすると、わずか数パーセントですが、骨量の減少が見られます。重力は、骨を通して重さをかけることで、骨そのものが骨を維持できるように、刺激を与えているのです。

どの骨も、それぞれ特定の働きができるように、独特の形をしています。長かったり、短かったり、でこぼこしていたり…。この本では、アーサナの実践に使われる、体重を負荷する主要な骨に着目します。図1.1と図1.2は、前面図と後面図によって、骨格の正面と背面を示したものです。

すべての骨の名前を覚えることは、ヨガの教師にとって必須ではありませんが、十分な価値があります。今

から、そのための時間を取りましょう。骨の名前を覚えると、ヨガを教える時に、生徒の体のさまざまな突起、つまり、解剖学上の指標になる部分に、素早く触れることができます。以下は、特に知っておくべき7個の重要な突起です：

- 上腕骨頭：上腕骨先端の丸い部分。そのまますっぽりと、肩の関節に収まっている。
- 肩甲棘：骨格を前面と後面に分ける、水平な突起。
- 下角：下角の位置は、生徒の肩甲骨の位置の確認に役立つ。
- 腸骨稜：ふつう腰骨と言われる。腸骨稜は、左右だけでなく、前後も同じ高さなので、この突起の角度によって、腰のカーブの様子が判る。
- 大転子：太腿の上部外側の突起で、大腿骨の頚部の延長。その位置によって、生徒の太腿の回転具合や、股関節をどのように回転させて立っているかが判る。
- 膝関節の内側顆と外側顆：多くの筋肉の接合部
- 踝：足首の骨の外果と内果は、足首の位置の確認に役立つ。

骨には、長かったり、短かったり、平らだったり、でこぼこしていたりと、多様な形があります。たとえば、上腕骨は長く、足根骨は短く、腸骨は平らで、椎骨はでこぼこしています。

特殊なでこぼこの骨が、種子骨です。種子骨は、筋肉の腱のなかで発達する骨です。種子骨のおかげで、運動中に腱が関節を横切る時、腱が保護され、梃の作用で腱に収縮力がもたらされます。種子骨の1例が膝蓋骨、つまり、膝頭です。膝頭は、生後1年の間に、膝関節を横断、大腿四頭筋の腱のなかで発達します。

骨には棘と呼ばれる突起部分、つまり頂上部があり、ここが筋肉や他の結合組織との付着点として作用しています。棘には、椎孔、英語でホレイマン（単数）・ホラマナ（複数）と呼ばれる開口部があり、神経や血管のような他の構造が、そこを通り抜けられるようにしています。骨には他に、上腕骨大結節や大腿骨小転子のような突起もあります。

関　節

関節は、2本の骨をつなぐ場所で、英語ではジョイント(joint)ともアーティキュレイション(articulation)とも呼ばれます。関節は、頭蓋骨の縫合や恥骨結合のようにほとんど動かないものと、膝関節のように動かせるものの、どちらかだと考えられています。

可動関節は、滑膜関節とも呼ばれます。滑膜関節には、骨と骨が合わさる部分を覆う被膜があり、その被膜の内部に滑膜表層があります。滑膜表層は、滑液を生産しています。滑液は関節を湿り気のある健やかな状態に保ち、それによって、関節の楽な動きを促進します。

興味深いことに、この関節の被膜は、直接的には、血液の供給を受けません。関節被膜の組織は、隣接骨の骨膜のみから栄養分を与えられている、骨膜の副産物なのです。そして、この栄養分の幾分かは、運動によって作り出されます。したがって、アーサナの実践による関節の動きは、被膜を健全に維持するために役立ちます。滑膜関節は、関節リューマチを含む様々な疾患を引き起こしやすい部位です。関節リューマチは、骨膜が病的に急増して、関節の働きを阻害し、限定し、形を奇形に変形させて、痛みをもたらす病気です。

可動関節は、さらに4つのカテゴリーに分類されます：

- 滑走関節：肩の肩鎖関節や足首の足根骨のように、1本の骨がもう1本の骨と反対方向に簡単に滑る関節（図1.3）。
- 単軸関節：蝶番と車軸の2種類。蝶番関節は、関節のふたつの面が、ひとつの蝶番のように、互いに

骨、関節、靭帯、腱、神経

回転する関節。関節面のひとつが凹面で、もう一方が凸面である。蝶番関節の1例が肘関節（図1.4）。車軸関節では、骨がもう一本の骨の周囲を旋回する。車軸関節の1例が、上橈尺関節（図1.5）。

ここでは膝関節は蝶番関節に分類しない。膝関節は蝶番関節のように思われるかもしれないが、これは全くの誤り。膝関節は蝶番のような働きをするが、滑る動きに、回旋の要素が入る。それゆえ、膝は、複合型のハイブリッド関節である。膝関節については、さらに第9章を参照されたい。

▶ 二軸関節：この種の関節には、運動の軸が2個ある。ひとつは屈曲と伸展の軸、もうひとつは、内転と外転の軸である。1例は、手の中手指節関節（図1.6）。試してみよう。左手甲側が、見えるようにして、左手の中指の付け根、指の基底にごく近いところを、右手の親指と人差し指の指先で、挟むようにしっかり掴む。その状態で、左手が絶対に動かないように固定して、左手の中指の長柱をそっと上下に動かし、関節に遊びをつくる。次に左右に動かしてみる。動きは、小さいが、簡単にできるはずである。指を動かす時は、左手を完全に固定することを忘れないように。次は、指を回旋してみよう。これはできないはずである。これが、二軸関節であることの証である（図1.6）。

▶ 多軸関節：多軸関節は、動きの軸を変えられる関節で、2種類ある。ひとつは、まさに馬の鞍が馬にピタリと着くように、骨が重なる、鞍関節である（図1.7）。

もうひとつは、股関節や肩関節のような、球関節である。球関節は、屈曲、伸展、内転、外転、回旋と、あらゆる方向に動く。これらの動きが組み合わされて、四肢の多様な動きが作られる（図1.8）。

1.3 滑走関節
1.4 単軸関節（蝶番）
1.5 単軸関節（車軸）

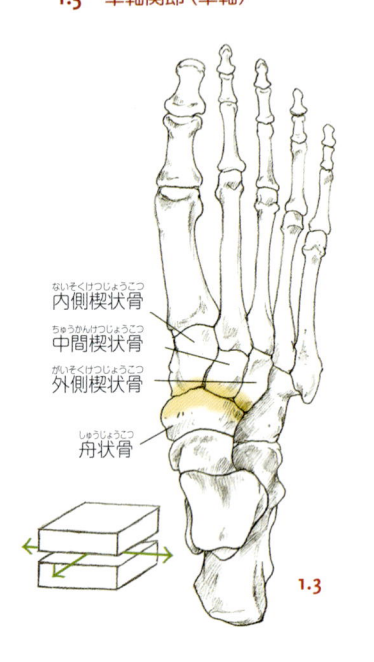

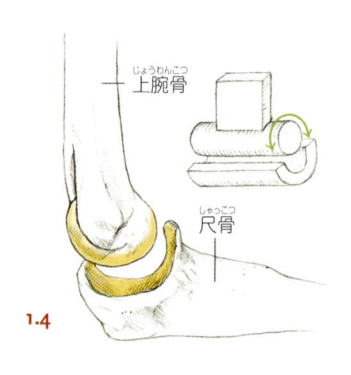

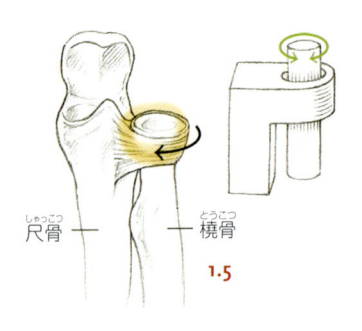

第1部：運動器官系

結合組織

　結合組織は、人体各部を結ぶ組織と定義されます。結合組織には、硬いもの（骨）から液体（血液）にいたるまで、多様な種類があり、肌や骨や人体諸器官の、維持、予防、固定に重要な役割を果たしています。本書の目的から、ここでは、運動に直接関連する結合組織だけを見ていきましょう。

　骨は、結合組織のなかで最も硬いものです。軟骨は、結合組織のひとつで、骨のダメージの予防に有用な働きをします。軟骨には3つの種類があります。

▶ 線維軟骨：線維軟骨は、高密度物質で、恥骨結合や椎間板を構成している。

▶ 硝子軟骨：硝子軟骨は、線維軟骨より弾力性があり、しっかりして密度は濃いが、曲げることも可能な粘性がある。構造は均質である。主に、骨の先端に見られる。下位肋骨を胸骨に結合するものであり、鼻の大部分を作り上げているものでもある。

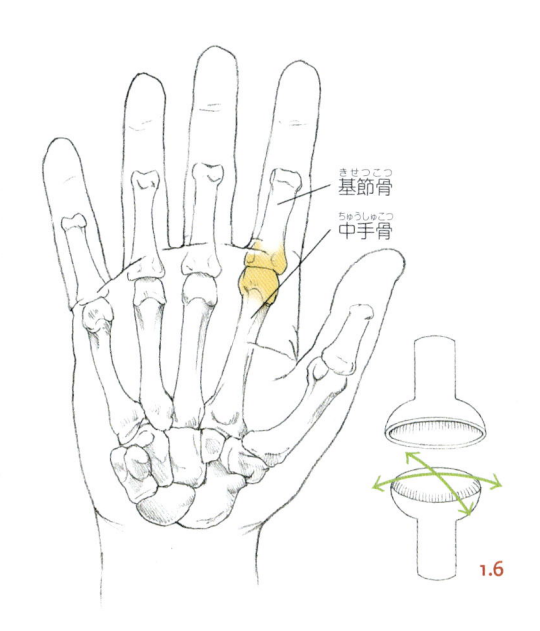

1.6　二軸関節

1.7　多軸関節

1.8　滑膜と軟骨と多軸性関節

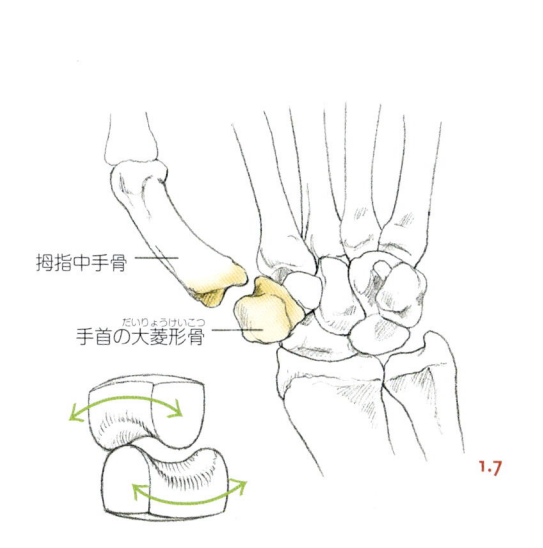

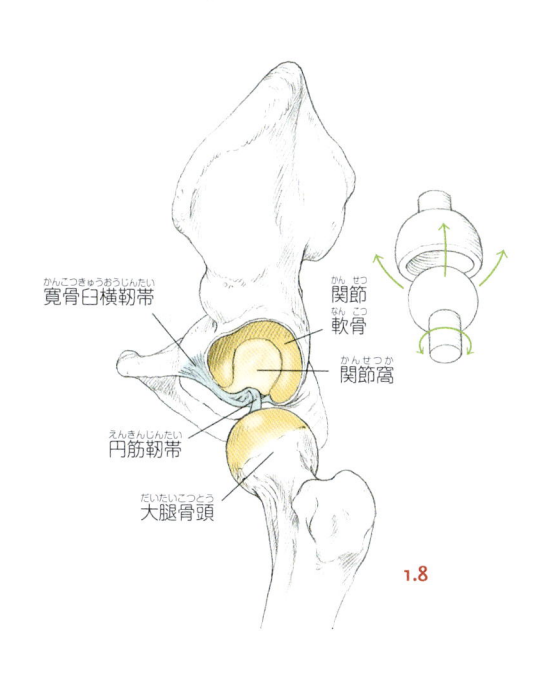

骨、関節、靭帯、腱、神経　9

▶ 弾性軟骨：その名が示すように、3種の軟骨のなかで最も弾力性がある。最も完璧な実例は、外耳である。弾性軟骨はまた、わずかだが、内耳や咽頭にもある。

筋膜は、もうひとつの結合組織です。表層の筋膜は、皮膚の真下にあり、深層の筋膜は、個々の筋肉を包み、また、一連の筋群も包みます。筋膜は、頑丈な蜘蛛の巣に似た薄い白い膜で、神経や血管をしっかりつなぐ役割も果たしています。ケガをすると、筋膜は周囲の組織を守るようになり、正常な筋肉の働きや運動を阻害します。

アーサナの実践中に、絶対に伸びないと思える部分や特定の筋肉がある、と気づいたことがあるかもしれません。何年やっても、その部分をストレッチする感覚は、変わらない気がします。これは、筋膜が周囲の組織と癒着している部分で起こります。アーサナを繰り返しても変わらない時は、深部組織に働きかけるセッションやマッサージが、そうした部分の解放に役立ちます。

靭帯は、すべての関節で骨と骨を支える結合組織の一種です。靭帯には伸びる性質、伸長性はありますが、弾力性はあまりありません。つまり、靭帯は、もともとの長さから、さらに伸ばせるのです。靭帯の伸びは、アーサナの実践では徐々にゆるやかに起こりますが、転倒したり、足首を捻挫すると、一瞬にして起こります。

靭帯には、弾力性はあまりないので、無理に伸ばしたり、挫いたりすると、完全には元の形に戻らなくなります。弾力性という言葉の持つ意味は、ここにあります。ゴムバンドを想像してみましょう。ゴムバンドは、引っ張ってから離すと、必ず元の長さに戻ります。が、靭帯は、元の長さに戻らないのです（図1.9）。

足首を捻挫した経験のある方は、捻挫した足首の外側の靭帯が、捻挫していない足首の外側の靭帯より、常に少し緩んでいるのを知っています。

弾力性が極めて低いおかげで、伸ばした状態を長時間保つこともできます。そうでなければ、どのアーサナを行うにも、初めて行うように感じてしまうでしょう。

腱は、骨に筋肉を付着する結合組織です。筋腱の繊維は、長い直線からなっています。腱は、1本の骨の骨膜から発達し、筋肉を通って、その周りをめぐり、もう一方の端で別の骨に付着します。腱は、腱自体がその一部になっている筋肉のことでもあるのです。

滑液包は、結合組織の囊で、膜におおわれ、動きを楽にするための滑液を分泌しています。動くと摩擦を起こして熱を持つ部分に存在し、主に、骨と擦れる腱や筋肉を保護します。滑液包が見られる部位で、よく知られているのは、肩の肩峰下関節、三角筋下の部分、上腕二頭筋の長頭を守るための肩甲上腕関節の前部、坐骨結節、膝関節の裏側です。そのすべてが、腱が、骨とたえず摩擦をおこす部分です。

神　経

神経は、伝達組織のひとつで（もうひとつがホルモンです）、いくつかの神経系があります。中枢神経系（CNS）は、脳と脊髄から成り、ある程度意識的にコントロールできる神経系です。末梢神経系（PNS）は、運動神経と感覚神経から成ります。運動神経は、脊髄から発生して内臓や筋肉の動きを指令したり伝達する神経で、感覚神経は、脊髄と脳に情報を送り返す神経です。

自律神経系（ANS）は、交感神経系（SNS）と副交感神経系（PSNS）から成り、意識的に調節することはできないものです。心臓、消化器官や、生殖器官の平滑筋、その他の器官をコントロールし、分泌腺など、腺の働きもコントロールしています。交感神経系は、英語では「闘争と逃走の神経」と呼ばれ、激しい活動の最中に活性化します。副交感神経系は、再生と同化の働きをコントロールする神経で、主に、長い迷走神経からなっています。迷走神経は、脳から発生し、体の中心から離れて末梢に進み、脊髄の近くまで達する長い神経です。意志で調節できない様々な働きのコントロールを助けながら、胴体部を通過する神経なので、「放浪者・さすらいの人」という言葉と関連させて、「迷

走神経」という名が付きました。「迷走」とは、巧みなネーミングです。副交感神経系は、シャヴァーサナ（亡骸のポーズ）や、他のリストラクティブヨガのポーズを行うことで活性化されます。

　アーサナの動きで使われる典型的な神経である、運動神経は、脊柱に沿って背中の両側から出る脊髄神経の一部です（図1.10）。脊髄神経には、感覚を司る後根（こうこん）と運動を司る前根（ぜんこん）があります。

　脊髄神経や、他のすべての末梢神経には、ミエリンと呼ばれる灰色がかった脂肪質の覆（おお）いがあり、体中の神経インパルス（神経刺激）を指揮しています。ミエリンは、手足など長い器官を通過する神経インパルスの速度を早くするために、哺乳類で進化しました。この進化がなかったら、インパルスが手足などを通過するのに時間がかかり過ぎて、危険を回避する素早い動きができず、怪我を防ぐことも、できなかったでしょう。

　多発性硬化症（MS）は、神経の覆いのミエリン鞘（しょう）（髄鞘（ずいしょう））が攻撃されて、神経伝播が困難になったり、不可能になる病気です。私たちがポリオと呼ぶ病気には、正確には、前角細胞（ぜんかく）ポリオウイルス感染症（急性灰白髄炎（かいはくずいえん））という病名が付いています。原因になるウイルスが脊柱の前角細胞を攻撃し、運動根が破壊されることで手足が麻痺する病気だからです。

　体の動きは、末梢運動神経によってコントロールされるだけでなく、脳の様々な部分によってもコントロールされています。その一例が、小脳です。脳幹の背部（はいぶ）に位置して、筋活動の無意識的な協調と関わっています。この構造の詳しい解説は本書で取り上げる範囲を超えます。ただ、人体各部の動きをコントロールする特定の運動神経に関しては、各章で解説しています。

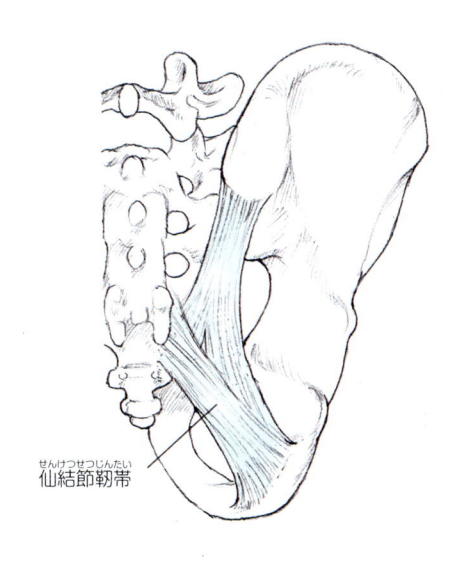

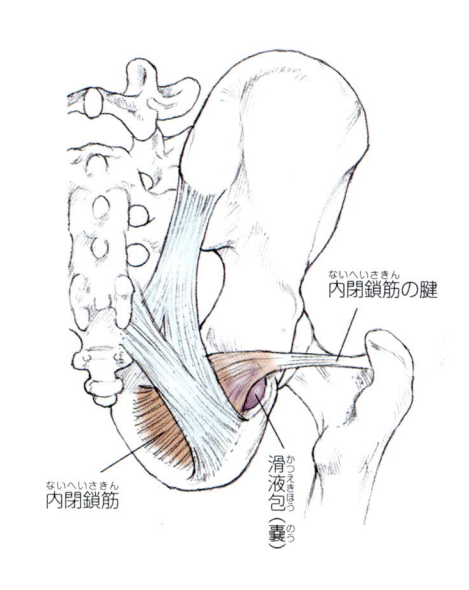

仙結節靭帯（せんけつせつじんたい）

内閉鎖筋の腱（ないへいさきん）（うんどうこん）

内閉鎖筋（ないへいさきん）　滑液包（かつえきほう）（嚢（のう））

1.9　（図上段）骨に付着する靭帯
　　　（図下段）滑液包（かつえきほう）（嚢（のう））を伴う腱

骨、関節、靭帯、腱、神経　　11

1.10　神経と神経筋接合部

三叉神経知覚根
後根神経節
三叉神経運動根

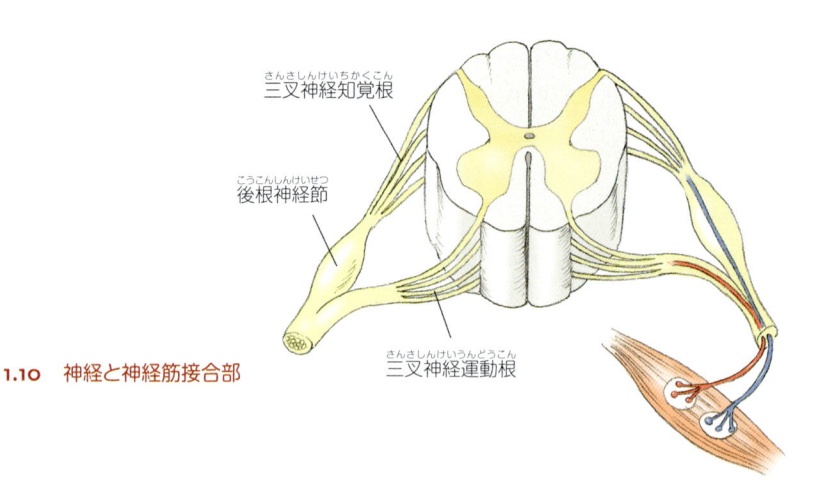

筋　肉

　筋肉は、姿勢を保ち、動きを助けるために作用します。体に形を与え、体温の保持を助けるために熱を生み、体内の様々な器官を定位置に保ちます。ある種の筋肉は、食べ物や消化酵素の運動を助け、固形廃棄物（大便）や液状廃棄物（尿）を排泄し、出産時に赤ちゃんとその胎盤を運ぶ通路を開きます。さらに、循環器系の働きの大部分と関わり、呼吸や心臓の働きにも関係しています。

　筋肉には、不随意筋である平滑筋と心筋、随意筋である骨格筋の、3つの型があります。一般に、私たちが筋肉を考える時に連想するのは、随意筋です。

　平滑筋組織は、胃、腸、子宮、動脈、細動脈、膀胱の壁に存在します。心臓組織は、心臓の壁にのみ存在します。随意筋の骨格筋は、体を動かすために使う筋肉で、体格に形を与え、体を直立に支えています。本書では、骨格筋に焦点を当てています。アーサナを効果的に行う方法を身につけるためにも、アーサナの合理的な教え方を理解するためにも、筋肉の働きを理解することが不可欠です。

　筋肉は、収縮、縮むことで作用し、収縮から解放され、自由になる時の動きもコントロールします。筋肉の縮みは、求心性収縮と呼ばれています。私は、それを短期収縮と呼んでいます。筋肉は、裂けてしまわないように、突然素早く解放されることが、あります。が、ほとんどの場合は、ゆるやかにコントロールされて、解放されます。筋肉が伸びていくような解放です。筋肉がゆるやかに解除される時のこの「伸び」は、伸長性収縮または長期収縮と言われています。「長期収縮」という言葉は、混乱した印象を与えるかもしれませんが、その仕組みは簡単です。

　確かめてみましょう。ハードカバーの本と同じくらいの重さの物を、右手で持ち上げ、それを下に降ろします。ゆっくり降ろしていけば、突然それを落とすことはありません。落とさないように、腕の筋肉の収縮をゆっくり解除すれば、物体は静かに降ろされて、損傷もありません。もう一度やります。今度は、右腕の上腕二頭筋を左手の指で軽く触れながら、やりましょう。上腕二頭筋は肘の屈筋ですが、ここでは、伸びをコントロールするために作用します。

　断崖絶壁の上から何かを下に降ろすことを想像してください。ロープを放すと、物体はすぐに落下します。が、物体の落下をコントロールしている間は、代謝作用を続けていることになります。重さをゆっくり手放していく間、筋肉は極めて活発に作用しているのです。このゆるやかな、コントロールの利いた伸びが、長期収縮です。日常生活でもアーサナの実践でも、私たちは、朝から晩まで、この収縮の様式、つまり長期収縮を利用

しています。

　例えば、サランバ・シールシャーサナ（支えた頭立ちのポーズ）でポーズから戻る時に、伸ばした両脚を下に降ろしていく間は、両脚の裏側の筋肉、ハムストリングの長期収縮が使われています。このハムストリングの伸張、収縮からのゆるやかなリラクゼーションは、下に降ろす動作のコントロールを助け、事実上、その動きを形作っています。両脚のブレーキのような、ハムストリングの働きがなければ、両脚はゆっくり降ろされずに、すさまじい速さでバタンと落ちてしまいます。

運動生理学

　関節が動くのは、筋肉が収縮して、関節を動かすからです。関節被膜と関節の周囲の靭帯は、ある程度弛緩して、関節に遊びを作ります。関節の遊びとは、相対する関節の動きを楽にするために、向かい合う関節が緩むことです。

　この仕組みは袖の上端を見ると判ります。ターダーサナ（山のポーズ）で、上腕を降ろすと、袖の上端はピンと張り、裏側の脇の下の部分には緩みが出ます。上腕を頭上に上げると、その反対になります。袖の上端には皺が寄り、脇の下の部分はピンと張ります。これが、関節の周りで起こっていることです。日常の動作でも、ある程度の緩み、関節の遊びが必要です。向かい合う関節の関節被膜が共にピンと張ったままでは、自由に動くことができないのです。二軸関節の例として（8頁）、右手で左の中指を、二つの方向に動かそうとしてみましたね。あの動きができるのは、関節周りの柔らかい結合組織が、関節にある程度の遊びを作るから、です。

　体を動かす時の関節の動きには、いくつかの型があります：

- ▶ 能動的な関節の動き：私たちの一日の動作、起きる、歩く、踊ったりアーサナを行ったりする時などに作用する、意志的な関節の動き。

- ▶ 受動的な関節の動き：誰かに腕を動かされる時に起こる動き。この場合、関節は動くが、筋肉その他の構造が関節を保護する働きをしない。上腕の動きは複雑で、上腕が動く時は様々な機能を守るために多くの筋肉を必要とする（様々な機能については、このあとの解説を参照されたい）。が、誰かに腕を動かされる時は、そうした補足的な働きが起こらない。そこで、ヨガの指導では、指導者は、生徒の自発的な動きを促して、できるだけ生徒の体に触れないように薦めたい。

- ▶ 付随的な関節の動き：思ったとおりに動くために使う中心的な関節の動き、ではなく、それを助けたり、動きを楽にする、違う関節の動き。例えば、肩を回す時の鎖骨の回転運動もそれにあたる。鎖骨の動きは、意志による能動的な動きではないが、肩の関節が正常に働くために不可欠である。私たちは意志的に肩の関節を動かそうとするが、同じように鎖骨を意志的に回転させることはできない。しかし、肩を正常に動かそうとすると、鎖骨に回転が起こる。詳しくは13章で解説するが、ここでも試してみよう。

　左腕を体側に降ろして、右手の人差し指と中指を、左の鎖骨に置きます。置くポイントは胸骨と上腕の間の、やや胸骨に近いところ、触れてみて鎖骨が感知できるところです。右手の指を鎖骨に置いて、左腕を肩の高さまで、正面に真っ直ぐ持ち上げます。鎖骨に触れた指の下で、鎖骨が後ろに回転するのが感じられるでしょう。他の関節の動きの一部として鎖骨が動く、このような場合を除いて、鎖骨を意識的に動かすことはできないので、この時の鎖骨の動きは、付随的な関節の動きとみなされます。

　関節は、通常は相対する関節と対になって、独特の動きをします。次頁に図示したように、関節の動きは、解剖学的位置から、名づけられています。骨の名前ではなく、関節の名前で解説されます。

　屈曲は、関節の角度を縮めることで、肘関節を曲げることは、屈曲の一例です（図1.11）。これは、「尺骨

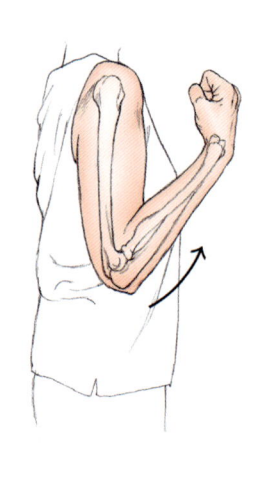

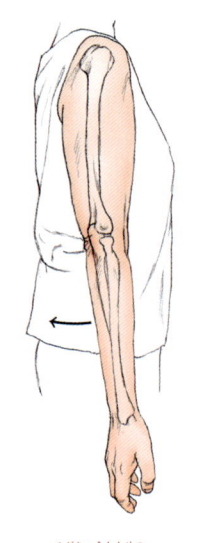

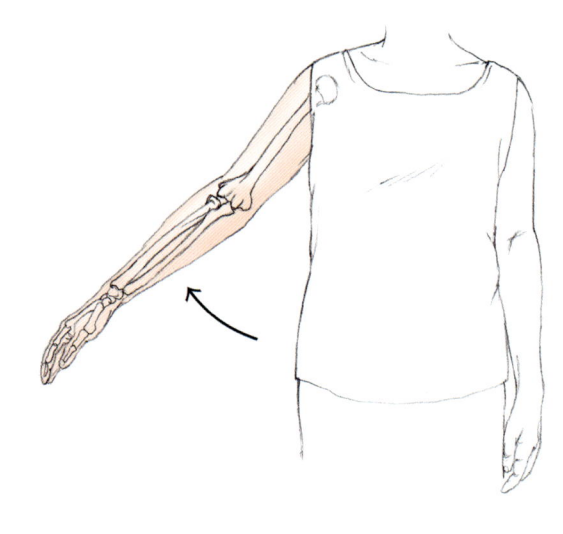

1.11　右肘関節の屈曲　　　**1.12　右肘関節の伸展**　　　**1.13　右肩の外転**

の屈曲」というよりむしろ「肘関節の屈曲」と言われます。脊柱の屈曲は、前屈のことです。側方への屈曲、本書で私が言う「側屈」は、脊柱を横方向に曲げることです。

伸展は、関節を角度180度に伸ばすことで（図1.12）、たとえば、腕を真っ直ぐ伸ばす時が伸展です。脊柱の後屈（後ろに反ること）も、伸展にあたります。伸び過ぎや180度以上の伸びを言う「過伸展」は、病的なものとみなされ、肘や膝の関節には望ましくありません。

外転は、手足を体の正中線から外側に離していくこと（図1.13）で、立位のポーズで行われるように、上肢を横に伸ばすことが、外転の一例です。内転は、その反対で、体の部位が正中線を横切ります。ジャーヌ・シールシャーサナ（頭を膝につけるポーズ）で、腕を反対側の脚の方へ伸ばして、足をつかむ時が、その一例です（図1.14）。

回旋は、長軸に沿って骨が動く作用です。腕を背中に回してナマステの形を作る時、肩関節に起こる動きが、内旋の一例です（図1.15）。骨の外旋、たとえば、大腿骨の外旋は、バッダ・コーナーサナ（合せきのポーズ）をとる時に起こります（図1.16）。

肩関節で大きく円を描くような、手足の動きは、屈曲、伸展、外転、内転の、連続した組み合わせで起きます。回外と回内は、手と足首に起こる独特の動きで、肘の回外は、手でスープ皿を運んでいるかのように、手の平を上向きにすることです（図1.17）。一方、回内は、ダンダーサナ（杖のポーズ）で、両腕を体側に真っ直ぐ伸ばして、手の平をマットに着ける時のように、手を回転させて手の平を下向きにすることです（図1.18）。回外と回内は肘関節だけに関わり、肩関節には、関係しません。

足首の回外は、足の裏を上に向ける動作を言います。バッダ・コーナーサナで座ると、この回外が起こることがあります。体重をかけた足に、不意に度の過ぎた回外が起こると、足首の捻挫につながります。足首の回内は、その反対に、脛骨の内果が、膝関節から離れて遠心に動くことで、土踏まずが、床やマットなど下方に押し付けられます。

足首の独特な動きとして、他に、底屈と背屈がありま

14　第1部：運動器官系

1.14 右腕の内転

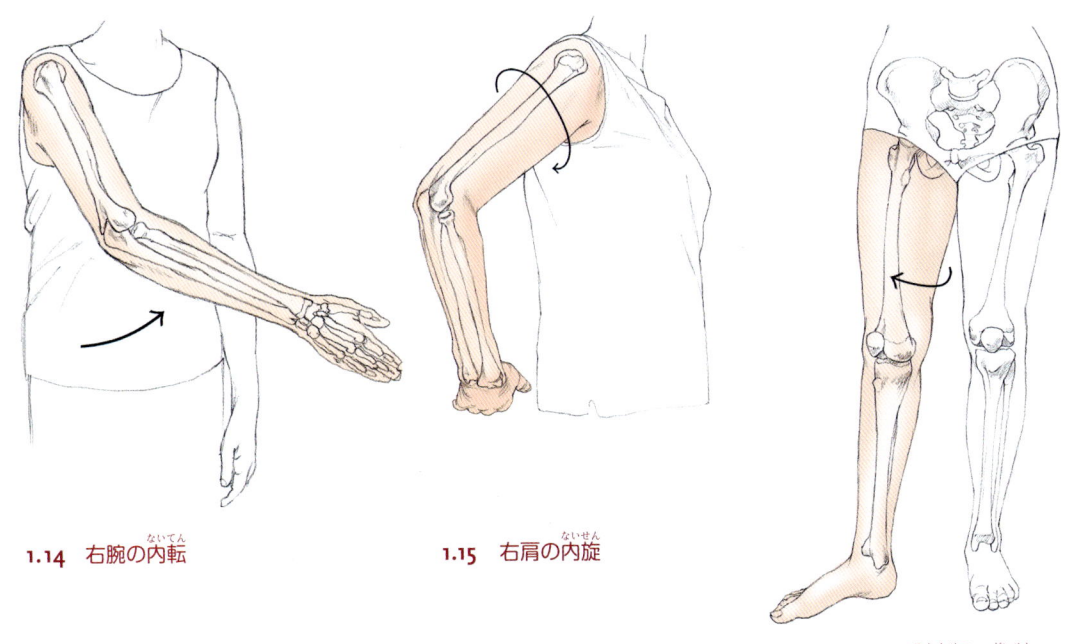

1.15 右肩の内旋

1.16 右股関節の外旋

す。足底屈は、バレリーナのつま先立ちのような動作で、足と脛の間の角度は広がります（図1.19）。背屈は、足を脛に向かって引き上げることで、足と脛の間の角度は縮まります（図1.20）。どちらも足首で起こる動きです。足の内反では、下腿の外転と足首の回外が

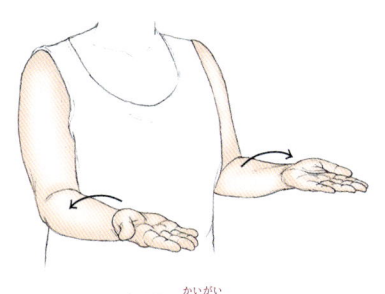

1.17 左肘の回外

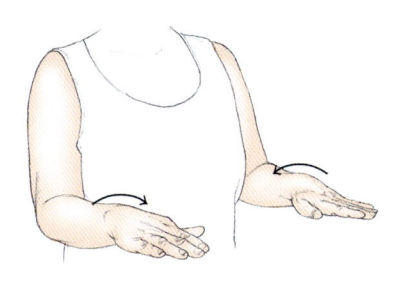

1.18 右肘の回内

組み合わされます。足首が底屈すると、内反しやすくなります。足の外反は、足首の回内と下腿の内転が組み合わされますが、足首が背屈すると、外反は起こりやすくなります。

骨、関節、靭帯、腱、神経

体のあらゆる動きは、前額面、矢状面（体を左右に分ける面）、横断面の３平面で起こります。前額面は、体を前方（正面）と後方（背面）に分割する面です。前方・後方という相対的な言葉を使う方が、正確でしょう。たとえば解剖学的位置では、手は、肩関節に対してやや前方です。

前額面での動きは、内転と外転です。内転と外転は、前額面に沿った動きであることから、前額面での動きとされています。立位のポーズでの腕の動きは、前額面での動きになります。

正中線に沿って左右に分けるのが、正中矢状面です。正中矢状面は、眼と眼の間、胸骨とへそ、両脚の間を通り、両足の間に達します。

正中線に近い位置は、体の内側、近位と言います。逆に、正中線から遠いところは、外側、遠位と言われています。たとえば、肩関節は、鼻から見ると外側になります。臍帯部は、肘に対して内側になります。臍帯部から見ると、肘は臍帯部の外側になりますが、肘から見ると、臍帯部は内側にあると言えます。

矢状面に沿った動きは、ヴルクシャーサナ（立木のポーズ）のように腕を頭上に伸ばすことです。肩関節の屈曲とも呼ばれます。矢状面での動きには他に、ウー ルドヴァ・ダヌラーサナ（上向きの弓のポーズ）で両腕を後ろに伸ばす動きも、あります。

動きを起こす第三の面、横断面は、体を床と水平に分ける面を言います。解剖学的位置から動くと、座位で体をねじる時の脊柱の回旋も、肘を真っ直ぐ伸ばして行う、回外から回内にいたる腕の回旋も、すべての回旋は、横断面で起こります。

ここに挙げた３平面の理解は、重要です。というのも、筋肉は、その筋肉が置かれる面で収縮する時に、より効率よく動くからです。たとえば、上腕三頭筋は矢状面にあるため、矢状面で効率良く収縮します。経験的にこれを理解するために、次の「体で感じる解剖学」を参照して、試してみてください。

最後は、「凹凸の法則」と呼ばれる関節の動きです。これは、関節の理解に役立ち、生徒と一緒にヨガを行う時にも利用できるものです。関節が正常に最大限に動くのは、関節の凹面が凸面の周囲を動く時です。つまり、関節の凹面（くぼみのような部分）が、関節の凸面（丸みを帯びた先端）のまわりを動く時、関節は最も効果的に動きます。

この法則をさらに良く理解するために、股関節を想像してみましょう。股関節は蝶番関節ではありません

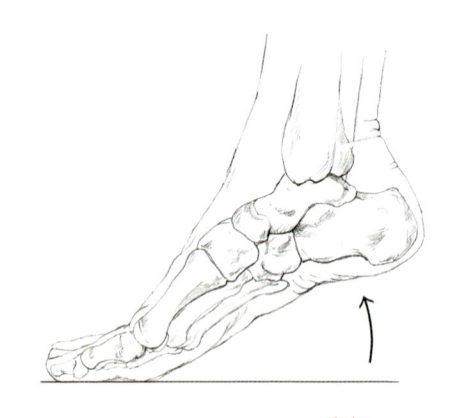

1.19　右足関節の底屈

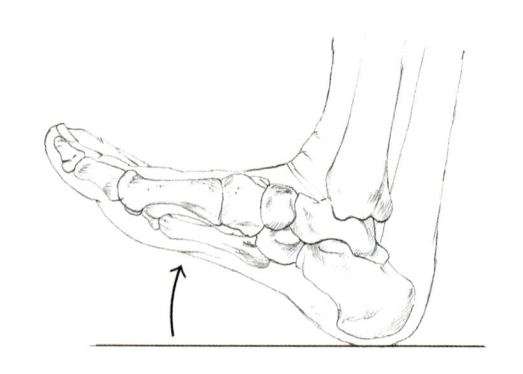

1.20　右足関節の背屈

16　第１部：運動器官系

が、この法則を簡単に想像できます。この場合、大腿骨の上部は出っ張った面で、寛骨臼（かんこつきゅう）がくぼんだ面です。

スプタ・パーダングシュターサナ（あお向けで行う脚上げのポーズ）で、あお向けで片足を上げる時、ウッターナーサナ（立位の前屈ポーズ）の前屈の時、どちらも、寛骨臼で大腿骨を動かすことになります。どちらのアーサナも、股関節を屈曲しますが、ウッターナーサナでは、くぼんだ関節のへこみが、大腿骨頭の凸面の周囲や上部を動き、まさにこの法則にならいます。

立位のポーズのすべて、そして、その他の多くのアーサナは、股関節で「凹凸の法則」に従って行われます。

一方、スプタ・パーダングシュターサナでは、股関節でのこの法則と反対の動きが、正しい動きになります。このアーサナのように、法則に従わない動きが必要なポーズは、避けたほうが良いのでしょうか？　そうではありません。関節のどこかに問題があったり、ケガから回復の途中にある時は、法則に従って動く方が、より良い効果をもたらすということなのです。これからからだを動かしながら、他の関節との関連の中でこの法則を論じていきましょう。

体で感じる解剖学

実践編

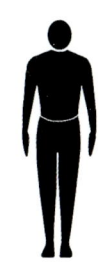

**1.21
ターダーサナ
山のポーズ**

応用実践1：骨の突起を見つける
準備：ヨガマット1枚
注意：骨の突起の周りには、あまり筋肉や脂肪がないので、痛みを起こさないようにそっと触れる。

マットの上でターダーサナ（山のポーズ）で立つ（図1.21）。これらの部位が、体のどこにあるか見つける：肩峰（けんぽう）の側面先端、肩甲骨上部の烏口突起（うこうとっき）、胸鎖関節（きょうさかんせつ）、大腿骨大転子（だいたいこつだいてんし）、外果と内果、恥骨結合。

応用実践2：チャトゥランガ・ダンダーサナ（四肢のポーズ）で、内側と外側で筋肉が収縮することを体感する。
準備：ヨガマット1枚
注意：肩、肘、手首に問題のある場合は、静かに動作を進める。

マットの上でよつん這いになる。手は肩関節の真下に置き、肘は真っ直ぐ伸ばす。つま先を立て、片脚ずつ後ろに伸ばして、母指球（足の指のつけ根）で床を押す。両肘を体側に寄せたまま上体を降ろしてチャトゥランガ・ダンダーサナを取る（図.1.22）。上腕の裏側にある上腕三頭筋の動きを意識すること。そのポーズで2、3回呼吸し、ポーズを解く。

これは、上腕三頭筋がある矢状面でその筋肉を使うため、チャトゥランガ・ダンダーサナの、最も効果的なポーズの取り方である。

よつん這いに戻り、手を肩幅より少し広げた位置に置く。両脚を後ろに伸ばす。息を吐きながら上体を降ろす時に、両肘を体から約45度外側に広げる（図.1.23）。手首に不快感があったら、両手の幅をさらに少し広げ、手の指を少し内側に向ける。

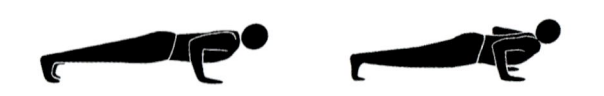

1.22 チャトゥランガ・ダンダーサナ：
　　　 四肢のポーズ：肘を体側に付けて行う
1.23 チャトゥランガ・ダンダーサナ：
　　　 四肢のポーズ：肘を外側に開いて行う

この方法でチャトゥランガ・ダンダーサナ（四肢のポーズ）を取ると、三頭筋は、矢状面ではなく、前額面に置かれる。先に行ったアーサナとの違いを感じてみる。どちらが楽で、どちらが難しいと感じるかもしれない。後者のアーサナのほうが楽だと感じたら、胸の上部と外側にある胸筋の方が強くなっている可能性がある。胸筋は、前額面にあり、両肘を体側から離すと、三頭筋を収縮させることはできないが、胸筋はより効率的に収縮させることができる。

チャトゥランガ・ダンダーサナになり、手と肘の位置が異なるこのふたつのポーズを取った時、どちらの動きが難しいかを比べること。

指導編

1.24
ターダーサナ
山のポーズ

応用指導1：ペアになり、お互いに、骨の突起を見つける
準備：ヨガマット1枚
注意：骨の突起の周りには、あまり筋肉や脂肪がないので、翌日生徒に痛みが出ないように、そっと触れる。

生徒または他の先生と共に、体のどこに骨の突起があるかを見つけるために行う。マナーとして、まず相手の体に触れる許可を得ること。恥骨結合には触れず、互いに確認するだけにする。マットの上で、生徒にターダーサナ（山のポーズ）をしてもらう（図1.24）。これらの部位を確認する：肩峰の側部先端、肩甲骨上部の烏口突起、胸鎖関節、肩甲棘、腸骨稜、仙腸関節、大転子、外果と内果。

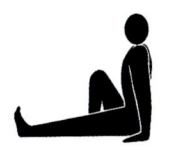

1.25
ダンダーサナ
座位のポーズ
片膝を立て、伸ばしている方の脚は、足首を背屈(はいくつ)する

応用指導2：付随的な関節の動きを味わう
準備：ヨガマット1枚
注意：手で圧をかけることで、生徒は、やや不快感を覚えるかもしれない。痛みを感じるほどの圧はかけないようにする。

　マットの上で、生徒にダンダーサナ（座位のポーズ）になってもらう。次に両膝を曲げ、足裏を床につける。片脚を真っ直ぐ伸ばし、足首を背屈してもらう。どのくらい背屈できるかを覚えておいて、反対側の脚も同じように伸ばして比較する（図.1.25）。

　生徒の横に座り、同じ方向を向き、やや生徒の方に顔を向ける。体に触れる許可を得てから、両手で生徒の右足首の前部をつかむ。この時、外果と内果をしっかりつかむこと。生徒のふくらはぎを自分の太腿にのせてもらうと、生徒の足首を楽につかむことができる。その足を背屈してもらう。生徒は足の背屈ができないか、少ししかできないか、どちらかのはずである。あなたが足首をつかんでいることで、距骨(きょこつ)の滑るような、付随的な関節の動きを阻んでいるからである。

　通常の足の背屈では、距骨が少しだけ上後方に動くようになる。遠位の脛骨(けいこつ)と腓骨(ひこつ)が、いくらか離れる。遠位の脛骨と腓骨の分離が妨げられると、背屈は起こらない。これは、付随的な関節の動きの一例だが、歩く時も、足の背屈での、遠位の脛骨と腓骨のわずかな分離がこれと同じように起こる。

リンク

　観察力を高めるために、できるだけ、公共の場で、人の立ち姿や歩く姿に目を向ける時間を作りましょう。文化、年齢、性によって実に多くの違いがあることに気づくかもしれません。人の立ち方や動き方が、どのような作業をしているか、どのような靴を履いているか、など、あらゆる要因と関連していることに、意識を向けると良いでしょう。

骨、関節、靱帯、腱、神経

筋肉 2

筋肉を動かすと、優れた判断力を養うことができる
「賢い毎日のエクササイズ」から——ガートランド・ライス

アーサナの教室では、筋肉のストレッチと強化に多くの時間を使います。
ヨガを始めたばかりの生徒は、体に関する知識は少ないかもしれませんが、ハムストリング、上腕二頭筋、腹筋のような、特定の筋肉の名前は、知っていることが多いものです。が、ヨガの指導者にとっては、その筋肉がどこにあり、どのように働いて動きを作るか、まで知っていることが、必要であり、役に立つスキルです。まずは、筋肉と骨の関係を理解することから始めましょう。

骨

筋肉は、二か所で骨と付着しています。一方は起始と呼ばれ、もう一方は停止と呼ばれています（図2.1）。筋肉は、起始から始まります。起始は筋肉の両端のうち、体の中心に近い部分で、ほとんどの動きの間、固定していると考えられています。筋肉は、遠位の末端で停止します。

手のなかで始まって終わる筋肉のように、筋肉は同じ部位に起始と停止を持つことができます。こうした筋肉は、内在筋（ないざいきん）と呼ばれています。骨盤を起始にして大腿骨に停止する腸骨筋（ちょうこつきん）のように、ある部位で始まり別の部位へとまたがる筋肉が、外在筋（がいざいきん）です。

また、動作によって、起始と停止は交替することもあります。起始と停止が入れ替わる例が、広背筋で見られます。

広背筋は、骨盤、腰と仙骨一帯の結合組織、胸椎（きょうつい）と腰椎（ようつい）、下位肋骨（かいろっこつ）を起始として、上腕骨の小結節稜（しょうけっせつりょう）に停止します。上腕骨の小結節稜は、この骨の上部、脇の下の内側近くにあります。

ふつうの動作ではたいてい、上腕骨は、骨盤やその周辺の起始に向かって動きます。水泳のバタフライのストロークは上腕骨の動きの一例で、停止のある上腕骨は、起始のある下半身に向かって動きます。

一方、ロープをよじ登る時は、その動きが逆になります。起始（下半身）が、停止（上腕骨）に向かって、上に動くのです。ロープをよじ登るためには、腕を固定して、固定した腕の方向に骨盤を持ち上げます。このよ

は、筋肉の動きの理解だけでなく、筋肉がいつものように動かない時に、何が原因かを知ることにも役立ちます。さらに、筋肉の最も効果的なストレッチにも、筋肉の付着点を知ることが必要です。本書で個別にとりあげている、主な筋肉の起始と停止を覚え、その逆に作用する筋肉を覚えてください。さらに、アーサナの練習時間の一部を使って、自分の体で、筋肉の起始と停止を確認してください。個々の筋肉の起始と停止の詳細は、以下の章で解説しています。

関　節

　関節と筋肉は、密接な相互作用をしています。事実、筋肉は、その筋肉がまたぐ関節の上でのみ働きます。たとえば、腕橈骨筋(わんとうこつきん)は、肘関節(ちゅうかんせつ)だけをまたぎ、肘関節だけに作用する筋肉です。筋肉と関節の関係では、このタイプが最も多いとされています。

　一方、上腕骨の上腕二頭筋は、肩関節と肘関節をまたぎ、両方の関節に作用します。上腕二頭筋のように、ふたつの関節に作用する筋肉は、二関節筋と呼ばれています。二関節筋には、ハムストリング、大腿四頭筋(だいたいしとうきん)、上腕二頭筋などがあります（大腿四頭筋と上腕二頭筋の場合は、ふたつの関節にまたがる筋頭は、ひとつです）。ヨガの実践はハムストリングとの関わりが大きいので、この筋肉を例にとって二関節筋の働きを紹介しましょう。

　ハムストリングには、4個の起始があります。そのうち3個の起始が、骨盤の坐骨結節(ざこつけっせつ)にあり、残りの1個は、大腿骨後面の盛り上がった部分、大腿骨粗線(だいたいこつそせん)にあります。ハムストリングの頭部先端はすべて、膝をまたぎ、2個が脛骨内側(けいこつないそく)で停止し（半腱様筋(はんけんようきん)・半膜様筋(はんまくようきん)）、残りの2個が膝の外側で停止しています（大腿二頭筋）。ハムストリングは、股関節と膝関節(しつかんせつ)をまたぎ、両関節に作用する二関節筋です。

　ハムストリングが収縮すると、大腿骨は、中立位から後方に移動し、股関節を伸展させ、膝を屈曲させます。さらに、ハムストリングは、脛骨の内外旋を助けます。大腿二頭筋は、膝関節が屈曲したあと、脛

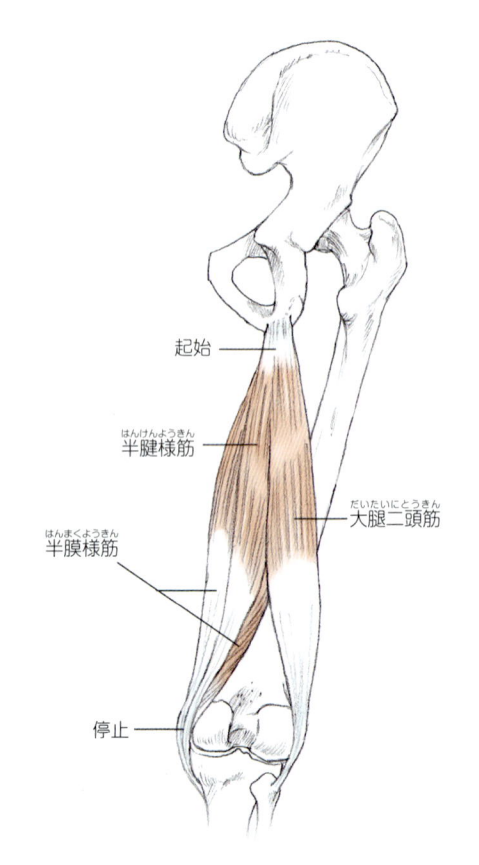

2.1　ハムストリング：二関節筋の起始と停止

うに、ロープのよじ登りでは、起始と停止の役割が交替します。サランバ・サルヴァーンガーサナ（支えた肩立ちのポーズ）で、両手で背中を支え、上腕骨をマットに押し付ける時も、起始を停止に運ぶ動きが起こります。このポーズでは、停止側である上腕骨は固定され、胸を引き上げるために骨盤を後ろに引き、少し背中を反らすので、起始が停止に向かって動きます。

　ふつう、起始は近位に、停止は遠位にありますが、与えられた動きのなかで、どこが固定しどこが動くかによって、いつでも入れ替われることに注意しましょう。できるだけ多くの起始と停止を知り、覚えることが大切です。筋肉がどこから始まり、どこで終わるかを知ること

骨の外旋を助けます。半腱様筋と半膜様筋は、膝が屈曲したあと、脛骨の内旋を助けます。

この回旋を体感するために、背もたれの付いたシンプルな椅子に、両膝を約90度に折って座ってみましょう。親指を上にして、膝の裏側を掴みます。そうするとハムストリングの腱、特に膝関節のすぐそばの、内側の部分を感じ取れるはずです。

次に、股関節を3分の1ほど胸に向かって折って止め、パドマーサナ（蓮華座のポーズ）の時のように、膝を外旋させます。すると、指に触れているハムストリング外側、大腿二頭筋の収縮が確認できます。今度は、ヴィーラーサナ（英雄のポーズ）に入っていく時のように、大腿骨と脛骨を逆に回旋させます。脛骨が回旋する時、ハムストリング内側の半腱様筋、半膜様筋が、膝関節内側で収縮するのを体感することになります。

ハムストリングの働きをさらに良く理解するために、もうひとつやってみましょう。マットの上に、ターダーサナ（山のポーズ）で立ちます。片脚を後ろに曲げ（片脚だけで立ち）、その足の踵を天井に向けます。ボールを蹴る時の準備の姿勢と同じです。

股関節を伸展させ、膝を曲げる、このふたつの動きは、ほとんどハムストリングが作ります。このふたつの動作は、別々に行うことも、一緒に行うこともできますが、どちらの場合も、ふたつの関節をまたぐ二関節筋として作用するハムストリングが、主に働きます。

結合組織

筋膜は、体を包み、体の形を保持するために、体中に張りめぐらされた結合組織のネットワークです。また、骨と筋肉の付着は、腱という結合組織繊維の集合体を通して起こります。

腱は、骨の骨基質と骨膜被膜から発生して、筋肉を通り抜け、筋肉の周囲をめぐる結合組織の基質になり、やがて、骨のもう一方の端に、同じように腱として付着します。そのため、腱には、その腱が属する筋肉の名前をつけます。おそらく、腱については、筋肉と別の構造をもつもの、というより、筋肉の延長、または筋肉の一部として考える方が良いでしょう。腱には、筋肉と同様の収縮要素は、ありません。

筋肉の多くは、腱を経由して、直接、骨の骨膜に付着します。が、なかには、腱膜に付着する筋肉もあります。腱膜は、骨にも筋肉にも付着する結合組織で、幅広の平らな繊維質のシートです。その一例は、腹筋を体の前部に付着させる構造です。

筋　肉

筋肉のストレッチを理解するには、まず、筋肉の起始と停止を知ることが必要です。筋肉のストレッチは、筋肉の収縮作用の裏で起こります。体の前面を走る腹筋を考えてみましょう。腹筋運動をしている時のように、腹筋が収縮すると、胸郭と骨盤を近づけます。ですから逆に、腹部をストレッチするには、上体の屈曲の反対、上体の伸展が必要です。後屈は、上体を伸ばすので、腹筋のストレッチになります。

二関節筋を効果的にストレッチするには、ふたつの関節上で同時にストレッチを起こすことが必要です。たとえば、ハムストリングは、殿部の伸筋なので、そのストレッチには殿部の屈曲が必要になります。また、膝の屈筋でもあるので、膝の伸展も必要になります。そこで、効果的なハムストリングのストレッチは、殿部が屈曲し、膝が伸展した姿勢です。前屈するアーサナはどれも、それにあたります。

筋肉のストレッチの裏では、代謝エネルギーを使っ

た、筋肉の収縮が起こっています。筋肉の収縮には多くの特徴があり、そのひとつは、収縮性と弾力性に関係しています。筋繊維は、静止長(せいしちょう)の半分まで収縮できるものです。また、静止長の半分まで引き伸ばすこともできます。このように、筋肉は、代謝作用が必要な収縮も、その反対のストレッチもしますが、手に持った本をゆっくり下に降ろすような「長期収縮」の場合を別として、筋肉のストレッチは、受動的なものと言えます。

筋肉の収縮を考える時に留意すべき第2のポイントは、全か無かの法則です。心臓組織以外の運動単位では、個々の筋繊維は、収縮しているか収縮していないかのどちらかです。電気のスイッチがオンかオフのどちらかであるのと同じです。体は、動作に必要な単位数だけを使い、動作が難しくなればなるほど、より多くの単位が補充されます。しかし、それぞれの単位自体は、オンかオフのどちらかなのです。

静止状態の正常な運動単位は、全く燃焼していません。筋電計（EMG）で測ると、静止状態の筋肉には、電位も測定可能な電荷もありません。したがって、おもしろいことに、筋緊張の概念は、簡単には定義できません。[緊張]という言葉でつい連想するような、触れると筋肉が少し収縮したり、堅くなっている、という状態ではないのです。筋緊張を反応の準備ととらえる考え方もありますが、とにかくも、静止状態では、正常な筋肉は燃焼しないことを覚えておいてください。静止状態で燃焼するのは、病変した筋繊維だけです。

筋収縮の最も興味深い特徴は、筋肉の運動単位が筋繊維を非同期的に燃焼することです。全か無かの法則を念頭に置いて、筋繊維群あるいは筋繊維すべてが一斉に燃焼すると、体の動きに何が起こるかを想像してみてください。体はピクピク痙攣するかもしれません。車のドライバーがアクセルを踏み、ブレーキをかけ、またアクセルを踏む、つまり車の急発進と急停止を繰り返す時のような状態が起こるでしょう。が、運動単位はこんなふうには燃焼していません。時を重ねながら、非同期的に燃焼するので、結果として、動作を滑らかにします。ある筋繊維が燃焼を停止する時、ある筋繊維は燃焼を始め、またその逆の場合もあり、そのようにして、一様な動きが生み出されます。

筋肉の燃焼のもうひとつの特徴は、ゆっくり収縮する時に、最も効率的に収縮することです。その時の効率は約20-25%で、ほとんどの機械と比較しても高い値です。急な動きが非効率なのは、その動きに必要なエネルギーが、動きで得られるスピードに比例しないからです。これは、高速で車を運転することに良く似ています。スピードを上げれば上げるほど、車は燃料を効率的に燃やすことができないのです。ほとんどのアーサナは、ゆっくりした控えめな速度で行なわれます。

神　経

筋肉は、収縮の刺激を運動神経から受け取ります。筋肉と神経は、神経筋接合部で接合しています（図2.2）。運動神経は、多くの筋繊維を刺激するために枝状に分かれていますが、筋繊維1本に対する接点は、ひとつです。電波は、神経繊維を下方に進み、神経筋接合部で化学反応を起こします。この化学的エネルギーは、神経と筋肉膜のすき間を進み、筋肉膜に達すると、ふたたび電気刺激に変わって、筋繊維を収縮させます。神経筋接合部に見られる神経伝達物質に化学的な問題があると、重症筋無力症を発症します。

運動生理学

　筋肉の生む動きを分析する時、その理解に最も重要なものは、重力の力です。あらゆる動きは、重力の力によって具体的な形を取ります。あまりにも当たり前なことなので、解剖学専攻の学生は、時に、この事実を見過ごすことになります。

　第1部の、サランバ・シールシャーサナ（支えた頭立ちのポーズ）で、両脚を下に降ろす時の例を、振り返ってみましょう（13頁参照）。そこでは、ハムストリングの「長期収縮」の文脈から説明しました。生徒がこのポーズから戻る時、その動きを作っている力が、重力です。この場合、重力が両脚を降ろすための最も効果的な力として使われているので、生徒は、動きを作るために筋肉に努力させる必要はありません。

　この時、ハムストリングは、両脚をゆっくり降ろすブレーキの役割をして、筋肉が急速に下降するのを防いでくれます。体が代謝エネルギーをそれほど消費せずに、重力が動きを生み出すので、ハムストリングは、動作を生む必要がなく、動きを導き、形作るためだけに使われます。

　重力が動作を生み出す例として、ウッターナーサナ（立位の前屈ポーズ）もあります。試してみましょう。マットの上で、両膝を真っ直ぐ伸ばし、両足を約30cm離して立ちます。息を吐きながら、前屈して、マットに両手を置きます。この時、ハムストリング、殿筋、脊柱起立筋に、何が起こるか注意しましょう。ここで挙げた筋肉は、殿部の屈筋ではなく、股関節と脊柱の伸筋です。それでいて、重力に沿って殿部を屈曲し、上体を降ろす動きをコントロールします。重力が、すでに上体を引き降ろしているので、ここで伸筋に必要なのは、動作をゆっくりさせることだけです。ウッターナーサナを行う時、股関節屈筋を利用すると、エネルギーを浪費することになりますが、体は、その代わりに、必要最小限のエネルギーで動作を生む、臀部の伸筋と起立筋の「長期収縮」を選択します。

　あらゆる関節の動きは、重力に従うにしろ、逆らうにしろ、筋肉の担う3つの働きの相互作用を通して、筋

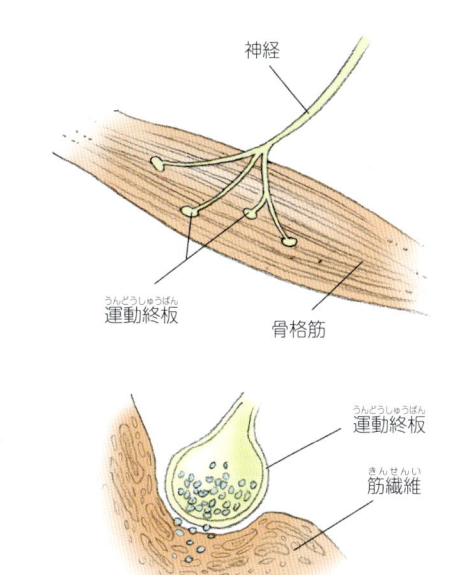

2.2　筋肉の運動単位

肉の収縮と同時に起こります。第1の働きは、筋肉が原動力、主動筋として作用する場合です。筋肉が特定の動きを生み出す場合は常に、どんな場合でも、主動筋という言葉が使われます。上腕骨を外転する際の上腕外側の三角筋は、主動筋の一例です。また、足を背屈する際の、下肢前部の前脛骨筋も、主動筋です。三角筋や前脛骨筋が、動作を生むからです。

　第2の働きは、主動筋と正反対の、拮抗筋としての作用です。拮抗筋は、動作の固定筋で、ブレーキとして作用します。固定筋、あるいは拮抗筋の一例が、ランニング中のハムストリングです。

　ランニング中の主動筋のひとつに、股関節屈筋の腸腰筋があげられます。腸腰筋が収縮すると、その屈曲作用で大腿骨が前に出ます。臀部の伸筋、ハムストリングは、ランニング中に前に出るために振り出される脚の、力強い弾みを落ち着かせるために、収縮します。この時のハムストリングは、拮抗筋です（図2.3）。ハム

筋肉　25

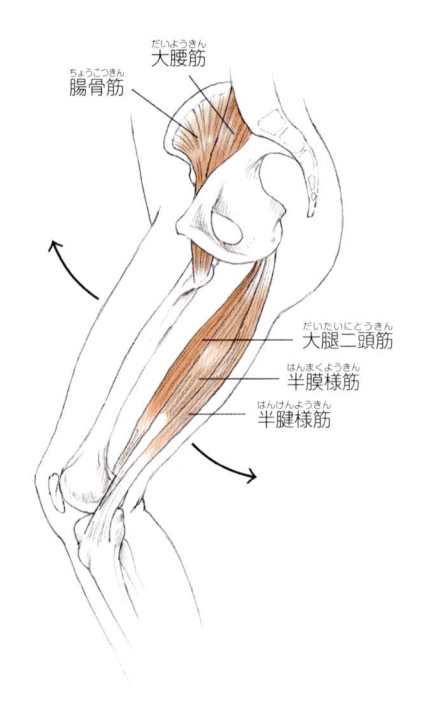

**2.3 ハムストリング：
ランニング中の股関節屈筋の拮抗筋として作用**

じ力で収縮すると、どんな動きも起こりません。これは、たとえば、ヴィーラバドラーサナ（戦士のポーズ）で、膝を少し曲げて安定した状態を保ちたいような場合には、望ましいことかもしれません。が、主動筋による動きを生むためには、主動筋の収縮と同じ割合で、拮抗筋が解放されなければならないのです。そうなれば、滑らかで効果的な動きが生まれます。

　筋肉の第3の働きは、理解するには少し複雑です。筋肉が中立筋として働く場合のことです。中立筋とは、主動筋の動きのひとつを阻害する筋肉の作用です。ウールドヴァ・ダヌラーサナ（上向きの弓のポーズ）の時の、太腿部の内転筋の作用は、その完璧な実例と言えます。このポーズの場合、股関節のすべての伸筋が重力に逆らって強力に収縮して、体を持ち上げています。この時の伸筋には、脊柱の伸筋と股関節の伸筋が含まれます。股関節の伸筋は、ハムストリング、後部中殿筋、大殿筋ですが、臀部外旋筋の働きにも、少しだけ助けられています。大殿筋の作用には、股関節の伸展（前述を参照のこと）と股関節の外旋の、2要素があります。

　ウールドヴァ・ダヌラーサナでは、多くの指導者が、股関節を外旋させずに、大腿部を離して外側に回転するように、教えています。が、そうできていない生徒をよく見かけます。両足の向きを外側にして、両膝を足幅以上に開いた結果、外旋が起こります。大腿骨が外旋すると、寛骨臼と大腿骨頭の関係が変わり、大腿骨頭より後ろに動こうとする骨盤の力が阻害されます。大腿骨が外旋すると、骨盤は後ろに動きにくくなるのです。

　この阻害を感じ取るために、両足を約35-40cm離して、マットに立ち、両足先を外側に向けてみましょう。これが、大腿骨の外旋になります。次に、後ろに落下するかのように、上体を反らしてみましょう。上体を反らしていく途中で、どのように骨盤が動かなくなるかを、確認します。さらに、両足を内側に向けて、同じ動作をしてみましょう。前の動作に比べると、腰の一帯が、はるかに楽に感じられ、苦痛や緊張も緩和されるで

ストリングは、大腿骨が遠くに行き過ぎないように、前に出る大腿骨の位置を保ち、安定させます。ランニング中の大腿骨の激しい前進運動を、ハムストリングがペースダウンさせなければ、大腿骨は高く蹴り上げられ、前に動いてしまうでしょう。

　主動筋と拮抗筋は、「相互の神経支配」と呼ばれる原則で支配され、独特のやり方で、両方が一緒に働きます。「神経支配」は、神経による筋肉刺激で、この場合は次のようなことが起こります。原動力となる主動筋に収縮が起こると、その拮抗筋は、主動筋と同じ割合で、収縮を減少するのです。従って、ランニング中なら膝の周囲の筋肉の動きが、拮抗筋の例となります。

　大腿四頭筋の収縮は、膝関節を伸展させ、太腿部裏側のハムストリングが収縮すると、膝関節の屈曲を助けます。大腿四頭筋とハムストリングが、同時に同

しょう。

　解説したように、大殿筋の働きには、股関節の伸展と外旋のふたつがあります。ウールドヴァ・ダヌラーサナでは、マットから体を持ち上げる際に、股関節を伸展させることが必要ですが、股関節の外旋は求められません。そこで指導者がよく薦めるのは、体を持ち上げる時、両膝を内側に押すようにすることです。膝を押すために、両膝の間にヨガブロックをはさむことさえあります。この時の大腿部の内転は、内転筋によって起こります。内転筋は、外旋とは反対の、股関節の内旋を生みます。こうして、ウールドヴァ・ダヌラーサナでは、内転筋を活用し、大殿筋の外旋要素に対する中立筋として、内転筋を作用させることで股関節に十分な伸展を許します。

体で感じる解剖学

実践編

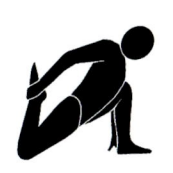

**2.4
アンジャネーヤーサナ
三日月のポーズ
後脚の膝を曲げる
バージョン**

応用実践1：二関節筋のストレッチ
準備：ヨガマット1枚　●　壁
注意：バランスを取るのが、難しい場合もあるので、必要に応じて壁を利用すること。

　マットの短いほうの端を壁に寄せて置く。壁と向かい合い、マットの上に立ち、ターダーサナ（山のポーズ）で始める。体を安定させるために、左手を壁に置いても良い。両膝を近づけた状態で右膝を曲げ、片手でその足首をつかむ。その踵を慎重に、かつしっかりと臀部に押し付ける。こうすると、膝関節をまたいで、大腿四頭筋腱を伸ばすことになる。股関節がニュートラルな状態なので、完全にこの筋肉を伸ばしているわけではない。筋肉を完全に伸ばすために、次のポーズを試してみよう。

　マットにひざまずき、アンジャネーヤーサナ（三日月のポーズ）になる。左足を前に出し、両手の間に持っていく（図2.4）。まず、後ろ脚を真っ直ぐ伸ばし、つま先を下向きにして、骨盤を押し下げる。後ろ脚の大腿部前面の伸張に注目すること。次に、後ろ脚の大腿部に少し抵抗を感じながら、ゆっくり、骨盤を押し下げてみる。後ろ脚の大腿部をゆっくり、辛抱強く降ろすこと。こうすることで、大腿四頭筋腱を、膝関節だけでなく、股関節もまたいでストレッチすることになる。大腿四頭筋腱が、二関節筋のふたつの関節をまたいで伸張するので、より強力な伸びが生じる。

　伸張を続けるために、後ろ脚の膝をゆっくりマットに降ろし、骨盤を少し前に押し出す。

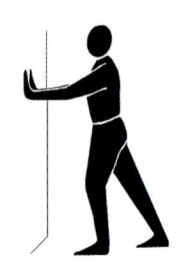

2.5 壁を使った腓腹筋のストレッチ

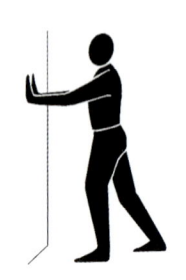

2.6 壁を使ったヒラメ筋のストレッチ

後ろ足の踵を臀部に持っていくと、さらなる伸びを体感することになる。このポーズを試す場合は、骨盤は下げたまま、踵を上げる時、骨盤が上がらないように気をつけること。

膝関節を傷めないように、すべてのバリエーションで、膝が前の踵の真上にあることを確かめる。各バリエーションで、数回呼吸し、ポーズを解く。その後、立ち上がって、室内を歩き、脚と臀部に感じる違いを意識すること。反対側の脚でくり返すことも忘れずに。

二関節筋の伸展の効果を体感するもうひとつの方法は、ふくらはぎのストレッチである。ふくらはぎの大部分を構成しているのは、ふくらはぎの表面に近い腓腹筋と深層部のヒラメ筋の、ふたつの大きな筋肉である。腓腹筋は、大腿骨の内側上顆と外側上顆、そして、腓骨の後腓骨頭と上部軸から始まり、ヒラメ筋は、脛骨後面から始まっている。腓腹筋とヒラメ筋は、共に、踵骨に付着するよく知られたアキレス腱に接合している。

単関節筋のヒラメ筋と二関節筋の腓腹筋のストレッチの時の違いを知るために、次のことを試してみよう。壁に向かってターダーサナ（山のポーズ）でマットに立ち、肩の高さで、両手を壁に着ける。右足を約30-45cm後ろに引き、右足の位置が真っ直ぐ、右足の外側とマットの縁が平行であること確認する。次に、左膝を折り曲げ、つまりは、後ろ足の踵で、しっかり、マットを押しながら、前傾する（図2.5）。後ろ足の位置を前後に微調整してもよい。その際、常時踵が内側に入らないように、注意し続けること。このポーズは、2関節にまたがる腓腹筋と、膝と足首のストレッチになる。

次に、踵を上げずに、後ろの膝をつま先の真上で曲げます。こうすると、筋肉の端の伸張が緩み、膝関節をまたぐ腓腹筋の伸張がなくなり、関節のもう一方の端と、ヒラメ筋のストレッチが極立つ（図2.6）。アキレス腱と、ふくらはぎの中央から下向きにヒラメ筋が伸びるのを感じるだろう。ストレッチの間は、力を抜き自然な呼吸を保つ。ストレッチが終わったら、左側で同じことを繰り返す。

応用実践2：安定に重きを置く
準備：ヨガマット1枚

2.7 シャヴァーサナ 休息のポーズ

注意：左右対称の姿勢であお向けになる。ただし、妊娠4ヵ月以上の場合は、あお向けは避けること。

シャヴァーサナ（休息のポーズ）で、マットにあお向けになる。両足は開き、両腕を体側から離して、手の平を上向きにする（図2.7）。

目を閉じ、力を抜いて呼吸を数回繰り返す。くつろぎを感じたら、次のことを試してみる。まず、右脚を真っ直ぐ持ち上げることをイメージする。体を動かす前に、その動きを想像することで体に何が起こるか、注意深く感じ取ること。

おそらく、最初に気づくのは、左側の腹筋の収縮である。その直後に、例えば左側の大

殿筋、左側のハムストリング、腰の筋肉、肩の筋肉など、他の筋肉の収縮も感じ取れることだろう。徐々により多くの筋肉が関わってくることを感じる。実際の動きでも、想像上の動きでも、動きが強ければ強いほど（脚を高く上げれば上げるほど）、望む動きを安定させるために、よりたくさんの筋肉が必要になる。

指導編

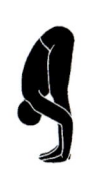

応用実践1：前屈を制限するハムストリングに注目する
準備：ヨガマット1枚
注意：膝に体重をかけると、違和感がある生徒に対しては行わない

2.8
ウッターナーサナ
立位の前屈ポーズ

　ハムストリングが硬いため、前屈に問題を抱えているヨガの生徒も多く、その生徒をどうしたら助けられるか、ヨガの指導者の関心は高い。まず生徒に、マットの上に立ち、ウッターナーサナ（立位の前屈ポーズ）に入ってもらう（図2.8）。前屈するために、生徒の骨盤がどのように前傾するか、に注目する。背中を丸くするのか、あるいは、仙骨を下に傾けているのか？腰に最も良い健全な前屈は、骨盤を傾けて行う。仙骨が傾くほど、ハムストリングが伸び股関節から前屈の動きが作られる。より繊細な腰の屈曲が強すぎると、椎間板が圧迫される。

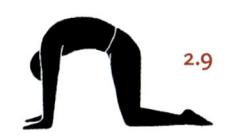

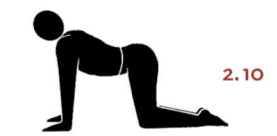

2.9
よつん這いで
尾骨を下げる

2.10
よつん這いで
尾骨を上げる

　前屈することが難しい生徒の場合、その原因が、ハムストリングの硬さか、または股関節あるいは腰の問題であるのかを確かめるために、次のことを試してみよう。マットの上で、生徒によつん這いになってもらい、尾骨を下に降ろしてもらう。尾骨を下げると、腰椎後弯が起こる。次に、尾骨を上げてもらう。尾骨を上げると、腰椎前弯が起こる（図2.9および2.10）。ハムストリングが硬くても、生徒は、股関節上で骨盤を自由に上下に動かせるはずである。
　膝を曲げることで、膝関節をまたぐハムストリングの伸びが無くなる。大半の生徒は、骨盤の傾きに気づくだろう。立位の前屈では難しいと感じた骨盤を傾ける動きが、よつん這いでは、ずっと楽になる。
　よつん這いになっても、なかなか骨盤を動かせない場合は、ハムストリングの硬さの他に何らかの問題、左右共に、あるいはどちらかの股関節に問題があることも考えられる。そういう生徒には、整形外科で専門医に診断してもらうようにアドバイスしている。よつん這いの姿勢で、骨盤を楽に傾けられることを一度経験した生徒は、ウッターナーサナでどの前屈にしたらよいのか、より分かるようになるだろう。指導者側も、生徒の骨盤や背中が健康だと確信できる。

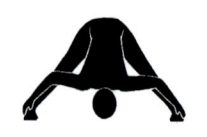

**2.11
プラサーリタ・パードッターナーサナ
立位開脚前屈のポーズ**

応用実践2：ハムストリングのストレッチをより楽にする
準備：ヨガマット1枚
注意：指導中に、生徒が腰のどこにも痛みを感じないことを確認すること。

　生徒をより楽に前屈させるには、両脚をどのくらい離すかが関係している。両脚が揃っていると、ハムストリングは股関節から膝まで、真っ直ぐ一直線に伸びる。プラサーリタ・パードッターナーサナ（立位開脚前屈のポーズ）のように、生徒が両脚を広げると、ハムストリングが直線ではなくなり、ハムストリングの直接的な伸びも軽減される（図2.11）。生徒はこのポーズを行うと、間違いなくハムストリングがあまり伸びないと感じるだろう。股関節の動きを制限している主な要因がハムストリングである場合は、プラサーリタ・パードッターナーサナをやりやすいと感じるだろう。

リンク

　筋肉とその働きを掘り下げて学びたい方には、フローレンス・ピータスン・ケンダルとエリザベス・ケンダル・マクレアリーの共著、『筋肉：実験と機能』第4版（1993年・米国）をお薦めします。

第2部:
脊　柱

3 脊柱概論

健康は、真っ直ぐ伸びた脊柱と綺麗な大腸からもたらされる。
——ヒンドゥー教の格言

理学療法士になる勉強をしていた頃、多くの時間を費やしたのは、脊柱に関する学習でした。脊柱の構造と神経、脊柱の運動生理学的な働きを学び、放課後は、夕方の交通渋滞を避けて、時々、少し遅くまで残り、グループでよく一緒に楽しく勉強しました。実験室にあった箱から、脊柱の骨をひとつずつ手に取り、骨を見ないで、脊柱のどの辺りの、何の骨かを言い当てたりしたものです。どの部位の骨かを言い当てることは、誰もが得意でした。ヨガの指導者には、理学療法士ほどの専門的知識は必要がないかもしれませんが、脊柱や脊柱の働きをできるだけ多く知ることは、ヨガの指導に大いに役立ちます。

ヨガのアーサナのほとんどが、脊柱を健やかに保ち、脊柱の健全な動きを維持することに関わっています。脊柱は人体の構造の核ですが、それだけでなく、ヨガの実践の核もなすことが、少しずつ、ヨガの指導者にも受け入れられるようになって来ました。脊柱について深く学ぶと、椎骨のひとつひとつが識別できるようになり、脊椎の各部が、それぞれ、いかに際立った特徴を持っているかを知って、驚かされることになります。本書の第2部では、脊柱を全体的に見る章からスタートして、脊柱の各部をご紹介しています。

骨

脊椎とも呼ばれる脊柱は、総計33個の骨で構成されています。この脊柱の骨は、ひとつひとつを、バラバラに動かすことはできません。また、第2部の始めに提示したヒンドゥーの格言の「真っ直ぐな骨」とは反対に、脊柱の骨は、基底から終末まで、ゆるやかな弯曲に配列されています。この弯曲は、矢状面(側面)から見ると良く判ります(図3.1)。

脊柱は5つの部位に分けられます。最上部が頚部、首です。頚部の骨は、上から下まですべて椎骨として数えられ、7個あります。次が胸椎で、椎骨は12個あり、すべての胸椎は、それぞれ、2個の肋骨と連結しています。腰椎と仙骨は、どちらも5個の椎骨から成りますが、仙骨の椎骨は融合して1個の仙骨になって

います。尾骨には、3個から5個の椎骨があります。

椎骨は、その位置する部位によって、部位を示す大文字を利用して、名前がついています。また、その部位の上から下まで順に、C1、T8、L4のように番号がつけられています。ここで例示した表記は、第1頚椎、第8胸椎、第4腰椎を表しています。

脊柱には、多様な働きがあり、直立の姿勢を保持することを助け、体幹と肋骨の後壁となって、体を守っています。さらに、脊髄の神経を保護し、筋肉と肋骨の付着部位としての役割も担っています。それによって、内臓を保護することも助けています。

脊柱は、体を動かす時は必ず、大きな役割を果たしますが、特に、アーサナの動作と深く関わっています。ヨガにおいて脊柱は、解剖学的にも、運動生理学的にも明らかな意味があると同時に、哲学的な意味も持っています。クンダリーニの霊的なエネルギーは、脊柱の基底に、眠る蛇のように横たわる、螺旋状のエネルギーだと言われています。クンダリーニの霊的なエネルギーが目覚めると、脊柱の中心の気の通り道であるスシュムナーを通って、脳内の最頂部に達します。ヨガの修練をする人に、この覚醒が起こると、悟りの境地に達すると信じられています。

構造的に見て、最も意義深く注目すべき点は、脊柱が直線ではなく、体の側面から簡単に見てとれるように、複数のカーブの組み合わせになっていることです。この弯曲配列が、各部の動きを楽にし、体重を効率的に支え、衝撃を吸収する緩衝装置にもなっています。脊椎の弯曲カーブは、解剖学者から「生理的弯曲」と呼ばれ、その重要性が強調されています。

胸郭の一部である胸椎と、腰の下にある仙骨における弯曲は、誕生前に子宮内で発達します。そのために、この一帯の弯曲は、一次弯曲と呼ばれています。胸椎と仙骨は、生涯を通して同じ方向に弯曲し、前方に凹面があります。前方に凹面を持つことから、「後弯」と表現されます。「脊柱の後弯」は、解剖学的には弯曲そのものを言う言葉ですが、一般的には、脊柱の弯曲過多を指す場合が多くあります。

頚部の弯曲と腰部の弯曲は、誕生後に発達することから、二次弯曲と呼ばれています。二次弯曲は、後方に凹面があり、「脊柱前弯」と呼ばれています。一般的には、「脊柱前弯」は、弯曲の一方が前弯過多であることを指す場合があります。

子宮のなかで、胎児は、一次弯曲（胸椎と仙骨）の方向に屈曲した状態で、体を丸めています。生まれた赤ちゃんが、首を坐らせ始めると、頚部の弯曲が発達し、立つことを学ぶ間に、腰部の弯曲が発達します。二次弯曲が発達すると、脊柱の弯曲は、子宮内での弯曲と反対になり、安定性に欠けることになります。この不安定から、ヨガの生徒も、胸椎や仙骨一帯よりも、頚部や腰に問題を抱えていることが多いのです。

二次弯曲は、交感神経の弯曲と言われています。つまり、生徒が首を曲げると、腰椎も一緒に曲がり、腰椎を伸ばすと、頚椎も一緒に伸びることが多いということです。体感してみましょう。マットにあお向けになり、両膝を立てます。目を閉じ、リラックスするために、2〜3回、楽な呼吸をして、意識を集中します。腰をマットに押し付けて、頚部を意識します。頚部も平らになって、マットに押し付けられます。顎を上げ、頚部の弯曲を大きくして、頚椎を伸展し、腰椎に何が起こるか意識しましょう。腰椎も伸展して、マットから離れるはずです。前屈や後屈を指導する時は、「交感神経の弯曲」の概念を思い出すと良いでしょう。

それぞれの椎骨には、脊椎の最も大きな部分を占める椎体があります。例外は、第一頚椎（C1）と第二頚椎（C2）です。第一頚椎は、椎体が全くありませんが、第二頚椎は、丸みを帯びた小さな椎体があります。椎体は、上や下から見た場合、部位によって、形が異なります。頚椎では楕円形、胸椎の椎体はハート形で、腰椎の椎体は腎臓の形に似ています（図3.2）。

椎体は、脊柱の、体重を支える部位です。上からかかる重さをより良く支えるために、椎体は頚部から腰椎までだんだん大きくなっているのです。各椎体の終末は、上下で、軟骨終板に覆われています。さらに、血液を供給して栄養が与えられるように、椎間孔もありま

C1（第一頚椎/環椎）
C2（第二頚椎/軸椎）
頚椎のカーブ
C7
T1
胸椎のカーブ
T12
L1
腰椎のカーブ
L5

L4 第4腰椎
T3 第3胸椎
C6 第6頚椎

3.1 （左図）
生理重力線と、矢状面から見た脊柱の正常曲線

3.2 （上図）
上から見た腰椎、頚椎、胸椎の、椎体の形

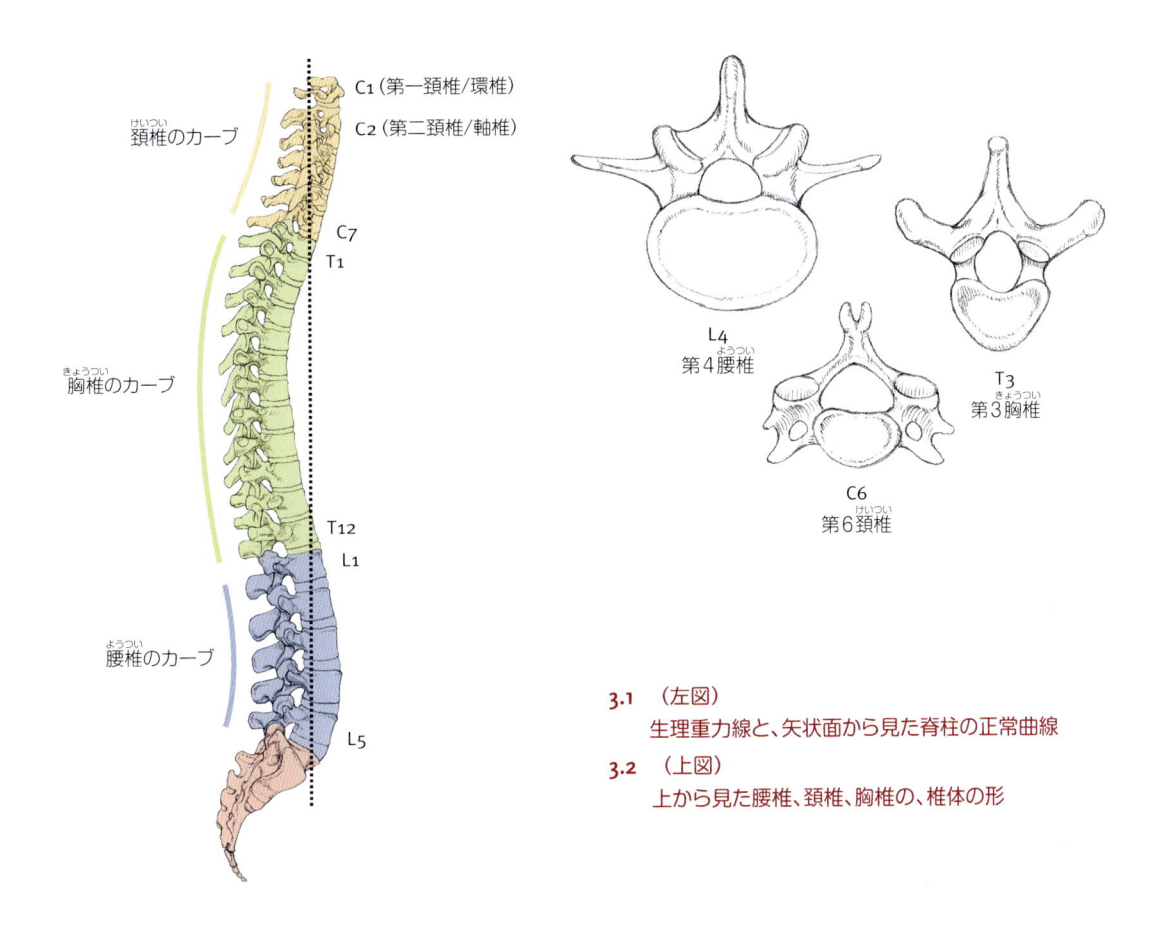

す。骨も、酸素や栄養を必要とする、生きた組織なのです。

　椎体を持たない第一頚椎（C1）は、楕円形の輪のような形をしています。胎生学者は、第一頚椎の椎体は、胎児の成長過程で、遠位に移動し、第二頚椎と融合して、歯突起と呼ばれる第二頚椎前部の突起を作ったと説明します（歯突起は「のどぼとけ」と言われる部分です）。従って、第二頚椎は、歯突起によって、第一頚椎で回旋できます。

　椎弓は、それぞれの椎体のまんなかにある骨の環で、脊髄の通路になるための開口部です。脊髄は、脊柱のなかで最も保護されたところに位置しているのです。この環状構造の前部は、椎体と接合し、椎弓根と呼ばれ、椎弓の後方は、椎弓板と呼ばれています。

　側面図で見ると、骨のアーチ構造の上椎切痕と下椎切痕が、はっきり見えます。椎切痕は、脊髄神経が、脊髄から横方向に伸びるための開口部を作っています。椎切痕には、上椎切痕と下椎切痕があります。1つの椎骨から出た椎切痕は、そのひとつ下の椎切痕と組み合っています。これは、2等分したドーナツを、円を作るために、ふたつ一緒に置くような感じです。そこでできる円は、椎孔あるいは孔と呼ばれ、脊髄神経根の通り道になっています。実際には、脊髄神経根は、椎孔の三分の二を占めるだけで、残りは、神経根の周囲の保護膜です。この膜は、脂肪組織、疎性結合組織、血管、リンパ管で構成されています。

脊柱概論

脊椎の骨突起である横突起が、椎骨の側面にあります。横突起は、椎弓根と椎弓板の間に姿を現し、筋肉の付着点として作用しています。これは、自転車のハンドルのようなものだと考えると良いでしょう。右にハンドルを切ると、前輪は右に曲がり、左に切ると、反対になります。脊柱の横突起は、自転車のハンドルと同じように作用します。横突起の片方の筋肉が収縮すると、その収縮した筋肉が、椎体の回転を助けます。

椎体のもうひとつの突起は、後方を向いた棘突起と呼ばれる突起です。棘突起は、椎弓板から出ているこぶ状の突起で、生徒の背中を見ると、脊椎の中央を走る「運河」が下まで続いている様に見えたりします。棘突起は、靭帯と筋肉の付着点として作用しています。触って確かめられるので、試してみましょう。

生徒に、マットによつん這いになってもらい、息を吐きながら、脊柱を持ち上げて丸めてもらいます。生徒の体に触れる許可を得てから、生徒の脊柱に沿って指を走らせ、尖った棘突起を確かめます。他の突起より尖った突起のあること、突起と突起の間がわずかに不規則になっていることに気がつくかもしれません。また、片側に回転しているように思える突起があるかもしれません。

前屈した生徒の棘突起がおかしいと、ヨガの指導者は心配しますが、この心配は、そう適切ではありません。脊柱弯曲が強い生徒もあり、そのために、突起が簡単に見たり感じたりできない可能性もあります。また、棘突起が通常より長く、そのために、平均以上に突起が尖っている場合もあります。前屈では、棘突起の形だけでなく、脊柱全体の形と骨盤の位置に注意することが大切です。

関　節

それぞれの椎体の後部には、関節面と呼ばれる扁平な四つの面があります。関節における液体の動きを楽にし、骨表面を保護するために、軟骨で覆われています。関節面の4面のうち、2面は上方に面した上関節面で、2面は下方に面した下関節面です。関節面は、隣接する脊椎が、向かい合って関節を作るために出会う部位です。仙骨は、上関節面を2個持つのみで、第5腰椎（L5）と上方で連結しています。

関節面は脊柱の可動部で様々な角度を作っています。頚部では、上関節面は後方と上方を向き、その角度は約45度です（図3.3）。胸部の上関節面は、後方を向き、頚部の上関節面より垂直に近いものです（図3.4）。腰部の上関節面は、第5腰椎（L5）と第1仙椎（S1）を除いて、内側を向いています。第5腰椎と第1仙椎は、ほぼ後方を向いています（図3.5）。頚椎から胸椎への関節面の角度の変化はゆるやかなものですが、胸椎から腰椎への変化は、険しいものです（部位が移り変わる部分——第7頚椎から第1胸椎［C7-T1］、第12胸椎から第1腰椎［T12-L1］、第5腰椎から第1仙椎［L5-S1］——の関節面の独特の形は、各部位に関する個々の章で解説しています）。

3-3 （左上図）
　頸椎の関節面の角度

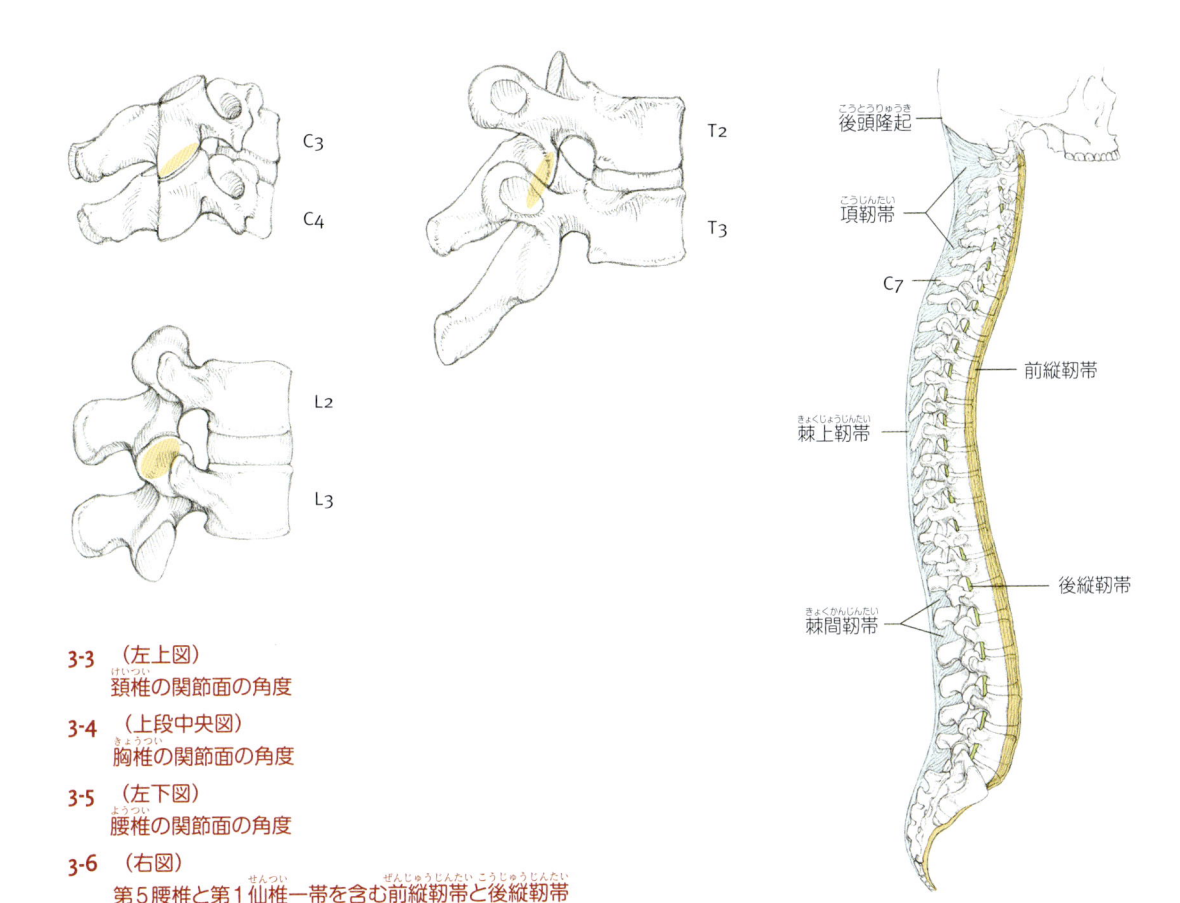

3-4 （上段中央図）
　胸椎の関節面の角度

3-5 （左下図）
　腰椎の関節面の角度

3-6 （右図）
　第5腰椎と第1仙椎一帯を含む前縦靭帯と後縦靭帯

結合組織

椎体は、2個の靭帯と椎間板に支えられています。前縦靭帯（ALL）は、椎体の前面にあって、第2頸椎から仙骨に至る大変強力な靭帯です（図3.6）。事実、椎体のなかで最も強い靭帯だと考える人もいます。胸部一帯では最も厚みがあり、脊柱が前方に移動することを防いでいます。前縦靭帯（ALL）は、後屈する時には伸び、前屈する時にはゆるみます。

この反対が、後縦靭帯（PLL）です。後縦靭帯は、椎孔の内側にあり、第2頸椎（C2）から仙骨に至っています（図3.6）。後縦靭帯（PLL）の縦走繊維は、前縦靭帯（ALL）の縦走繊維より密集しています。後縦靭帯（PLL）は、前縦靭帯（ALL）と反対になり、前屈の時にはピンと張り、後屈の時にはゆるみます。

椎体は、また、椎間板として知られる特殊な結合組織によって支えられています。実際に、23個の椎間板が、椎体と椎体を結ぶ主な連結組織です。例外は、頭蓋骨と第1頸椎（C1）の間、第1頸椎（C1）と第2頸椎（C2）の間で、そこには、椎間板がありません。

椎間板は、脊柱の働きを守る最も重要な構造です。正常な丸みを帯びた椎間板は、隣接する脊椎分節の可動域（ROM）を維持することを助け、丸みのあることで、椎体と椎体が適切な距離を保つことも助けています。脊髄神経が椎体とぶつからないように、必要なスペースを保持する助けにもなっています。椎間板が圧迫されると、椎骨と椎骨が接近し、脊髄神経が圧迫されることになります。

椎間板は、脊柱の各部によって、それぞれ独特なも

脊柱概論　37

のです。頚椎椎間板は、前方に厚みがあり、頚椎椎体よりも小さなものです。胸椎椎間板は、前後の大きさは椎体と同じですが、椎体より狭いものです。この特殊な構造のせいで、胸椎上部は、胸椎下部に比べると、動きが制限されます。腰椎椎間板は、前方が高く、特に第5腰椎（L5）で高く、それによって、腰仙角が形成されています。腰椎下部の脊柱前弯症は、椎間板と椎体の形が原因で起こります。一方、腰椎上部では、弯曲は、完全に、椎間板によるものです。

椎体の終末を覆う軟骨は、軟骨終板と呼ばれています。隣接するふたつの椎体の軟骨終板は、15-18の線維層で接合されています。この繊維層の外層は垂直に近く、最も内側の層は水平に近くなっています。繊維層のこの構造が、椎体の接合に安定性をもたらしているのです。

脊柱の回旋では必ず、軟骨終板と軟骨終板が近づくか、一緒に動いて、椎間板を圧迫します。この動きを簡単な例で考えるとすれば、タオルを絞って、余分な水分を絞り出す時に何が起きるかを観察すると良いでしょう。タオルをねじって回転させると、両手は、近づきます。ねじりが必要なアーサナの時に、椎間板の層で起こるのは、これと基本的に同じです。私の教室では、ねじりながら伸展していくイメージを、生徒にアドバイスします。このイメージは役に立ちますが、実際には、椎体と椎体が接近して、椎間板が圧迫されることを、覚えておきましょう。

椎間板は、部分的には、腹筋と臓器から圧迫を受けることで、支えられています。この圧迫が、椎間板を定位置に保つ助けになっています。

図3-7は、椎間板の動きを示すものです。後屈すると、椎間板は、少しだけ前方に押されます。それによって脊髄神経から離れるために、通常は、この動きには何の問題もありません。前屈では、これが反対になります。パシュチマターナーサナ（座位で行う前屈のポーズ）の場合のように、脊柱を屈曲すると、椎間板は、後方の脊髄神経の方向に押されます。したがって、脊髄神経がぶつかって辛いという生徒には、前屈や、椎間板を圧迫するねじりは、薦められません。脊髄神経以外で脊柱が痛む原因になるのは、後縦靭帯（PLL）と関節面の問題です。

椎間板そのものは、線維輪と呼ばれる円形の靭帯から成っています。この円形のリングは靭帯につながります。椎間板の中心は、髄核でできています。髄核は、脊椎のすべての動きで体重を支える軸で、ゼリー状の物質です。髄核は、30歳を過ぎると直接血液を供給されることがなく、その80％が水分です。丸みを帯びて水分の多い椎間板を守っているのは、何でしょう？「吸水膨潤」と呼ばれるプロセスによる運動です。

「水分を吸収する」あるいは「飲む」という動詞に由来する「吸水膨潤」という言葉は、周囲の組織から水分を受動的に吸収する椎間板の作用を表現しています。椎間板に水分を吸収させるのは、動きです。前屈、後屈、ねじりなどによって、椎間板の片側が圧迫されると、もう片方が、受動的に水分を吸収します。それが、椎間板を、丸みを帯びた健全な状態に保っています。前屈では、椎間板の後方が開き、水分を吸収します。後屈では、この反対が起こります。若い頃には、髄核は潤って、軟骨終板のふたつの終末と接しています。歳を取るにつれて、椎間板は乾き、様々なトラブルの原因になります。アーサナは、脊柱を安全に、あらゆる方向に動かす効果的な方法で、椎間板の丸みを維持することにも役立ちます。

図3.8は、髄核の椎間板突出、椎間板ヘルニア、椎間板逸脱を、図示しています。椎間板に起きる問題の第一段階が椎間板突出です。この時、髄核は、中心位置から繊維輪に移動します。生徒には、しびれや、うずくような痛みはないと思いますが、深い鈍痛を感じるかもしれません。椎間板突出は、25歳-40歳の、活動的な人に起こりやすいものです。椎間板ヘルニアは、髄核が繊維輪の端を押し付ける病変です。時間が経つに連れて、20人もの人から攻撃されているような痛みを感じるかもしれません。髄核の逸脱は、繊維輪の外縁の外まで髄核が移動して、脊髄

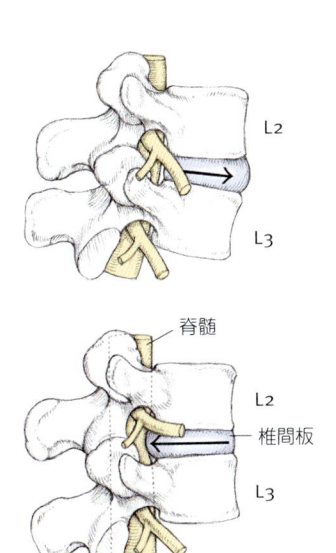

3.7 椎間板への影響：後屈（上図）と前屈（下図）

3.8 髄核の椎間板突出、椎間板ヘルニア、椎間板逸脱

神経を圧迫する時に起こります。通常は、屈曲と回旋が組み合わされた動きをする時に起こり、鋭い痛みを伴います。痛みは治まることもありますが、この場合、椎間板破裂（ぎっくり腰）の専門医の診断が必要です。痛みを軽減するために、安静や手術が必要になることもあります。

ヨガの指導者は、生徒の腰の痛みには、十分注意すべきです。生徒が、しびれ、うずくような痛み、放射性の痛み（放散痛）を感じたり、腸や膀胱のコントロールに問題を抱えていたら、直ちに、医師に診てもらうように指導しましょう。しびれが痛みに変わる場合は、神経の圧迫が軽減されたことを意味するので、ヨガのポーズを、極めてゆったり始めることも可能です。が、そうした状態の生徒の指導は、経験豊富な熟練の指導者だけに許されるものです。

椎間板逸脱を起こしている生徒は、ふつう痛みを避けるために、脊柱を傾けて立ちます。たとえば、右側の痛みを避けるために、左に傾いて立っているとしたら、逸脱は側方にあります。痛みのある側に傾いて立つ、つまり、右側に痛みがあって、右側に傾いて立っているとしたら、逸脱は中央にあります。これは、脊髄に向かう逸脱ですから、大変なケアが必要になります。

椎間板の前方への逸脱は、痛みを起こさない前縦靭帯（ALL）への逸脱になりますから、ふつうは、痛みや問題を起こすことはありません。脊柱自体は、後縦靭帯（PLL）、関節面、神経根の3つに、構造的に支えられています。

放射性の痛み、放散痛が起きる、もう1つの要因は、外旋筋のひとつ、殿部の梨状筋が、骨盤を出る坐骨神経を圧迫する時に起こります。これについては、第8章で解説しています。

以下に、約70kgの男性の第3腰椎と第4腰椎（L3-L4）の間の椎間板にかかる圧力の量を、例示しました。

脊柱概論　39

- あお向けの時：約30kg
- 立っている時：約70kg
- 支えなしで座っている時：約99.8kg
- 座って、20度前屈する時：約119.6kg
- 両膝を伸ばして、腰を曲げ、約20kgの重さのものを持ち上げる時：約339kg

注：横になる以外の姿勢では、重さの30％は、胸部と腹部の筋肉へと分散される。

椎体の他に、脊柱を接合する構造を作るのは、5個の靭帯である。

- 黄色靭帯：黄色靭帯は、第2頚椎(C2)から仙骨までの、隣接する薄い層を接合。前屈やねじりでは伸展し、後屈ではゆるむ。脊柱が屈曲から戻ることを助ける。腰部の関節面では、関節被膜が関節面の上方への動きにひきずられないように、被膜を引っ張り続けている。
- 棘上靭帯は、第7頚椎(C7)から仙骨までの棘突起の各点を結ぶ。前屈とねじりでは伸展、後屈ではゆるむ（図3.9）。
- 項靭帯は、後頭隆起から、第7頚椎(C7)の棘突起までの棘上靭帯の一部。サランバ・サルヴァーンガーサナ（支えた肩立ちのポーズ）やハラーサナ（鋤のポーズ）の時のように、頭部を床に付け、顎を固定して屈曲すると、伸展する。
- 棘間靭帯は、隣接する棘突起を接合し、突起の側部を通過して、突起と突起を接合させる。ねじりでも前屈でも伸展する。
- 横突間靭帯は、横突起と横突起の間に伸びる靭帯。回旋により伸展する。

神 経

脊髄は、脳の延髄の神経の延長で、大後頭孔というような大きな開口部を通り抜けて、頭蓋骨から出ています。お母さんの胎内で赤ちゃんが成長するに連れて、赤ちゃんの脊髄は、第1頚椎(C1)から第5腰椎(L5)までの、すべての椎孔いっぱいに広がります。ところが、その後脊柱は発達し続けるのに、脊髄は発達を止めるので、大人になると、第2腰椎(L2)の遠位端で途切れます。脊髄終末では、脊髄神経が馬尾に枝分かれしています（図3.10）。下部脊柱管は、この馬尾で覆われています。

脊髄には、髄膜という覆いがあります。この覆いは3つの層に分かれ、外側は、最も頑丈で、硬膜と呼ばれています。硬膜は、神経、脳も覆っています。髄膜の中間層が、クモ膜です。クモ膜は、クモの巣の細い糸に似ていることから、その名がつきました。この層は、脊髄の支えにもなっています。硬膜とクモ膜の層の間には、硬膜下腔があります。脊髄に隣接する最も内側の層は、脊髄に隣接する薄い血管膜で、軟膜と言います。軟膜が、脊髄のすぐ外側の層です。クモ膜と軟膜の層の間に、クモ膜下腔があります。クモ膜下腔には、脳と脊髄を衝撃から和らげる脳脊髄液が流れています。

神経は、脊髄の両側に沿って現れます。最初の脊髄神経は、頭蓋骨と第1頚椎(C1)の間に現れ、2番目は第1頚椎(C1)と第2頚椎(C2)の間に、というように姿を現します。つまり7個の脊髄には、8個の脊髄神経があるということです。脊椎と同じように、神経も、上から下まで番号がついています。第4頚椎(C4)脊髄神経は、第3頚椎(C3)と第4頚椎(C4)の間の脊髄から出ています。次に、胸部が始まると、神経は、その上の椎体にちなんで、名前がついています。

脊髄神経は、前根と後根のふたつの部分に分けられ、それぞれ、体の特定の部分をコントロールしています（図3.11）。脊髄神経前根は、時に脊髄前根とも呼ばれ、特定部位の腺や臓器をコントロールすると同時に、その筋肉もコントロールしています。脊髄神経後根は、痛み、体温、苦痛、手触り、固有感覚

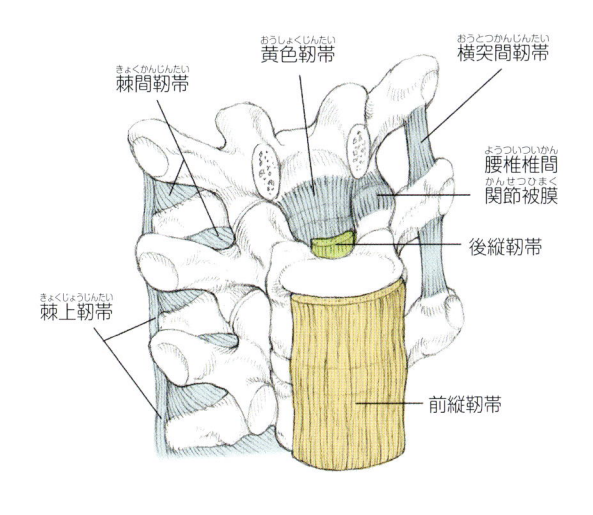

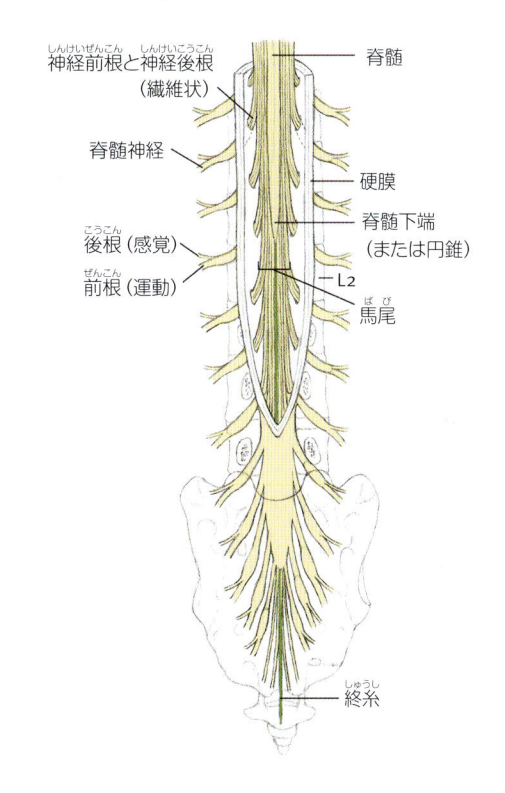

3.9　（上図）　棘上靭帯・黄色靭帯
3.10　（右図）　馬尾

　などの、感覚を伝えます（「固有感覚」は「位置覚」のことで、自分の体が空間のどこにあるかを理解する感覚です）。それぞれの神経前根や神経後根によってコントロールされる体の範囲を、デルマトーム（皮膚分節）と呼びます（図3.12）。これを知っていると、生徒が放散痛を訴えた時に、それが神経根の圧迫によるものなら、どの脊髄神経根が関わっているかを、理論的に推測できます。

　神経圧迫の症状は、ヒリヒリ感やうずくような痛み、疼痛、しびれなどです。腕から指先まで、あるいは、殿部から足までの、そうした感覚を、生徒が訴えるかもしれません。脊髄神経根から感じられる症状が、遠くにあればあるほど、神経圧迫は深刻です。また、しびれは、たいしたことだと思われていませんが、圧迫の深刻さを表わします。神経の仕事は、神経細胞を伝わるインパルスの伝達です。ヒリヒリ感やうずくような痛みを感じる時は、圧迫が、神経への酸素の供給を阻害し始めています。これが続くと、痛みを感じるようになります。さらに圧迫が続くと、しびれを感じます。圧迫が緩和されると、しびれが痛みの感覚に変わり、痛みの感覚がヒリヒリ感やうずくような痛みになり、やがて、違和感は消えていきます。痛みの感覚は、しびれよりも良い症状ですから、しびれが痛みに変わったら、圧迫が緩和され始めた証です。

　正座をして時間が経ち、足がしびれた時のことを、思い出してみましょう。最初にうずくような感じがあり、次に痛みがあり、やがてしびれを感じます。しびれから回復する時は、最初に痛みがあり、次にうずくような痛みに変わり、やがて元に戻ります。元に戻るのは、適切な量の酸素を受け取っている合図です。神経は、驚くほ

脊柱概論　41

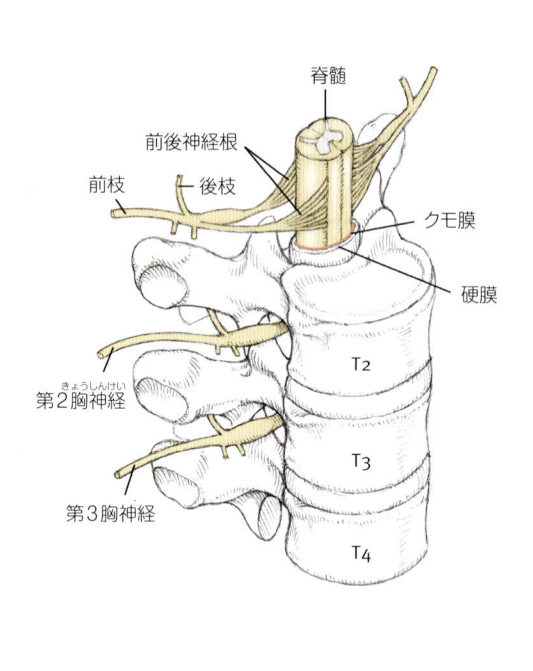

3.11 （上図）　脊髄神経
3.12 （右図）　デルマトーム（皮膚分節）

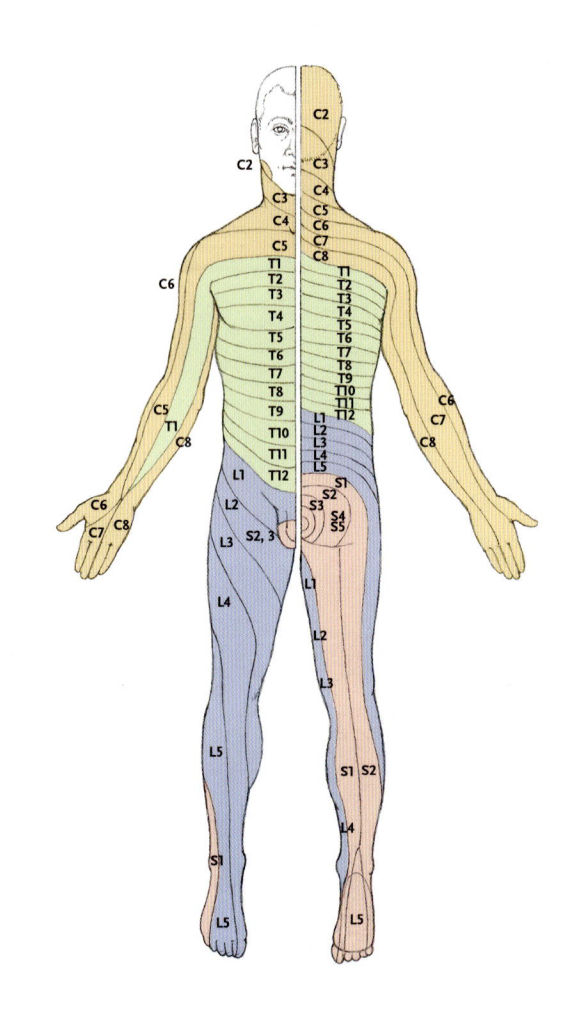

ど代謝率が高く、酸素（O_2）の供給を絶えず必要として、酸素の減少には極めて敏感です。

　サランバ・サルヴァーンガーサナ（支えた肩立ちのポーズ）で、背中を支えられるほど頑強な腕を持つ生徒でも経験する感覚が、この一時的な神経圧迫です。サランバ・サルヴァーンガーサナでは、生徒は、両手に、うずくような痛みやピリピリする感覚、あるいは、しびれさえ感じるかもしれません。上腕神経は胸郭から出ているため、脇の下のくぼみにある上腕神経が圧迫されると、これらの症状が起こります。また、肩の筋肉の緊張が原因の場合もあります。

　生徒がこうした症状を訴える時は、神経が十分な酸素を受け取っていないという、神経のサインだと受け取ります。そして、この神経圧迫が、椎間板が脊髄神経を圧迫して、頸椎自体で起こっているものか、あるいは、脊髄神経の通り道に沿うどこかの神経が圧迫されて起こっているものか、考えてみましょう。脊髄神経以外の場所で圧迫が起こっている場合、それについて説明するのは難しいことではないでしょう。それでも、生徒の症状が長く続く場合は、専門医に診て頂きましょう。

　この症状から生徒を解放するためには、生徒にポー

第2部：脊柱

ズを解いてもらい、ブランケットを用意して、それを壁に着けて置くように、指示します。もう一度、背中に両手を置き、壁に両足を着けて体を支え、サランバ・サルヴァーンガーサナをしてもらいます。うずくようなヒリヒリした痛みが戻るようなら、両腕を体側に伸ばすよう、指示します。そうすると、脇の下のくぼみが完全に開き、ほとんどの場合、うずくようなヒリヒリ感は消えます。上肢に通じる神経が、上肢に神経を分布する途中で、脇の下を通過しているから、ヒリヒリ感が消えるのです。肩がこわばっていたり、分厚かったりする場合、両手を背中に押し付けると、脇の下の神経を圧迫することがあり、それによって、うずくようなヒリヒリした痛みを感じることになります。背中から両手を離しても、すぐに痛みが緩和されない時は、生徒にポーズを解いてもらい、専門医の診断を薦めましょう。

筋　肉

　体幹の後部には、おびただしい筋肉があります。多くは、体幹を上肢とつなぐ筋肉、あるいは、体幹を骨盤とつなぐ筋肉です。この筋肉は、11章と12章で解説します。

　ここでは、主な伸筋について、具体的にご紹介しましょう。これらの脊柱の筋肉は、複雑に重なり合って、脊柱を伸ばす時は、その筋群が、機能的に1個の筋肉のように動きます。脊柱を伸ばす筋肉のすべてを総称して、脊柱起立筋と呼んだりします。専門的に厳密に言うと、起立筋は、脊柱を伸ばす3つの主要な筋群の、ひとつに過ぎません。この筋群を理解する最も良い方法は、イラスト（図3.13、3.15、3.17）と表（図3.14、3.16、3.18）を、学ぶことです。

　背中の伸筋の中間の層にあるのは、脊柱起立筋だけです。脊柱起立筋は、内側から外側へ、起始と停止を重ねながら横たわる、一連の長い筋群です。収縮する時は、脊柱を伸ばすためのひとつのまとまりとして動きます。この筋群は、脊柱側面の溝にあります。

　胸部と腰部の腸肋筋は、この筋群のなかでも、最も外側に位置します。頭蓋骨、頸椎、胸椎に付着する最長筋は、もう少し中央に近いところにあります。最後の、棘筋は、最も内側にあり、一部分は頭蓋骨に接続し、頸椎や、胸椎と接続する部分もあります。頭半棘筋は、棘筋の最後のグループです。

　背中の伸筋の奥の層が、脊椎横突棘筋、別名、横突棘筋群です。一般的に、この筋群は、脊椎の横突起から上位椎骨の棘突起に至り、1個から3個の椎骨にまたがります。

運動生理学

　脊柱は、動く部分がつながった鎖として考えることができます。運動生理学では、これを「運動の鎖」と呼んでいます。この鎖を視覚的にとらえる方法のひとつは、脊柱側部の関節面を、脊柱の小さな柱として考えることです。その関節面の柱が、まとまって動きます。ある部位の可動性が低くなると、別の部位が、その部位の不活性を補って、可動性を高くします。

　脊柱の各部は、特定のリズムで動きます。生徒と一緒に試してみましょう。マットによつん這いになり、頭蓋底から順に脊柱を上方に持ち上げて、屈曲を始めます。すると、頭部は下がり、椎骨から椎骨へと、棘突起が1つずつ持ち上げられます。同様に、胸部でも、椎骨を順に持ち上げ、最後に腰部一帯で持ち上げるように、アドバイスします。もう一度、今度は順番を逆にして、やってもらいます。腰椎棘突起から第一頸椎（C1）まで、順に持ち上げることになります。1つずつ感じ取るのは、確かに難しいことですが、脊柱の、どの部分の可動性が高いのか、どこが良く動かないのかが、明らかになります。毎日続ければ、知覚と動きの両方が、向上します。

　脊柱は、動くようにできていますが、安定するようにも構成されています。この安定は、ひとつには、脊柱の構造によってもたらされます。脊柱の構造は、3本脚のスツールに似ています。スツールの3脚構造から見ると、椎間板は、スツールの脚の1本で、関節面は、残る2本の脚です。脊椎の弯曲が完璧なS字カーブを描いて立つ時、つまり解剖学的基本姿勢で立つ時、弯

3.13　背中の伸筋の表層

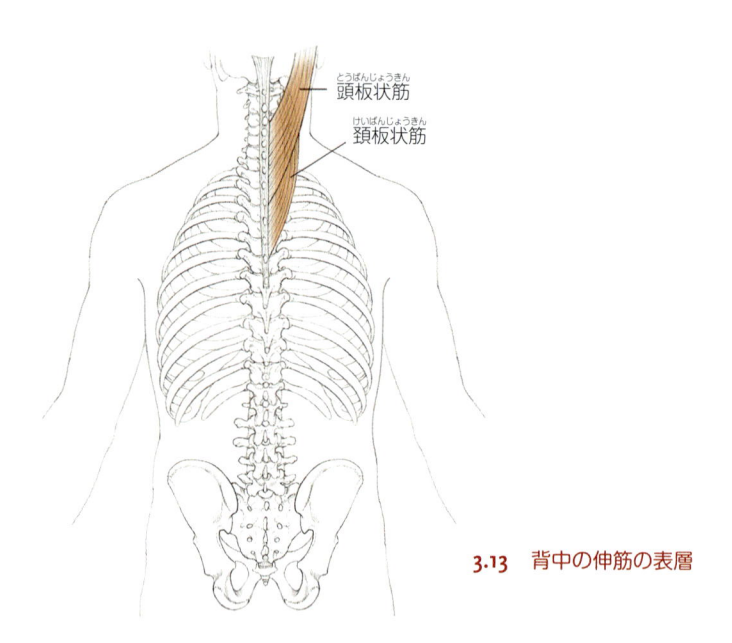

3.14　背中の伸筋の表層

筋　肉	起　始	停　止	作　用
頭板状筋	項靭帯および 第6頚椎(C6)と 第7頚椎(C7)の棘突起	乳様突起および 項靭帯の外側1/3	頚板状筋と共に頭部と頚部を伸展し、一側性では、頭部と頚部を収縮する側に屈曲する
頚板状筋	第3胸椎(T3)から 第6胸椎(T6)の棘突起	第1頚椎(C1)～ 第3頚椎(C3)の 横突起後部	頚板状筋と共に頭部と頚部を伸展し、一側性では、頭部と頚部を収縮する側に屈曲する

第2部：脊　柱

頭半棘筋

棘筋

最長筋

腸肋筋

3.15 背中の伸筋の中間層

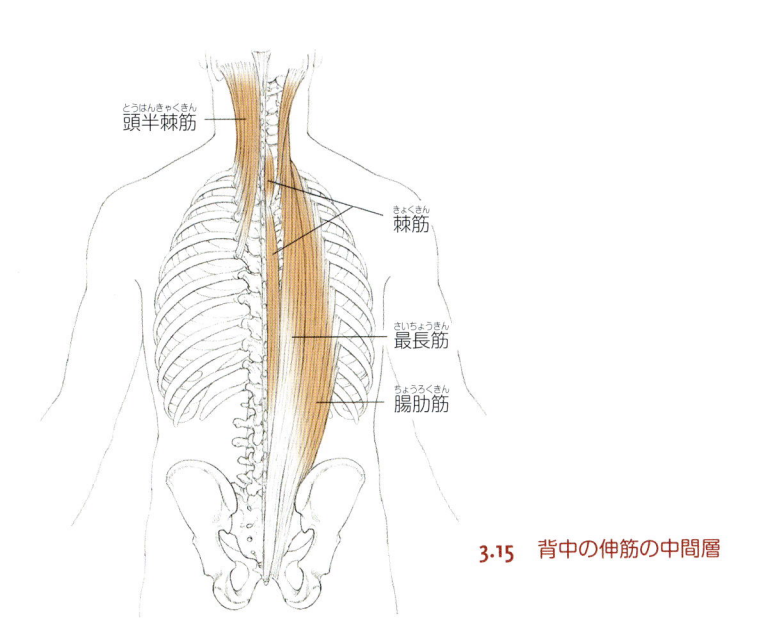

3.16 背中の伸筋の中間層

筋肉	起始	停止	作用
腸肋筋：脊椎骨の最も外側に位置する	腸骨稜後部、仙骨後面、腰椎棘突起と仙骨稜、棘上靱帯に由来する、幅広の腱	下位肋骨の後面と頚椎横突起	両側性あるいは他の起立筋と共に、脊柱と頭部を伸展する；一側性では、脊柱を側屈する
最長筋：棘筋の外側に位置する	腸骨稜後部、仙骨後面、腰椎棘突起と仙骨稜、棘上靱帯に由来する、幅広の腱	肋骨、頚椎横突起と胸椎横突起；側頭骨乳様突起	両側性あるいは他の起立筋と共に、脊柱と頭部を伸展する；一側性では、脊柱を側屈する
棘筋：脊椎骨の最も内側に位置する	腸骨稜後部、仙骨後面、腰椎棘突起と仙骨稜、棘上靱帯に由来する、幅広の腱	上部胸椎の棘突起、頭蓋骨までの中部頚椎棘突起	両側性あるいは他の起立筋と共に、脊柱と頭部を伸展する；一側性では、脊柱を側屈する
頭半棘筋	第7頚椎(C7)から第6胸椎(T6)、：第7胸椎(T7)に由来する腱	後頭骨の上項線と下項線の間	頭部を伸展し、収縮の反対側に頭部を回旋させる

脊柱概論

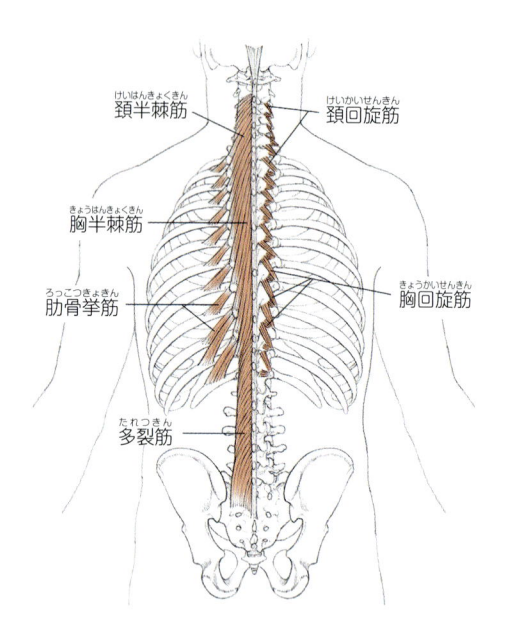

3.17 背中の伸筋の深層

3.18 背中の伸筋の深層

筋肉	起始	停止	作用
頚半棘筋	隣接脊椎の横突起	上位脊椎の棘突起と横突起	脊柱が動いている間、脊椎を安定させる；回旋と伸展を助ける
胸半棘筋	隣接脊椎の横突起	上位脊椎の棘突起と横突起	脊柱が動いている間、脊椎を安定させる；回旋と伸展を助ける
多裂筋	隣接脊椎の横突起	上位脊椎の棘突起と横突起	脊柱が動いている間、脊椎を安定させる；回旋と伸展を助ける
頚回旋筋	隣接脊椎の横突起	上位脊椎の棘突起と横突起	脊柱が動いている間、脊椎を安定させる；回旋と伸展を助ける
胸回旋筋	隣接脊椎の横突起	上位脊椎の棘突起と横突起	脊柱が動いている間、脊椎を安定させる；回旋と伸展を助ける
肋骨挙筋	隣接脊椎の横突起	上位脊椎の棘突起と横突起	脊柱が動いている間、脊椎を安定させる；回旋と伸展を助ける

曲は中立位にあり、スツールの3本の脚がすべて接触することになります。脊柱が最も安定するのは、この配列の時です。

生徒にターダーサナ（山のポーズ）の立位の姿勢で、マットに立ってもらい、確認してみましょう。生徒がポーズを作ったら、体に触れる許可を得て、生徒の後ろに立ち、生徒の両肩を上からしっかり押さえます。完璧な三脚配列でポーズが作られていたら、生徒には何の問題もないでしょう。一方、例えば腰椎が少し曲がっていたり、少し伸びていたり、と、脊椎の弯曲に偏りがあると、生徒の体は押されて少しゆがみます。これが、脊柱の中立配列をチェックする最も簡単な方法のひとつです。

生徒がアーサナで体を動かす時は、脊柱を曲げることになりますから、弯曲は歪み、3脚の形から、はずれることになります。当然ですが、脊柱の弯曲を、部分的にあるいは完全に、逆にしたり、回旋したり、曲げたりしなければ、体を動かすことは不可能です。が、ターダーサナのような直立の姿勢や、座わっている時は、脊柱弯曲が中立の配列になる時に、最も安定します。

運動生理学の面から見て、脊柱に関してもうひとつ大切なことは、各部位の可動域（ROM）です。脊椎各部の可動域（ROM）は、椎間板によって決定されています。椎間板が丸々して十分な形であれば、その部位は、正常な動き方をします。そうでない場合は、動きは制限されます。また、脊椎の部位の動く方向は、関節面の角度によって決定されます。

たとえば、頚椎の関節面の角度は、約45度です。この角度が、頚椎の屈曲、伸展、側屈、回旋を可能にしています。この詳細は、第4章から7章で紹介し、脊柱各部をさらに深く解説しています。

全体的な脊柱の動きは、屈曲と伸展を伴う変化です。屈曲では、棘上靭帯、棘間靭帯、黄色靭帯、関節面の被膜、後縦靭帯（PLL）、椎間板後方の順に、圧力がかかります。伸展では、下部に上部の衝撃が加わる場合は、最初に前縦靭帯（ALL）に圧力がかかり、椎間板、関節、最後に、棘突起という順になります。

体で感じる解剖学

実践編

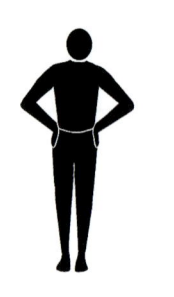

応用実践：骨盤の中立な位置を見つける
準備：ヨガマット 1 枚
注意：軽めに、しかし、しっかり押さえること。

骨盤はそこから脊柱が伸びていく「壺」で、骨盤が傾くと、脊柱が影響を受ける。今あなたがどんな姿勢で座っていてもいずれかの方向に数センチ骨盤を動かすだけで、脊柱への直接的な影響が分かる。それを数回繰り返してみる。

骨盤の中立な位置を見つけるために、ターダーサナ (山のポーズ) で、マットに立つ。手を腸骨の上にのせるようにして、骨盤の最も高い場所に置き、手の親指は背中側に、その他の指を体の前面に添える (図3.9)。

腸骨の最も高い部分 (腸骨稜) が、床と平行であることをイメージする。腸骨の最も高い部分は曲線面であるため、これには少し練習が必要になるので、時間をかけること。前の四本の指で、骨盤の上前腸骨棘 (ASIS) を感じ取り、親指で、上後腸骨棘 (PSIS) を感じ取る。中立な位置を見つけられたと思った時には、親指と他の指が、マットから、ほぼ同じ高さになる時である。本当に正しい位置かを確かめるために、骨盤をしっかり下へ押すこと。骨盤が中立の位置にあれば、骨盤は動かない。押さえた位置が中立でなければ、手の下に骨盤の動きを感じる。適切なアジャストメント同様、これはひとつの技能である。最初は正しい位置が分からなくても落胆することなく、中立な骨盤の位置を見つけられるまで、何度かトライすること。

骨盤が中立な位置にあることを確認するもうひとつの方法は、上前腸骨棘 (ASIS) と恥骨結合の間の腹壁に張りがあるかを感じることである。骨盤が中立の位置にあれば、腹壁一帯は、柔らかく、そうでない時は、張りを感じる。

3.19 ターダーサナ
骨盤に両手を置いた山のポーズ

指導編

応用指導：ターダーサナ (山のポーズ) で正規曲線を実践する
準備：ヨガマット 1 枚
注意：アジャストメントで、生徒の腰に不快感を与えないように気をつける。

生徒に正常な脊柱弯曲を意識させることは、アーサナだけでなく、机に向かって座ったり、重い荷物を持ち上げたり、列に並んだりといった、日常生活の上でも役立つ。

まず最初に理解すべきは、生理重力線である。生理重力線は、生徒の側面に視覚的に見ることができる垂直線 (図3.20) で、外耳道、肩関節の中心、股関節、膝関節の中心、足首の外果を通る。

生徒にこの垂直な線を見つけさせるために、マット上で、壁の隅に体を付けて、ターダーサナで立ってもらう。こうすると、後頭部、胸椎中部、仙骨後面、尾骨上部が、壁に触れるはずである。やや正確性に欠けるものの、生理重力線を意識する手がかりとして、最適である。

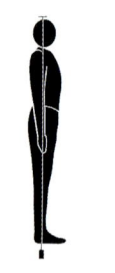

3.20 ターダーサナ
生理重力線を利用した山のポーズ

生徒がターダーサナで立つ時には、以下のよく起こりがちなミスアラインメントにも気を配り注意して、生徒の姿勢を見ること。

▶ 両足：大半の生徒は、少なくとも片足を外に向けて立つ。生徒の両足を確認し、足の外側をマットの縁と平行にして、ターダーサナで立ってもらう。まず、生徒の通常の立ち方で、両肩を手で下に押し、次に、両足を平行にしてもらい、同様に、両肩を押す。両足の外側がマットと平行の時は、指導者と生徒の双方が、安定性の違いを感じることになる。両足が平行であれば、脊柱の関節面に3脚ができ、生徒が股関節や膝関節のような、体重を支える関節の凹凸面の一致が最大限になり、安定するのである。

▶ 両膝：ターダーサナでしてしまうことの一つは、関節が過伸展になるほど、膝を後ろに押すことである。生徒がそうしていないかを確かめ、膝関節を真っ直ぐ通る生理重力線を、イメージさせる。

▶ 骨盤：正しい姿勢を作るために、とても重要である。生徒の体に触れる許可を得て、生徒の後ろに立ち、生徒の腸骨稜の上端に、両手を置く。あなたの手が真っ直ぐ平らなら、生徒の腸骨稜の上端はマットと平行になっている。次に中指で、生徒の上前腸骨棘（ASIS）が感じ取れる。上前腸骨棘が、生徒と平行な平面や壁に接していると、想像すること。生徒の骨盤が正しい位置にあれば、上前腸骨棘は、生理重力線に対して平行である。

▶ 肩甲骨：生徒の肩甲骨が外側に飛び出ず、できるだけ垂直になっていることを確認する。大半の生徒は、肩甲骨を脊柱に対して垂直にせず、斜めにしがちである。

▶ 頭部：生徒の横に立ち、測鉛線が外耳道を通り、生徒の目の位置が、耳の上端よりやや下であることを確認する。

壁の角を使って、生徒にターダーサナをしてもらい、壁と以下の部位を接触させるようにアドバイスする：尾骨、胸椎の中央部、頭蓋骨の後正中線。それが、ターダーサナと中立的な脊柱弯曲を理解するヒントになるかを、生徒に確認する。

リンク

ターダーサナ（山のポーズ）は、背骨の健やかさを保つだけでなく、腹部の臓器を適切な位置に保持することも助けています。通常のS字カーブで立つと、臓器は、互いに重なり合い内臓の支柱を形成します。脊柱の弯曲が乱されると、重力が最も効率的に臓器にかからず、臓器、特に膀胱に負荷がかかります。詳細は、ジャン・ピエール・バラル著『泌尿・生殖器の触診』（米国Eastland Press：1993）をご参照ください。

頚椎 4

> 全身で考えなさい
> ——弟子丸泰仙

　頚椎の状態は、頚椎より下部の脊椎の状態によって決まる、という解釈もあります。前かがみになると、頚部は影響を受けますが、脊椎の弯曲を正常にして立ったとしてもやはり、頚部は影響を受けます。たとえ胸椎と腰椎を正しく保持しても、その上にある頚椎は、健全になることも損傷することもあります。

　頭部と頚部の状態は、心の状態とも関係します。たとえば、気分が落ち着いている、強気になっている、沈んでいる、意気消沈している等々のすべてが、頭部と頚部がどういう状態かによって、作り出されるのです。頚部の状態が良くないと、頭痛や頚部の疲労、眼精疲労の原因にもなります。ヨガの実践の中心になるふたつのポーズ、サランバ・シールシャサナ（支えた頭立ちのポーズ）とサランバ・サルヴァーンガーサナ（支えた肩立ちのポーズ）は、頚椎への気づきとアラインメントによって成立しています。アーサナで起こる頚椎に関連する問題の多くは、それぞれのポーズで、できるだけ正常な頚椎の前弯（図4.1と4.2）を作り、それを維持するように注意することで、避けたり、解決できます。頚椎が正常に前弯すると、首は緊張しません。

骨

　頚椎最頂部の2個の骨は、構造的にも、働きとしても、独特です。頚椎は、頭蓋-第1頚椎（C1）関節と呼ばれる、頭蓋と第1頚椎の接合点から始まります。第1頚椎は、ギリシャ神話のアトラスにちなんで、アトラスとも呼ばれています。ギリシャ神話のアトラスは、肩で世界を支えています。それと同じように、私たちは、アトラス、つまり、環椎（第1頚椎：C1）で、頭蓋骨という地球を支えているのです。この関節の別名は、環椎後頭関節（図4.3）です。

　第1頚椎関節の特徴は、椎体を持たずに動く唯一の椎骨で形成されている点です。椎体の変わりに、平らな関節面のある骨の輪になっています。この関節面が、頭蓋骨底部の面と向かい合って関節を作っていま

4.1　（右図）　矢状面での頚椎

4.2　（右頁・左図）　後ろから見た頚椎。頚神経（けいしんけい）と椎骨動脈（ついこつ）が見られる。

4.3　（右頁・右図）　第一頚椎、第二頚椎、頭蓋骨、第一頚椎の靭帯

C1　第1頚椎（環椎）（かんつい）
C2　第2頚椎（軸椎）（じくつい）
C3
C4
C5
C6
C7

す。この2個の骨の結合は、カップと受け皿にやや似た形をしています。頭蓋骨がカップで、第1頚椎（C1）が受け皿です。頭蓋骨と第1頚椎（C1）の間には、椎間板（ついかんばん）は、ありません。さらに、第1頚椎には棘突起（きょくとっき）もありません。

軸椎（じくつい）とも呼ばれる第2頚椎（C2）もまた、独特です。胎生発育中に、第1頚椎（C1）の椎体は後方に移動し、第2頚椎（C2）の椎体の前部と結合し、歯突起（しとっき）あるいは軸椎歯突起と呼ばれる突起になります。歯突起は、高さ約9mmで、上方へ伸び、第1頚椎（C1）の中に突き出ています。頭蓋骨と第1頚椎（C1）の間と同じく、第1頚椎（C1）と第2頚椎（C2）の間には、椎間板がありません。その他の頚椎は、構造が、だいたい同じです。頚椎独特の構造は、第2頚椎（C2）から第6頚椎（C6）までの棘突起が、先端でふたつに分かれていることです。もうひとつの独特な構造は、横突孔（おうとつこう）があることです。横突孔は、脳に血液を供給するふたつの動脈のひとつ、椎骨動脈が通過する、頚椎横突起の開口部です。

アーサナの実践では、この構造の重要性を理解する必要があります。頚椎の動きは、脳への血液の供給に、直接、影響をおよぼします。回旋と伸展の組み合わせによって、頚椎の動脈は、塞がれる可能性がある

のです。つまり、首を右に向けて、右に後屈すると、右の椎骨動脈が閉塞する可能性があるということです。健康な動脈を持つ若い人には、この動きは何の問題もありません。が、60歳以上の生徒の場合には、注意を払う必要があります。特に、座位でねじりを行う時には、この部分のアライメントに注意を払いましょう。

椅子に座ってねじりの動作を行うと、生徒は頚椎を回旋させると同時に、頭部を後方に傾けることが多いようです。そうではなく、顎を床と平行にして、頚椎を回すように、生徒に必ずアドバイスしてください。そうすると、椎骨動脈への圧迫を最小限に抑えることになります。椎骨動脈が圧迫されると、めまいや眼振（がんしん）と呼ばれる症状が現れます。眼振は、意思と関係なく、眼が素早く往復運動することです。

脳に血液と酸素を供給するもうひとつの動脈は、頚動脈です。頚動脈は、頚部の側面にあります。頚動脈を見つけるために、ここで少し時間を取りましょう。首をやや中ほどまで右に回します。顎のラインに近い位置で、収縮した左の胸鎖乳突筋（きょうさにゅうとつきん）を、触ってみます。次に、指を少し前方に移動して、頚動脈の脈を感じ取ります。

頚部には、もうひとつ、Ｕ字形をした舌骨（ぜっこつ）があります。舌骨は、第3頚椎の高さで、下顎の下、咽頭

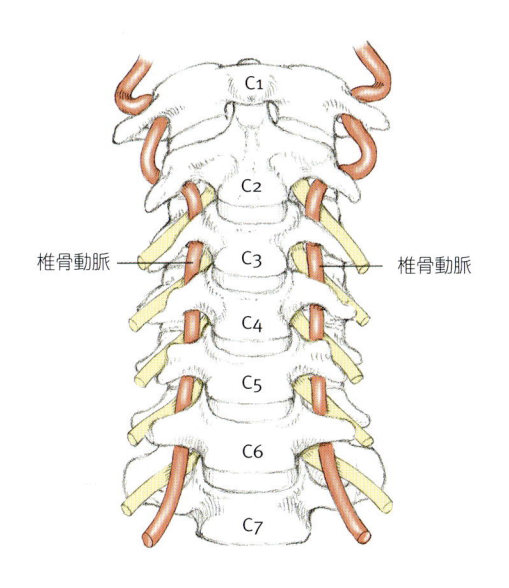

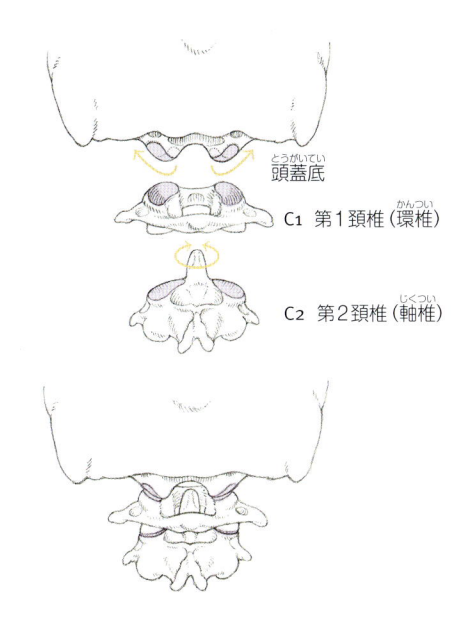

椎骨動脈

頭蓋底
C1 第1頸椎（環椎）
C2 第2頸椎（軸椎）

の上の舌根にあり、舌根は、舌筋の起点です。舌骨は、他の骨と関節結合してない、という特長を持ち、茎突舌骨靭帯によって、定位置に支えられています。この靭帯は、側頭骨の茎状突起から伸びています。舌骨は、飲み込むこと（嚥下）と話すこと（発語）を助けます。

関 節

頭蓋‐第1頸椎（C1）関節でできるのは、屈曲と伸展のふたつの動きだけです。他のすべての脊椎と同じように、この動きは、関節面の角度によって決定されています。この関節の関係は、カップと受け皿に似ています。この構造によって、頭蓋‐第1頸椎（C1）関節だけが、第1頸椎上で頭蓋骨を後方に動かすこと（伸展）や前方に動かすこと（屈曲）を可能にしているのです。ここでは、回旋の動きはできません。

一方、環軸関節つまり第1‐第2頸椎（C1-C2）関節は、関節面が約45度なので、屈曲、伸展、回旋ができます。頭蓋‐第1頸椎関節以外の頸椎は、すべて同様です。これについては、この章で、のちほど、詳しく解説します。

結合組織

頸部には、頭蓋骨を第1頸椎（C1）につなぐ強力な靭帯群に加え、頸部で最強で最大の靭帯、項靭帯があります（第3章・図3.9）。項靭帯はふつう、首を強く曲げると、頸椎の中心部に沿って、簡単に指で触れることができます。首を曲げ、指を、頸部中央の棘突起に置いてみてください。この靭帯は、普通は、その一帯に突き出ています。

生徒がサランバ・サルヴァーンガーサナ（支えのある肩立ちのポーズ）を行うと、指導者は、項靭帯を感じ取ることができます。この時は、生徒の肩の下に少なくともブランケットを5枚重ね、両足を壁に着けて行います。背中を丸めた状態でこのポーズを取ると、両足を壁に着けて安全に、体を支えることができます。体に触れる許可を得てから、生徒の首の後ろ、頸部中央に焦点を当てて、靭帯を感じ取りましょう。項靭帯は、大変な伸びをしているので、少し張り詰めているはずです。

頸部では、椎間板が劣化していると、後縦靭帯が、頸椎の伸展で脊柱管に巻きつくことになります（図3.6の正常な構造の配置を参照のこと）。これは、神経を

頸椎　53

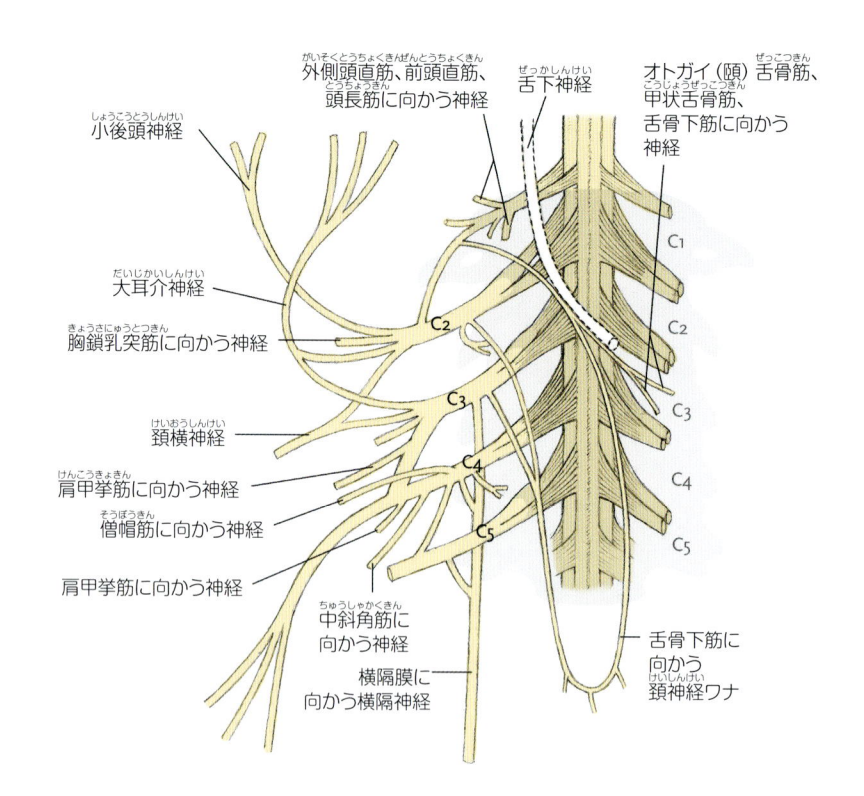

4.4 頚神経叢の回路図

図ラベル:
- 小後頭神経
- 外側頭直筋、前頭直筋、頭長筋に向かう神経
- 舌下神経
- オトガイ(頤)舌骨筋、甲状舌骨筋、舌骨下筋に向かう神経
- 大耳介神経
- 胸鎖乳突筋に向かう神経
- 頚横神経
- 肩甲挙筋に向かう神経
- 僧帽筋に向かう神経
- 肩甲挙筋に向かう神経
- 中斜角筋に向かう神経
- 横隔膜に向かう横隔神経
- 舌骨下筋に向かう頚神経ワナ
- C1, C2, C3, C4, C5

圧迫し、痛みや機能障害の原因になりますから、頚椎の椎間板変性がある人は、伸展を行う時は、慎重に取り組む必要があります。

神 経

第3章で解説したように、頚椎は7個だけですが、頚神経は8個で、頚椎と同じように番号が付いています。第1 (C1) 頚神経は、頭蓋骨と第1頚椎 (C1) の間の脊柱にあり、後頭下神経とも呼ばれています。第2頚神経は第1頚椎 (C1) と第2頚椎 (C2) の間に、第3頚神経は第2頚椎 (C2) と第3頚椎 (C3) の間に、第4頚神経以下も同様です (図4.4)。

この神経グループは、頚神経叢と呼ばれています。頚神経叢は、背中や首、体幹上部の筋肉に神経を分布し、また、顔や喉、顎、横隔膜の筋肉にも、神経を分布しています。さらに、第5神経から第8神経の部分は、第1胸神経とともに、腕神経叢を作って、上肢の筋肉をコントロールしています。腕神経叢は、第13章でより詳しくご紹介します。

筋 肉

頚椎の筋肉は、いくつかの部分と層に分けられます。表層部、側頚部、舌骨上部、舌骨下部、椎骨前面、そして、椎骨側面の部分です。

首の真皮の下、表層部の筋肉が、幅広で平らな広頚筋です。広頚筋は、大胸筋と三角筋の筋膜から起こり、下顎と口周辺の筋肉に接合しています (図4.5)。広頚筋が収縮すると、下唇と口角が、側方や下方に動きます。

側頚部の筋肉が、僧帽筋 (第13章参照) と胸鎖乳突筋 (SCM) (図4.6) です。胸鎖乳突筋の胸骨頭は、胸骨の最上部の胸骨柄から、鎖骨頭は、鎖骨の中央から起こり、乳様突起で停止します。両側性で収縮すると、頚椎を屈曲し、片側性で収縮すると、同側への側屈と反対側への回旋という、ふたつの作用をします。

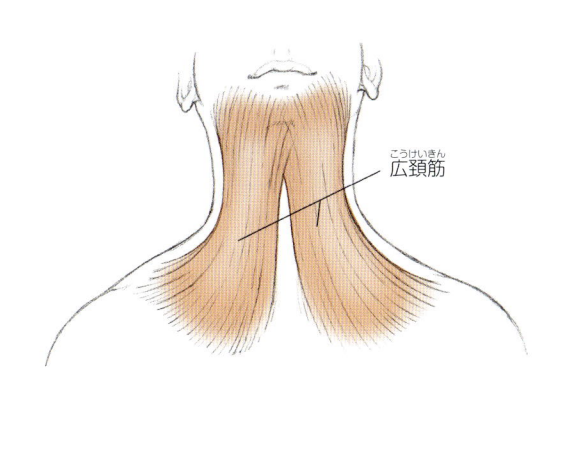

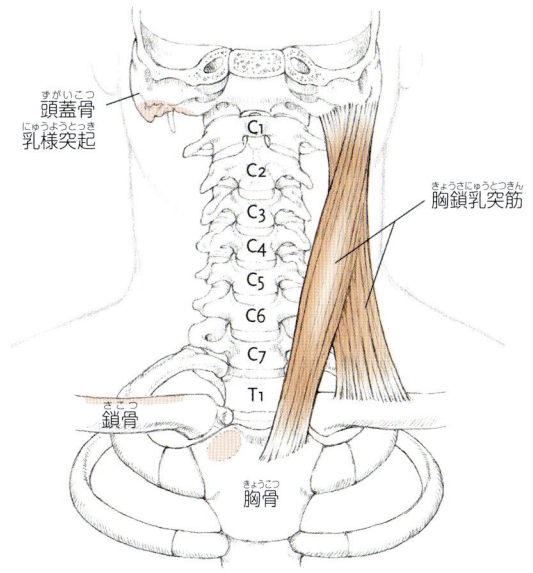

4.5　頚椎の表層筋

4.6　頚椎の側面の筋

　胸鎖乳突筋は、ウッティタ・トリコーナーサナ（三角のポーズ）を行うと、はっきり、確認できます。右に倒れる練習の時の、生徒の首を見てください。頭を左に向ける時、右の胸鎖乳突筋が、重力に逆らって強く収縮するため、はっきり見えるはずです。

　椎前筋が、次の筋群で、図と表（図4.7と4.8）を添えて、示しています。椎骨側面の筋肉は、呼吸と関わり、ヨガの生徒にはよく知られています（図4.9と4.10）。すべての斜角筋の起始部が固定されると、斜角筋は、ひとつの塊となって、最初の2個の肋骨を持ち上げ、吸気を助けます。停止部が固定されると、収縮の際に、頚椎を片側に傾けます。

　前頚部は、正中線を境に、前頚三角と後頚三角に分かれます。舌骨は、この前頚三角を上下に二等分しています。舌骨上筋には、茎突舌骨筋、オトガイ舌骨筋、顎舌骨筋、顎二腹筋があり、嚥下と関係します。舌骨下筋には、肩甲舌骨筋、甲状舌骨筋、胸骨甲状筋、胸骨舌骨筋があります。こうした筋肉は、嚥下中の舌骨を安定させたり、低音や高音の発声に関わっています。

　後頚三角は、僧帽筋と胸鎖乳突筋（SCM）との間にあり、頭半棘筋、肩甲挙筋、頭板状筋、3個の斜角筋を含みます。

運動生理学

　頚部の正しい弯曲は、頚椎すべての構造に負担をかけない位置配列です。頚椎の健全な位置は、ターダーサナ（山のポーズ）を、側面から見ると観察できます。生徒が脊柱弯曲を中立にして立てば、頚部は、このアラインメントの恩恵を受けます。生徒の耳の上端を観察して、それを確かめましょう。耳の上端が、眼より少し高い位置にあるはずです。耳の上端と眼窩を結ぶ、1本の線を想像すると、眼が線より少し下に位置するように、頭を置いているはずです。ほとんどの人は、このようではなく、顎を上げて立ちます。

　健全な頭部の位置とは反対に、前かがみで頭を体よ

4.7 頚椎の椎前筋

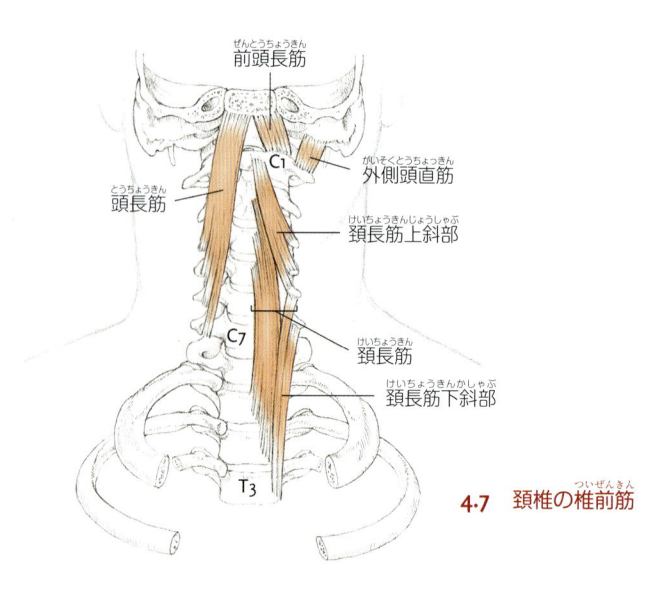

4.8 頚椎の椎前筋

名　称	起　始	停　止	作　用
頚長筋	3頭を持つ： 垂直部：第2頚椎―第4頚椎（C2-C4）の椎体； 上斜部：第1頚椎（C1） 下斜部：第1胸椎―第3胸椎（T1-T3）の椎体	垂直部：第7頚椎―第3胸椎（C7-T3） 上斜部：第3頚椎―第6頚椎（C3-C6）の横突起； 下斜部：第5頚椎―第7頚椎（C5-C7）の横突起	片側性で、頭部の側屈と回旋の補助；両側性で、頚椎を屈曲
頭長筋	横突起 第3頚椎―第6頚椎（C3-C6）	後頭骨底部の前方	頭部の屈曲； 上部頚椎の伸展
前頭長筋	環椎外側塊	後頭部	頭部の屈曲； 側屈と回旋の補助
外側頭直筋	環椎横突起	後頭骨の頚静脈突起	頭部の側屈

4.9 頚椎側面の筋肉

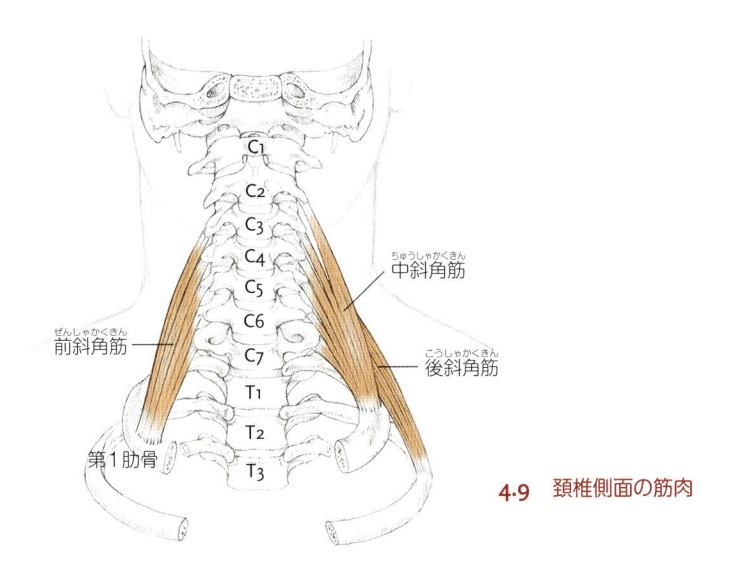

4.10 頚椎側面の筋肉

筋　肉	起　始	停　止	作　用
前斜角筋	第3頚椎―第6頚椎 (C3-C6) の横突起	第1肋骨内側縁 または前斜角筋結節	脊柱が両側性で固定されると、最初の2個の肋骨を挙上する。その間、強制吸気作用がある；肋骨が固定されると、頚椎の屈曲と反対側回旋の補助
中斜角筋	第2頚椎―第7頚椎 (C2-C7) の横突起	第1肋骨の上面 または上面後方、上縁、鎖骨下動脈溝の後方	脊柱が両側性で固定されると、最初の2個の肋骨を挙上する。その間、強制吸気作用がある；肋骨が固定されると、頚椎の屈曲と反対側回旋の補助
後斜角筋	第4頚椎―第6頚椎 (C4-C6) の横突起	第2肋骨外側縁	脊柱が両側性で固定されると、最初の2個の肋骨を挙上する。その間、強制吸気作用がある；肋骨が固定されると、頚椎の屈曲と反対側回旋の補助；特に、側屈の補助

頚椎

り前に突き出した姿勢は、頚部だけでなく、体のあらゆる構造に影響を与えます（図4.11）。たとえば、前かがみの姿勢で頭部を支えると、胸椎も前傾して、丸くなります。この姿勢は、呼吸、消化、排泄を阻害します。ある女性は、この頭部の姿勢が心拍数をコントロールする迷走神経を妨害し、それが原因で、頻脈（心拍数が速い）を抱えていたそうです。その女性は、頭部の姿勢を変えることで、問題を解決しました。頭部を体の上にのせるように生徒に指導することは、まぎれもなく、生徒の総合的な健康に寄与します。

先にご紹介したように、頭蓋 - 第1頚椎（C1）関節の動きは、屈曲と伸展だけです。この動きは、頷く動作になるので、この関節を「肯定関節」と呼ぶこともありますが、その頷きは、ごく小さなものです。

次のことを行うと、この小さな頷きが体験できます。脊柱を正常に弯曲させて、座るか立つかします。特に頭部と首の位置に注意します。頚椎を中立な位置に置いたら、顎を引き、次に、約2.5cmかそれより少ない程度に、顎を上げます。屈曲と伸展のこの動きを繰り返します。目を閉じて、さらに集中して繰り返しましょう。小さな動きにしてください。おそらく、頭蓋 - 第1頚椎（C1）関節の独自の動きが感じられるはずです。

次の第1-第2頚椎（C1-C2）関節は、屈曲、伸展、回旋をします。回旋できる理由のひとつは、歯突起という付加的な構造を持つことです。第1-第2頚椎（C1-C2）関節は、頭部を左右に動かせるので、「否定関節」と呼ばれています。事実、頚椎を回旋する動きの初めの50%は、第1-第2頚椎（C1-C2）関節から起こります。それに付加する頚椎の回旋は、この関節より下の頚椎の関節によるものです。第1-第2頚椎（C1-C2）関節以下は、下部頚椎とも呼ばれています。

これを理解するのは、大切なことです。この動きをより明確に感じ取るために、右手の、親指以外の4本の指を、頚椎の棘突起に沿って軽く置いてみましょう。小指の指先を、はえぎわの近くに、人さし指の指先を、肩の近くに置きます。

頭部を、ゆっくり、右に回します。およそ半分ほど回旋すると、下部頚椎が突然、作動し、左に回旋します。これは、頚椎の椎体が右に回旋している、右回旋です。同じように、今度は左指で、左回旋を試してみましょう。

これを理解すると、生徒が、頭部を片側に半分ほど回旋すると、痛みが出たり動きが止まると訴えて来た時に、頚椎のどの部分が機能障害なのかわかります。そうした症状は、生徒の下部頚椎のアライメントが正しくないことを教えてくれます。一方、痛みや苦痛なく回旋することが、全くできないとしたら、第1-第2頚椎（C1-C2）関節に問題があります。

もうひとつ、頚椎を理解する重要な運動生理学的ポイントは、下部頚椎の屈曲と伸展で最も高くなる部分です。もう一度、指先を、頚椎の棘突起に軽く置き、今度は、首を伸ばします。この時の最頂部、あるいは、動きで弯曲が最も強くなるところに注意します。指の位置を保持して、今度は、頚椎を曲げてみます。屈曲の時の最頂部は、伸展の最頂部より下に移動することに気づくでしょう。

これは、伸展の時の最頂部が第4頚椎（C4）にあり、屈曲の最頂部が、そのひとつ下の分節、第5頚椎（C5）にあるためです。最頂部は、弯曲の動作が最大になるところです。ですから、頚椎の消耗点は、伸展では第4頚椎（C4）、屈曲では第5頚椎（C5）です。頚椎椎間板ヘルニアのような頚椎のトラブルで、痛みが起こるのは、だいたい、第4-第5頚椎です。

頚椎の動き方　脊柱の動きを理解する方法のひとつは、脊柱を左右二本の長い関節面のつらなりとして脊柱を想像して見ることです。頚椎では、関節面は、前面に対して約45度の角度を作っています。

この感覚を得るために、顔の正面に両手を持って行き、手の平を自分と向かい合わせにします。次に、指が床と45度の角度になるように傾けます。両手をこの位置にすると、関節面が前方・上方へ、あるいは、下方・後方へと動くことが、簡単に理解できます。関節面の前方・上方への動きが、頚椎の屈曲を生み、下方・

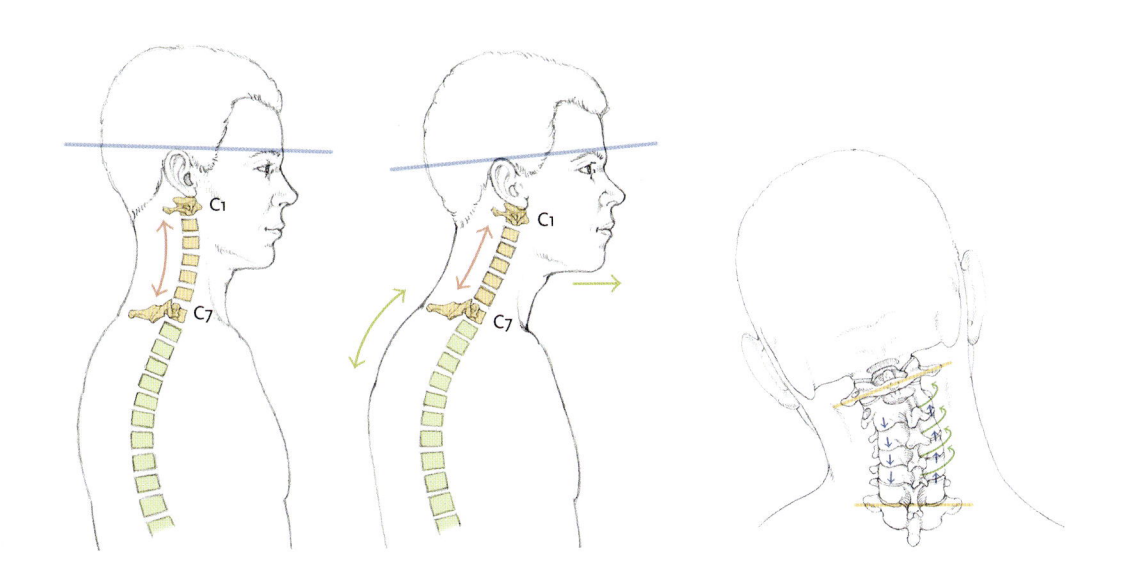

4.11 （左図）正常な頚椎弯曲
　　　（右図）矢状面から見た頭部前方位姿勢（猫背）

4.12　後方から見た側屈と回旋

後方への動きが、伸展を生みます。たとえば、片側で、頚椎の右関節面が前方・上方に動き、左関節面が下方・後方に動くと、左回旋が起きます。側屈は、特殊なタイプの回旋です。

頚椎の側屈と回旋の一般的な法則は、次のようなものです。頚部では、動きが頚椎のどこから動き始めるかにしろ、側屈と回旋が、同側で起こります。たとえば、頚部を左に側屈すると、脊椎の椎体も左に回旋します（図4.12）。椎体が右に回旋するということは、つまり、棘突起は左を指すのです。

これは、自分で感じ取ることができます。頚椎の棘突起に、もう一度、指を軽く置きます。首を左に曲げると、棘突起が右に回旋することに気がつくでしょう。最初は、少し混乱するかもしれませんが、2、3日、トライすると、この概念が、より明確に感じ取れるようになってきます。

この法則には、例外がひとつあります。以下に注意してください。頚部を右に曲げると、頚椎の椎体も同じよう右に回旋することは判りました。が、それが正しいなら、頚部を右に曲げた時、なぜ、それでも、顔が正面を向いているのでしょう？　別の言い方をすれば、この法則が真実なら、顔は右下を向くのではないでしょうか。そうならない理由を、これからお話しましょう。

この法則は真理ですが、例外があります。頚椎の側屈と回旋は同側で起こりますが、第1・第2頚椎（C1-C2）関節では、反対側で起こる、ということです。この動きに補われて、首を側屈しても、顔は正面を向いているのです。

したがって、右への側屈に問題があるとすれば、原因として考えられことは、次のうちのひとつです。右への側屈の制限、右への回旋の制限、あるいは、軸椎（第2頚椎）にのっかっている環椎（第1頚椎）の左への回旋の制限。側屈と回旋の理解は、脊柱の側方への弯曲である脊柱側弯の理解にも役立ちます。これについては、第6章で詳しく解説しています。

頚椎の自然な動きを理解するために、側屈と回旋の

頚椎　59

法則を説明しました。この法則を無視して、意図的に別の動作を選ぶこともできますが、そうすると、不快を感じやすくなります。

　最後に、頚部の回旋について、お話しましょう。頚部のストレッチのために、円を描くように頭と首を回し、逆回旋も行うヨガの指導者が、たくさんいます。が、これは、非解剖学的な動作で、お薦めできないものです。頚椎の関節面は、前方・上方あるいは下方・後方へと動く、平たい面です。股関節や、股関節よりは制限を受ける肩関節のような、球関節ではないのです。球関節と同じように頚椎を使おうとすると、非解剖学的な動きになるので、動作の一部で、関節が側方にずれます。

首を回すように指導するのではなく、生徒に、一度に一方向に首を動かしてもらいましょう。たとえば、右に回して、その位置で呼吸し、また、少し回して呼吸し、というように指導します。同じ方法で、側屈を指導すると良いでしょう。顎を回して、一方の肩に向かって落とし、次に、反対側で同じことをしてもらい、屈曲と伸展の動きを拡張することもできます。しかし、回すことは、頚椎の関節面の形から見て、指導にふさわしくありません。

体で感じる解剖学

実践編

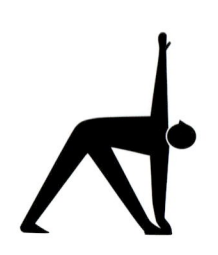

**4.13
ウッティタ
トリコーナーサナ
三角のポーズ**

応用実践：ウッティタ・トリコーナーサナ（三角のポーズ）の頭部の位置
準備：ヨガマット1枚
注意：すでに頚部に痛みがある場合は、行わないこと。

　ウッティタ・トリコーナーサナでは、どのレベルの生徒でも、一度や二度は、頚部に違和感を感じたことがあるだろう。考えうる理由は、ウッティタ・トリコーナーサナで行う頭部の上方回旋が、側屈と回旋の法則にそぐわないことにある。つまり、重力に、頭部の重さ約9kgが付加され、首に負担がかかる。このポーズを右方向に行う時は、通常頭部を左方向か上方に回旋するように指導され、多くの生徒は、その回旋を保持している間に、痛みがなくても頭蓋底に違和感を覚える。

　このポーズでは、先に図4.12で示したように、初めに、右方向に側屈する。次に、この側屈は頭部を床と平行に保持するために、わずかに頭部を持ち上げた時、やや変化する。右方向へのウッティタ・トリコーナーサナ（図4.13）を保持している間、頚椎は左方向に側屈している。頚椎の側屈と回旋の法則に従えば、右に回旋している時は右に側屈するが、第1-第2頚椎（C1-C2）は反対方向に回旋する。つまり、右方向へのウッティタ・トリコーナーサ

ナで頚椎を左方向に回旋することは、本来右方向に回旋する第1-第2頚椎（C1-C2）の回旋を覆していることになる。重力に逆らい、この本来の動きに逆らうことが不快の原因である。違和感を覚えければ、ポーズをより長く維持することができる。上頚部の不快感を軽減するために、前を向いてポーズを行うのもよい。

指導編

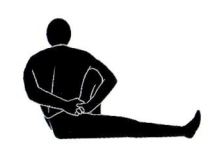

応用指導1：ねじりのポーズでの頚椎
準備：ヨガマット1枚
注意：腰を守るために、生徒が骨盤を固定せず、背骨全体と一緒に骨盤をひねっていることを確かめること。

4.14
マリーチアーサナ Ⅲ
マリーチのポーズ Ⅲ

生徒がマリーチアーサナ Ⅲ（マリーチのポーズ Ⅲ）ように、座位のねじりのポーズを行うとき、後方から生徒の頚椎を、注意して見ること（図4.14）。生徒が右方向に体をねじると、法則に従って、頚部の右側は短くなり、左側は長くなる。生徒が右側に首を回旋しているので、右方向の側屈も起きている。注意して測ると、生徒の首の右側が実際に短くなっていることが分かる。

第1-第2頚椎関節が正しく作用していれば、第1-第2頚椎（C1-C2）関節は反対方向に回旋するため、生徒の頭部は高さを保持する。正しく作用していないと、生徒の頭部が後方や右側に傾いていることに、気づく。それは、第1-第2頚椎（C1-C2）関節に何らかの機能障害がある証である。

応用指導2：サランバ・シールシャサナ（支えのある頭立ちのポーズ）での頚椎
準備：ヨガマット1枚 ● ブランケット1枚
注意：以下の症状やケースでは、生徒にこのポーズをさせないこと；首の痛み・両腕のしびれ、うずくような痛み、あるいは放散痛・脊柱の骨粗鬆症・高血圧・眼圧の問題・生理中や妊娠中・約11kg以上の過体重。

生徒がサランバ・シールシャサナを行う時は、まず、側面から頚椎を観察すること（図4.15）。正常な弯曲を保持しているかを確認する。そのために、頭蓋底が第7頚椎（C7）と同一線上にあるか確かめること。顎は下げたり上げたりせずに、床と平行になっていること。首が平らになりすぎていないか注意する。

次に、生徒の後方に移動する。生徒の頚部後方の中央部の下に、平らなくぼみがあるはずである。頚椎の弯曲が扁平過ぎると、このくぼみは現れない。その場合は、頚椎に自然な弯曲ができるように、生徒にゆっくり、額の方向へと体を動かしてもらう。

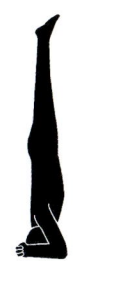

4.15
サランバ・
シールシャサナ
支えのある
頭立ちのポーズ

応用指導3：サランバ・サルヴァーンガーサナ（支えた肩立ちのポーズ）とハラーサナ（鍬のポーズ）での頚椎
準備：ヨガマット1枚 ● 6枚の堅いブランケット・ブランケットはそれぞれ約30.5×53.3×

71.1cmになるように折りたたむ。
注意：以下の症状やケースでは、生徒にこのポーズをさせないこと；首の痛み・両腕のしびれ、うずくような痛み、あるいは放散痛・脊柱の骨粗鬆症・高血圧・眼圧の問題・生理中や妊娠中・約11kg以上の過体重。

　ここまで見てきたように、健やかな頚椎の秘訣は、頚椎の正常な弯曲を保つことである。これは、サランバ・サルヴァーンガーサナ（支えた肩立ちのポーズ）とハラーサナ（鍬のポーズ）をしている間は、ほとんど不可能だが、頚椎を保守することは、重要である。頚椎後部の軟組織を最大に伸ばして、そこに体重を載せると、頚椎ににとってポーズが手強くなるだけでなく、頚椎を損傷する可能性もある。

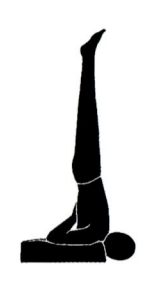

　サランバ・サルヴァーンガーサナで、頚椎を守るために、お薦めしたいのは、肩を、マットから少なくとも約15-20cm高くするために、肩の下に（準備で指示したように折りたたんだ）ブランケットを置き、頚椎を約120度にすることである（図4.16）。これが適切なのは、頚椎の屈曲で可能な角度が、通常は約60度から70度のみだからである。それ以上の角度になると、頚椎に本来の力以上のことを強いるだけでなく、上部胸椎の関節を屈曲し過ぎることにもなる。このポーズでは、体重を支えるのは、肩であり、頚椎や胸椎ではない。

　生徒が頚椎を屈曲し過ぎているかを確認するもう一つの方法は、項靭帯を調べることである。生徒の許可を得て、サランバ・サルヴァーンガーサナをしている生徒の首の後ろにそっと触れる。靭帯がどの程度硬いか、感じ取る。手に触れた靭帯があまりに硬く張っている場合は、おそらく、生徒の肩の下にさらに高さが必要である。

　ハラーサナは、サランバ・サルヴァーンガーサナ以上に、頚椎に強度の扁平さをもたらすポーズである。サランバ・サルヴァーンガーサナで、すでに、生徒の項靭帯に張りがあれば、ハラーサナは、頚椎の構造にそれ以上の張りをもたらすことになる。その場合、ハラーサナでは、頚部を守るために、肩の下にさらに高さを加えること。

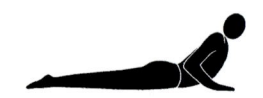

4.16 サランバ サルヴァーン ガーサナ 支えた 肩立ちのポーズ

4.17 ブジャンガーサナ コブラのポーズ

応用指導4：ブジャンガーサナ（コブラのポーズ）での頚椎
準備：椅子1脚　● ヨガマット2枚　● ブランケット1枚
注意：以下のような症状やケースでは、このポーズは行わないこと；首の痛み・両腕の放散痛、しびれ、うずくような痛み、あるいはポーズをしている際の腰の痛み・練習中の腰痛。

　ブジャンガーサナ（コブラのポーズ）は、最もよく知られている後屈のポーズの一つである。このポーズには、頚椎の伸展という要素もある。生徒たちがどのように実践しているだろうか？　首を後屈しているように見えるが、実際には、上頚部だけを反らせて、首を屈曲させている。

何が起きているのかを理解するために、次のことを試してみよう。座った姿勢で、下を見下ろすように、やや首を屈曲し、そこからアゴを数センチあげて、上頚部から後屈をする。上頚部が伸展しているとき、下頚部がどのように屈曲しているかに注目すること。生徒がしがちなことですが、これは本当の伸展ではない。

　ブジャンガーサナをするために、生徒に、マットの上にうつ伏せになってもらう。この時、（要望に応じて）心地良く行えるように、マットの上に毛布をかけて当たりを柔らげ、4つ折りにしたもう1枚のマットを腹部の下に置く。両脚を約30cm離し、内旋させる。指先が肩先の真下にくるように、両手をマットに置く。生徒は息を吐きながら、極力腕の支えを軽減するため、背中を使って身体を持ち上げ、背中を反らせる。ポーズの間も、通常の呼吸を続けること。両腕を横に伸ばしたり（体をT字型にする）、体側に沿って両腕を伸ばし、少し身体を持ち上げる、という方法で実践することもできる。

リンク

　座位でプラーナーヤマ（呼吸法）をする時、生徒は、しばしば、ジャーランダラ・バンダ（チンロック。喉の締めつけ）を行います。この姿勢では、背骨は完全に屈曲しています。屈曲が起こる前にまず、顎をしっかり引くことで、頚椎の弯曲が最大限に反対になることを、頭に入れておきましょう。生徒がジャーランダラ・バンダをする時は、最初に頚椎を屈曲させ、次に、締めつけを作るために顎を引くようにします。こうすることで、頚椎の負荷が和らぎます。

頚椎　63

胸椎と胸郭 5

> 人は霊魂から離れた肉体を持つことはない。
> ——ウイリアム・ブレイク

胸椎は、脊柱のなかでも独特の部位です。胸郭後部の骨組みの形成を助け、肋骨の付着点として作用します。構造的に、心臓と肺を強力に保護しています。

胸郭の正常な弯曲は、頚椎と反対に、後方に突き出ています。胸椎の可動範囲は少なく、胸椎は、頚椎より安定しています。からだは殆どそのように出来ているのですが、胸椎の骨組みにおいても、ひとつ下がると、体重を支える関節の可動性が減って、安定性が増し、ひとつ上になると、可動性は増えるものの、安定性は減少します。

骨

胸郭は、胸骨、肋骨、前方と後方にある肋軟骨と、後方の胸椎から成っています（図5.1）。

胸骨は、最も扁平で、3個の骨で形成されています。最上部が胸骨柄で、上縁には、頚切痕と呼ばれる切痕があります。頚切痕は、プラーナーヤマ（呼吸法）の実践で、ジャーランダラ・バンダ（顎の錠）を行う時に、顎

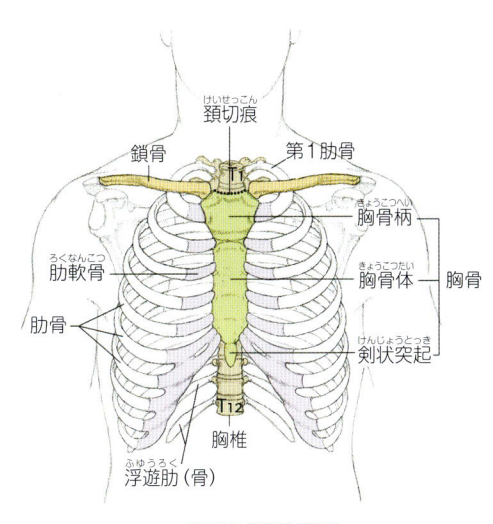

5.1 前面から見た胸椎

を置くところです。胸骨柄の左右両側と最頂部には、鎖骨と第1肋骨を胸骨に付着する、胸骨の関節面があります。

少し時間を取って、この部分を自分で触って確かめ

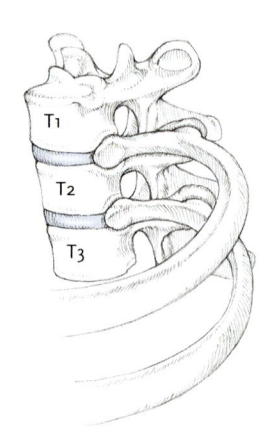

5.2 後方から見た胸椎・半関節・肋骨

ましょう。指先を喉の最下部と胸骨の最上部に置きます。V字型の頚切痕を、そっと感じ取ってみましょう。次に、指を左右どちらか片方に移して、胸骨柄と鎖骨がつながる場所を探します。これが、胸鎖関節です。

胸骨の次の部位が、胸骨体です。胸骨のなかで最大で最長の部位です。胸骨柄と胸骨体が接合する部分が、胸骨角です。第2肋骨は、胸骨角で胸骨と接合しています。成人の場合、胸骨が、血球産生の鍵を握る部位です。

胸骨は、ふつう、剣状突起で終わりますが、剣状突起は、誰にでもあるものではありません。青年時代は軟骨性で、25歳までには完全に骨になる。この剣状突起は、腹直筋の付着点として作用します（腹直筋は第11章で詳しく紹介します）。胸骨は鎖骨と関節結合するだけでなく、上位第7肋骨までの軟骨とも、左右両側で、関節結合をしています。

肋骨は、胸部の構造を構成するもうひとつの大きな部位です。肋骨は、24個で、後方では、第1胸椎から第12胸椎（T1-T12）（図5.2）に付着しています。前方では、第3肋骨から第7肋骨が、肋軟骨を介して、直接、胸骨の胸骨体と関節結合をしています。第1肋骨から第7肋骨は、たまに真肋と呼ばれ、第1胸椎から第7胸椎（T1-T7）に付着しています。第1肋骨は、鎖骨の上ではなく、下を通過していることを、覚えておきましょう。

残りの5組の肋骨は、胸骨と直接結合していないので、仮肋と呼ばれています。最初の3組は、胸骨に付着する軟骨に、軟骨結合しています。最後の2組は、浮遊肋と名付けられています。この2組は胸椎と付着しているだけで、前端は何ともつながっていないからです。そして、第8胸椎から第12胸椎（T8-T12）までの胸部肋骨は、対応する胸椎の上下に付着しています。

個々の肋骨は、肋骨頭を含むいくつかの部位から成っています。肋骨頭は広がり、2個の関節面を持っています。この2個の関節面で、隣接する2個の胸椎の椎体と接合しています。つまり、肋骨が前方に弯曲する時は、2個の胸椎と接触することになります。胸椎と肋骨の結合部は、半関節と呼ばれています。半関節は、滑膜関節です。

胸椎の棘突起は、4個ずつグループに分かれます（図5.3）。最初の4個の棘突起は、後方にほぼ水平に突き出しています。次の4個、5番目から8番目までの棘突起は、ほぼ真下を指しています。この指示的な棘突起の形が、伸展の動きを制限して、胸部中央部に大きな安定をもたらしています。また、この制限があるために、心臓を後方でしっかり保護することができます。最後の4個の棘突起は、最初のグループより、少し下を向いていますが、2番目のグループよりは水平です。

ヨガの生徒は、時々、後屈の時の肋骨の痛みに苦しみます。これは、後屈中の胸椎の回旋に間違いがあるせいです。胸部中央部の棘突起は、他の胸椎の棘突起ほど可動性がないため、伸展（後屈）の時の胸部中央部は、他の胸椎ほど簡単に滑らないかもしれません。そのために、生徒は時々、強力な伸展を続ける際に、胸部中央部の代わりに、そのひとつ下の胸椎を伸展させます。すると、その胸椎が、少し回旋します。これが肋骨の回旋を引き起こし、不快感につながります。生徒が深呼吸をすると、よく起こる不快感です。この場合は、医療の専門家に相談するように、薦めましょう。

関 節

胸椎の上関節面は、ほぼ垂直の面で、後方を向いています。ゆえに、下関節面は、前を向いています。このほぼ垂直な関節面の角度は、頚椎ほどではありませんが、多くの動きを可能にしています。実際に、側屈は、45度までは妨げられることはなく、胸骨と肋骨に制限されるだけです。この制限のない側屈が、ウッティタ・トリコーナーサナ（三角のポーズ）の、主な動きをもたらします。

胸椎の関節面の角度は、45度の回旋も可能にしています。回旋は、胸椎の片側の関節面が前方・上方に動き、反対側の関節面が後方・下方に動くことだ、と覚えましょう。屈曲は、後部の靭帯と筋肉によって制限されます。伸展は、先に紹介したように、棘突起によって制限されます。可動域が一番大きいのは、第8-第9胸椎（T8-T9）関節です。第12胸椎の上関節面は、すべての胸椎の関節面に方向が似ています。つまり、後方を向いています。それゆえ、第12胸椎（T12）の上の部分は、胸郭に属します。が、第12胸椎（T12）の下関節面は、腰椎の下関節面と同じように横方向を向いています。

第11胸椎（T11）と第12胸椎（T12）は、腰椎の関節面に最も良く似ているため、胸椎で最大の屈曲と伸展ができる部位です。

胸椎椎体の関節面の表層が互いに結合していることを、思い出しましょう。さらに、椎体には、椎骨と肋骨の関節部位、半関節があります。そのひとつは、椎骨上部の椎弓根の近くにあり、もうひとつは、椎体下部の下椎切痕の近くにあります。胸椎椎体と肋骨の間の関節は、滑膜関節です。

最後に、頚椎と胸椎の結合部が、独特の関節だということを、覚えましょう。第1胸椎の上関節面は、頚椎の関節面によく似ており、下関節面は、他の胸椎の関節面によく似ていることから、ここは、遷移部と呼ばれています。これが、頚椎前弯が胸椎後弯に移行する最初の部位です。そのために、損傷の可能性の高い部位でもあります。この部位を上方に向けるようにし

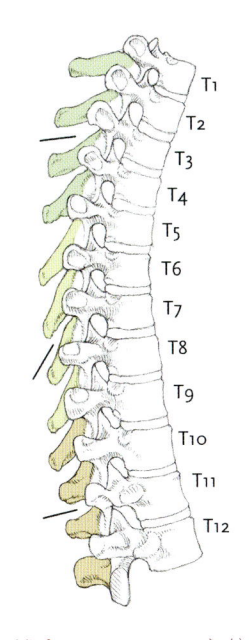

5.3 矢状面から見た胸椎・棘突起の3つのグループ

て保護することは、大切です。ターダーサナ（山のポーズ）を実践中の生徒が、この部位を正しく保持すれば、靭帯、腱、椎間板、その他の、たとえば被膜のような結合組織など、この部位の軟組織全体にかかる負担が軽減されます。

結合組織

胸椎の靭帯については、第3章で詳しく解説しています。加えて説明すべきは、肋骨を胸骨とつなぐ肋軟骨の存在です。肋軟骨は、硝子軟骨でできています。硝子軟骨は、実質的に肋骨の長さをより長くしています。最初の7個の肋骨は、肋軟骨を介して、直接、胸骨と結合しています。次の3個の肋骨は、肋軟骨を介して、その真上の肋骨の下縁と結合しています。最後の2組の肋骨は、前端に肋軟骨がありますが、個々に浮いています。

胸部のもうひとつ重要な構造は、胸腰筋膜です。胸腰筋膜は、人体の背部を幅広く横断していますが、後

部の肋骨と、後腸骨稜、腹横筋、腰椎横突起を結合するもので、簡単にわかります。胸腰筋膜は、腰方形筋の表面にあり、前屈中に、ウエストの後方に沿って、感じ取ることができます。筋膜鞘をストレッチするこの感覚を生徒が表現すると、広い、平べったい、浅い、で、筋肉をストレッチする時の感覚を表現する、狭い、深い、はっきりしている、とは異なります。

神　経

胸部の脊柱には、12対の胸神経があります。最初の11対は、肋間神経と呼ばれ、名前が示すように、肋骨と肋骨の間に位置しています。最下部の1組は、肋下神経と呼ばれ、最下部の肋骨の下にあるものです。

すべての胸神経から、皮枝と筋枝が出ています。皮枝と筋枝は、各肋骨の真下で背面から正面に伸びています。下部の6個は、腹壁に入り込み、部分的には皮膚に分布しています。筋枝は、肋間筋、腹筋、上背部の様々な筋肉を、コントロールしています。

筋　肉

胸部の伸筋である脊柱起立筋については、第3章で紹介しています。胸部の屈筋と回旋筋は、第11章で解説する腹筋です。胸部の独特の筋肉が、肋間筋です。

外肋間筋は、肋骨の下縁から始まり、すぐ下の肋骨の上縁に付着します。内肋間筋とは直角の走行です。内肋間筋は、肋骨の内表面の突起部と、肋軟骨から始まり、すぐ下の肋骨の上部に、肋骨に対して垂直に付着します。

これらの筋肉の作用は、肋骨と肋骨を結びつけることで、呼気と吸気も助けています。どこを固定し、安定させるかに応じて、肋骨を持ち上げることも押し下げることもできます。最下部の肋骨が、腰方形筋によって、しっかり支えられていると、肋間筋の収縮が胸郭を押し下げ、強制的な呼気を、助けることができます。さらに、胸部の筋肉は、胸郭の形を保護する動きもしています。

運動生理学

アーサナの実践中に時々起こる弊害のひとつは、起こるべくして起こる胸椎後弯症で、胸椎が扁平になり過ぎることです。生徒は、時々、胸部を開くために胸骨を持ち上げるように指導されると、胸椎を内側に押し込んで、この動きを作ります。結果、弯曲が平らになるのです。何年もそれを続けると、胸椎後弯の自然なカーブが、いくらか失われます。

そうなったら、次のことをしてみましょう。ドアの近くにヨガマットを置き、その上に立ちます。胸の高さに両腕を上げ、両手首を交差させて、ドアの一角に両手を着け、支えます。胸椎を上方に向かって丸め、肩甲骨を背骨から離すように動かしながら、ゆっくり、あとずさりします。自然に、両腕の間に頭部を落としているはずです。肩甲骨と肩甲骨の間や、肩甲骨の下が伸びるのが、感じられるでしょう。また、胸郭の正常な後弯弯曲を保持するために必要な筋肉のいくつかを、緩めることにも、役立ちます。

胸椎の側屈と回旋の法則　胸椎は、右に回旋する場合は、左側屈をともないます。ただし、屈曲をともなう動きの場合は、右へ回旋すると、右への側屈をともないます。

次のことをしてみましょう。椅子に座り、床に両足を着けて、胸椎を伸ばして右を向きます。これは、胸椎椎体を、右に回旋することで、この法則によれば、胸椎は、左に側屈します。回旋した後、左手を肋骨の左側に置いて、左への側屈を感じ取ってみましょう。

同様に、胸椎を右側に側屈する時は、胸椎が左に回旋します。これを感じ取るために、座高を高くして座り、左右の胸郭の中央の辺りに片手を置いて、右に側屈します。胸郭が、どのように側屈から離れて回旋するかに注意しましょう。

ウッティタ・トリコーナーサナ（三角のポーズ）を右方向に行う場合、胸椎と胸郭は、左方向つまり天井に向かって回旋します。このように、側屈と回旋の法則は、胸部を上方に引き上げるポーズで、生徒に感じてもらいたいと思う自然な動きを、向上させることができ

ます。

　が、パリヴリッタ・トリコーナーサナ（ねじった三角のポーズ）では、この法則の別の結果が現れます。側屈や前屈で倒れる前に、立って回旋してからポーズを始めると、回旋と側屈が反対になります。その結果、ポーズが完成すると、最頂部の肋骨を落とせなくなる訳です。

　このポーズに入る時に右に回旋すると、左に側屈することになり、この姿勢では、最頂部の肋骨あるいは右側の肋骨が、持ち上げられてしまい、正しいポーズのように肋骨が落ちないのです。そうではなく、最初に前方の脚の方向を向いて屈曲すると、この法則からはずれます。最初に前方あるいは、前肢の上に屈曲し、次に、パリヴリッタ・トリコーナーサナのねじりの回旋をすると、この法則に従うだけでなく、最頂部の肋骨を落として、ポーズを行うことになります。

体で感じる解剖学

実践編

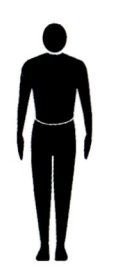

5.4 ターダーサナ 山のポーズ

応用実践：胸骨の中立な位置
準備：ヨガマット1枚 ● ブランケット1枚
注意：胸骨を持ち上げる際には、胸椎の弯曲を反転させないように留意すること。

　胸骨の中立な位置を確かめるために、ターダーサナ（山のポーズ）で、マットの上に立つ（図5.4）。胸骨は、垂直ではなく、その位置には角度がついていることを思い出すこと。胸骨の遠位の端が体から離れると、近位の端はより深く体に入る。ターダーサナで立ち、胸骨を様々な角度にして行うこと。仙骨が中立な位置にある時、肋骨下部は、上前腸骨棘（じょうぜんちょうこつきょく）（ASISs）と同じ線上にあり、それより前に突き出ることはなく、胸椎は中立な弯曲を描いている。

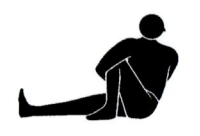

指導編

応用指導1：ねじりのポーズでの胸椎
準備：ヨガマット1枚
注意：腰を守るために、マリーチアーサナ Ⅲ（マリーチのポーズ Ⅲ）では、生徒は、脊柱全体と共に骨盤をねじり、骨盤を固定したままではねじらないことを確認すること。

　胸椎の関節面は、かなりの回旋が可能であることを念頭に置くこと。回旋が最大になるのは、胸椎をニュートラルな位置から回旋を始めた場合である。マットの上で、マリーチアーサナ Ⅲを生徒に実践してもらう（図5.5）。大半の生徒は、ねじりのポーズでは、胸椎を屈曲しがちである。このポーズでは、胸椎を後屈することだと考えるように、生徒にアドバイスすること。そうすることで、背中がより中立の位置にくるだけでなく、ねじりの可動域がさらに広くなる。

5.5
マリーチアーサナ Ⅲ
マリーチのポーズ Ⅲ

リンク

　脊柱を学ぶために役に立つ視覚教材は、脊柱の実物大の模型です。脊柱模型の多彩なヴァリエーションを注文する場合の、適切な情報源は、www.anatomical.com（アナトミカル・チャート・カンパニー）にあります。

腰椎 6

いかなる姿勢をとっていても、魂がひざまずいている瞬間がある。
——ヴィクトル・ユーゴ

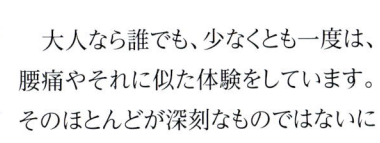

大人なら誰でも、少なくとも一度は、腰痛やそれに似た体験をしています。そのほとんどが深刻なものではないにせよ、日常生活やアーサナの実践には不快感をもたらします。腰椎の構造を理解することによって、脊柱を健やかに保ちつつ、実践したり指導し、腰痛を未然に防ぐことができるようになります。また、すでに腰痛がある時に、何をすべきかも、分かるようになるでしょう。

腰椎は、弯曲が中立位置にある時には、重さを支える構造として最も良く作用するように作られています。弯曲が中立位置の時、腰椎は、椎体と面関節で体重を支え、より水平に安定します。3脚のスツールの、3本の脚がすべて地に着いている時と同じ安定です。

腰椎は、通常、後方に凹面があることを、思い出してください。私たちの文化では、毎日何時間も椅子に坐ることがあったり、坐る椅子自体が屈曲（弯曲を平らにすること）を促したりするので、多くの人が腰椎の弯曲に気づかなくなっています。腰椎の正常な弯曲を維持すれば、腰椎そのものを健全にするだけでなく、仙骨の位置にも効果をもたらします。仙骨は、第7章で紹介します。

骨

腰椎は、腎臓の形をした5個の大きな椎骨から成っています。その椎体は、前-後径以上に、横径が広くなっています。腰椎の主な役割は、頸椎や胸椎と同じように、頭部を含む胴体部の重さを支えることです（図6.1と図6.2）。

腰部の骨は、水平で大きく、丸味を帯びています。横突起は、横方向を指し、第3腰椎（L3）横突起が、一番横に広がります。

腰椎の上関節面は、内側を向き、下関節面は、外側を向いています。その結果、腰椎の関節面は、ほぼ垂直方向となり、矢状面に沿っています。腰椎の動きを簡単に理解するために、図3.5（第3章参照）と図6.3で、腰椎関節面の角度を学ぶことを、お薦めします。

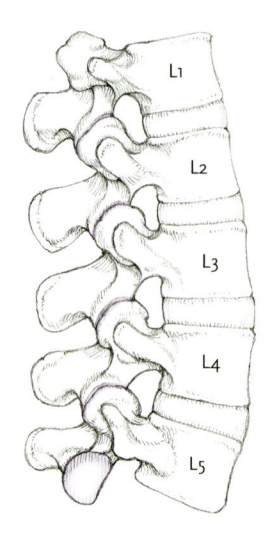

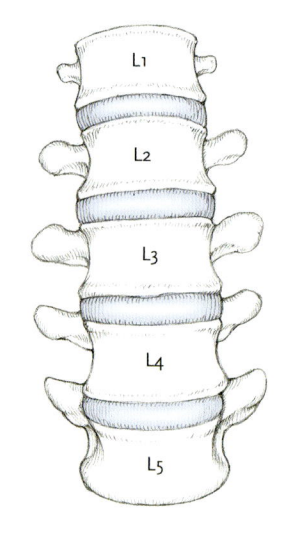

6.1 矢状面から見た腰椎　　**6.2** 前方から見た腰椎　　**6.3** 後方から見た腰椎

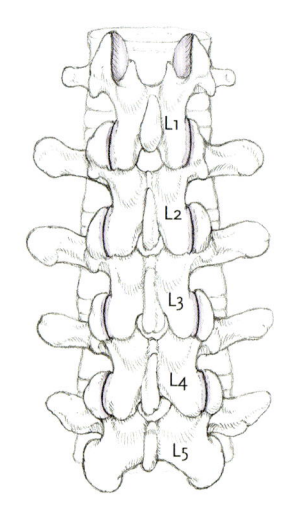

関　節

　腰椎の関節面は、互いに良く似た構造をしています。例外は、第12胸椎 - 第1腰椎（T12-L1）関節の上関節面、および、第5腰椎 - 第1仙椎（L5-S1）関節の下関節面です。

　第5腰椎（L5）を見ましょう（図6.4）。第5腰椎（L5）上関節面は、内側を向き、他の腰椎関節面と似ていますが、下関節面は、後方を向いた第1仙椎（S1）の上関節面に対応して、前方に向いています。この構造が、第5腰椎 - 第1仙椎（L5-S1）関節にさらに安定をもたらしています。

結合組織

　第3章で解説したように、腰椎は、3種類の大切な靭帯を持っています。最初の靭帯は、椎体の前面に沿って、軸椎から仙骨に至る、前縦靭帯（ALL）です（図6.5）。椎体のなかで最も強い靭帯のひとつで、前方に動く腰椎の重さに抵抗して、伸展を制限します。腰部の前縦靭帯（ALL）は、脊柱の基底部としての腰椎の弯曲だけでなく、本質的には脊柱全体の弯曲を維持するために、重要な意味を持っています。

　2番目の靭帯が、後縦靭帯（PLL）です。脊柱管に沿って伸び、椎体を結合しています（図6.5）。脊柱を屈曲すると、後縦靭帯は、椎体に圧をかけ、その圧によって血液を供給します。すると、椎体は血液を捕らえ、体重を支える力を強化します。とは言え、腰部の後縦靭帯（PLL）は大変狭く、他の部位ほど椎間板を支える力を持っていません。

　3番目の靭帯が、棘上靭帯です。棘上靭帯は、第7頸椎（C7）から仙骨に至る棘突起の突端に付着しています。棘上靭帯は、前屈とねじりでは伸び、後屈ではゆるみます。後縦靭帯（PLL）と棘上靭帯は、屈曲に抵抗し、椎間板の核の後方運動を吸収します。

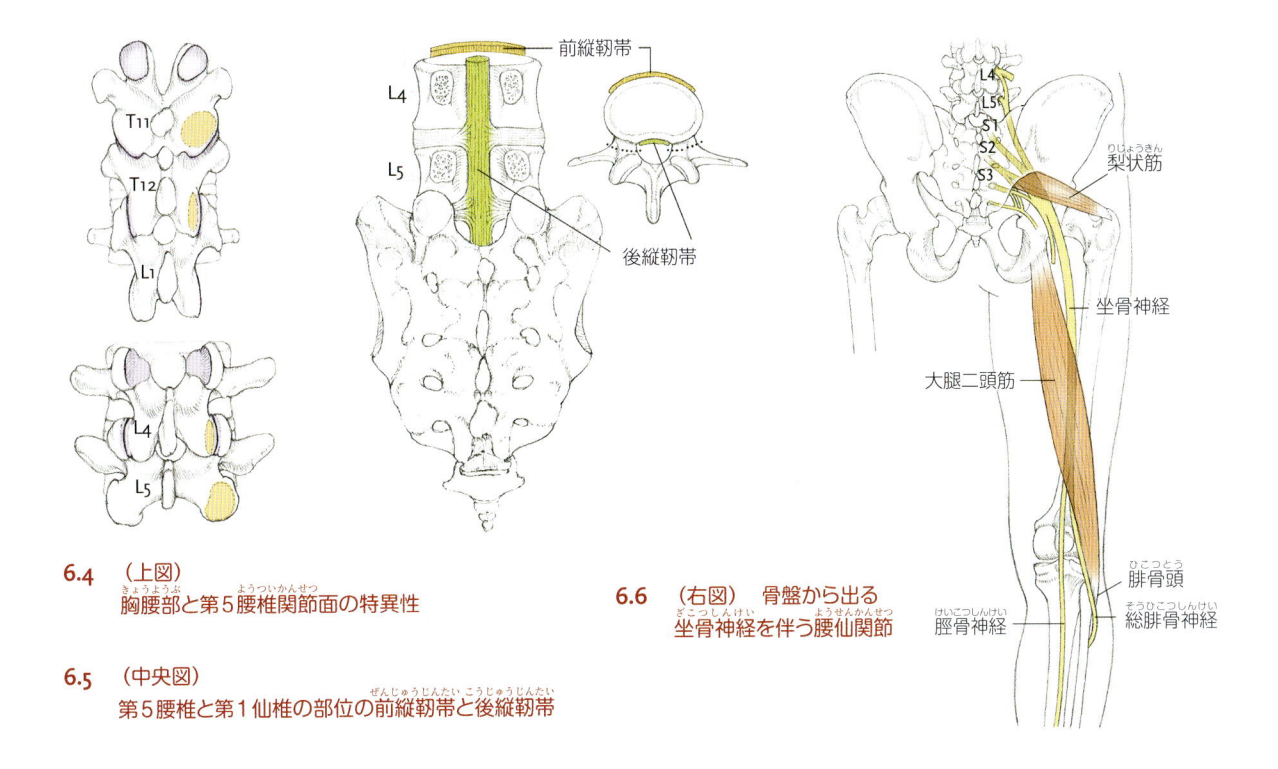

6.4 （上図）
胸腰部と第5腰椎関節面の特異性

6.5 （中央図）
第5腰椎と第1仙椎の部位の前縦靭帯と後縦靭帯

6.6 （右図） 骨盤から出る
坐骨神経を伴う腰仙関節

神 経

　第3章で解説したように、腰部の脊髄の構造は独特です。脊髄は、腰部で終わり、馬尾と呼ばれる神経線維群になります。馬尾は、椎体を下降し続けます（第3章の図3.10参照）。馬尾の終末の構造は、終糸と呼ばれ、尾骨の最初の分節に付着しています。

　ふたつの大きな神経叢（神経群）が、腰部と関係しています。まず、腰神経叢です。腰神経叢は、第1腰神経根から第4腰神経根（L1-L4）までの各神経根と、第12胸神経根からの可変によって、成り立っています。この神経叢は、大腰筋の後方に位置し、その、神経線維と絡み合っています。これら腰椎の神経根は、下部腹壁の臓器を部分的にコントロールしています。第1腰神経根から第4腰神経根（L1-L4）は、大腿前面筋群と、その部位の皮膚の神経支配を、コントロールしています。

　2番目の神経叢は、仙骨神経叢で、第4腰椎(L4)、第5腰椎(L5)、第1仙椎(S1)、第2仙椎(S2)、第3仙椎(S3)の、神経根です。これらの神経は、人さし指と同じくらいの大きさの、平べったい1個の神経根に統合されます。この構造が、坐骨神経と呼ばれ、人体で最大で最長の神経です（図6.6）。坐骨神経は、骨盤から出て、大腿骨大転子と坐骨結節の間の、大坐骨切痕を通っています。梨状筋の下を通って骨盤から離れ、大坐骨切痕を通過した坐骨神経は、遠心性に伸び続けます。場合によっては、梨状筋と絡み合い、大腿後面部では、ハムストリングのひとつである大腿二頭筋の長頭の下を通ります。最終的に坐骨神経は、膝窩上方で二つに分かれます。ひとつは、ふくらはぎの後部を真っ直ぐに下降して、脛骨神経と呼ばれています。もうひとつが、総腓骨神経です。総腓骨神経は、脚の前面と後面を分けて下降するために、腓骨頭に巻きつきます。

　坐骨神経と、あるいは、その分岐は、大腿後部の筋

腰椎

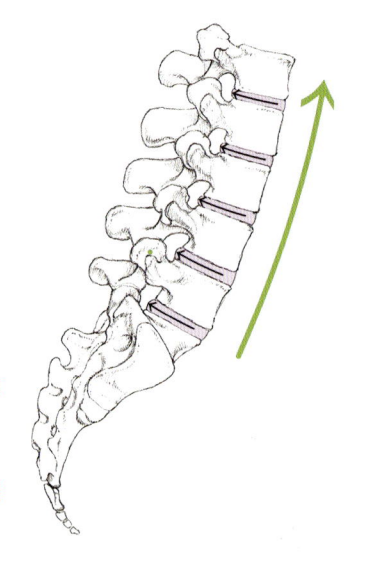

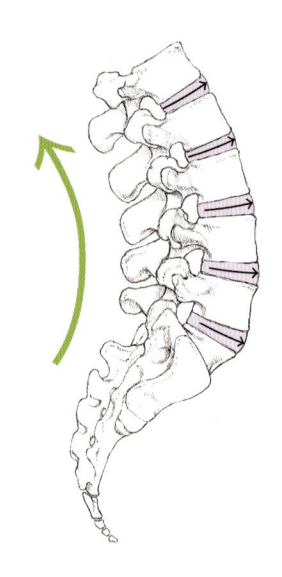

6.7 （左図）
椎間板に影響をおよぼす腰椎の屈曲

6.8 （右図）
椎間板に影響をおよぼす腰椎の伸展

肉を支配しています。同様に、（伏在神経のような）坐骨神経の分岐は、膝下の皮膚の神経のいくつか、あるいは、すべてを養っています（注：第4腰神経〈L4〉は、腰神経叢の一部であるとともに、仙骨神経叢の一部も構成しています）。

筋　肉

　腰椎の屈筋は、短い股関節屈筋である大腰筋、小腰筋、腸骨筋と、腹部の筋群です。腹部は、第11章で詳しく解説します。股関節屈筋は、第8章でご案内します。腰椎の伸筋は、第3章です。屈曲と回旋は、屈筋と伸筋の作用によって生まれます。側屈と回旋は、次の部で紹介します。

運動生理学

　腰背部は、多くの人が不快感や問題を抱える部位です。ヨガの実践と指導を向上させるために、腰背部がその構造に基づいてどんな動き方をするか、じっくり考察しましょう。

　腰椎に可能な動き　第3章で解説したように、すべての脊椎の動く方向は、その脊椎の関節面の角度によって、コントロールされています。腰椎関節面は、矢状面に沿っています。したがって、この部位で可能な唯一の重要な動きは、屈曲と伸展です。事実、屈曲と伸展は、大部分が軟組織によって制限されるだけなので、かなり自由です。

　脊柱全体で可能な屈曲の度合を総計すると、屈曲の50％は、腰椎で起こります。その内、およそ75％が、第5腰椎-第1仙椎（L5-S1）関節でなされます。つまり、脊柱の屈曲の37％から35％は、ひとつの関節分節で生まれることになります（図6.7）。第5腰椎の位置の不安定さと、そこで可能な屈曲量を考え合わせると、この関節が常習的に機能不全を起こす部位になることは、驚くことではないのです。第5腰椎は、角を成す仙骨の傾きにより、部分的に前方に傾き、また、第4腰椎やその他の腰椎との結合によって、部分的には、より垂直に引っ張られるような角度に置かれているのです。重力は、第5腰椎を前方に引っ張りますが、後縦靭帯（PLL）では、それを支えきれません。そこに、屈曲の時の可動域の、過剰なほどの大きさが加わると、第5腰椎（L5）椎間板が、並外れた緊張にさらされるのは、当然です。

　腰椎の伸展は、基本的に、前縦靭帯（ALL）と腹部の筋肉および臓器によって、制限されます。そして、

関節面はほとんど完全なほどに伸展を許します（図6.8）。しかし、腰椎での回旋は、極めて限定されています。座位で行うねじりでは、腰椎から回旋するように思われるかもしれませんが、腰椎での回旋は極めて限定されているので、実際には、そうではないのです。

　ドレッサーの引き出しを想像してみましょう。引き出しは、内と外に動くだけです。横へは動きません。腰椎も、それと同じです。関節面が垂直なために、横への動きは最少限です。第4-第5腰椎（L4-L5）で可能な回旋は、約12度で、腰椎で最少の回旋は、第5腰椎-第1仙椎（L5-S1）の約6度です。腰椎全体の回旋の平均は、約10度です。

　腰椎は、側屈も可能で、約35度側屈します。側屈は、肋骨、骨盤、軟組織によって制限されます（図6.9）。

　腰椎の側屈と回旋の法則　腰椎は、右に回旋する場合は、左側屈をともないます。ただし、屈曲をともなう動きの場合は、右へ回旋すると、右への側屈をともないます。

　試してみましょう。脊柱を中立位置にして、椅子の隅に座ります。息を吐いて、右にねじります。そうすると、左側の肋骨がわずかに左に傾くのに気づくはずです。この動きを引き止めることはできますが、自然にねじると、側屈を感じ取ることになります。ウッティタ・トリコーナーサナ（三角のポーズ）で、この法則を理解することもできます。このポーズを行うと、右方向に側屈します。ですから、この法則では、左に回旋することになります。胸を引きあげてこのポーズを行うと、右への側屈と左への回旋が起こっています。腰椎は、あまり大きな回旋はしないものの、ある程度回旋できることを覚えてください。

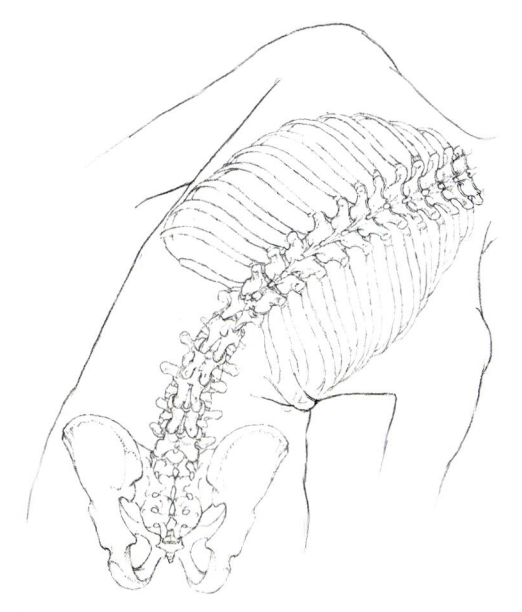

6.9　腰部での限定された側屈

脊椎の症状

　脊柱側弯症　脊柱側弯症は、脊柱の側方への弯曲です。ほとんどが、胸部で始まりますが、頚部と腰部に密接に関わっています。脊柱側弯症には、ふたつの型があります。構築性側弯症は、椎体の高さの違いによって起こります。原因は不明ですが、椎体の一方が、他方より高くなります。これは、「原因不明の病」という意味のギリシャ語から、「特発性側弯」と呼ばれています。構築性側弯症は、一般的に、急成長の時期へ生後1年間、6-7歳頃、思春期に、発見されます。思春期の生徒の脊柱側弯症と思われる症状に気づいたら、適切な治療が受けられるように、直ぐに生徒のご両親に知らせましょう。重症の脊柱側弯は──当然、側屈を伴うので──、肺や他の臓器の健全な働きに影響をおよぼすこともあります。重症の脊柱側弯症に苦しむ人々は、抗生物質が発見されるまで、時に、肺活量の減少から肺炎を起こして、命を落としました。

　脊柱側弯症の2番目の型は、習慣的な体の使い方

——たとえば、仕事で常に体を一方にだけ回旋させている、あるいは、常に一方の肩で重い荷物を運んでいることなどによる、脊柱の側弯です。この機能性側弯症は、骨の不均等な成長が原因というより、むしろ、筋肉のような、軟組織の変化によってもたらされます。

構築性側弯症と機能性側弯症との違いを説明する簡単な方法があります。生徒にターダーサナ（山のポーズ）で立ち、それから、前屈してもらいます。ウッターナーサナ（強く伸ばすポーズ）の時のように手足を伸ばす必要はなく、前方に体を落とすだけにするように、アドバイスします。生徒の後ろに立ち、背部を観察します。機能性側弯症の場合は、前屈のストレッチが軟組織を解放するので、生徒の背部は、左右が一様に見えます。構築性側弯症の場合は、胸郭の片方が反対側より高くなっていることが、よく分かります。

側屈と回旋の法則を理解すると、生徒の脊柱側弯症が、左右のどちら側にあるかを正確に見分けられるようになります。生徒の後ろに立ち、許可を得、生徒の胸郭中央部のあたりに両手を置きます。この時、親指と人さし指の間の空間を使って、胸郭を軽く支えます。正面から背面まで、胸郭の厚みの差に注意します。右側の脊柱側弯の場合は、胸郭が後方に回転して、右側が少し厚くなっています。つまり、右に回旋しているのです。それゆえ、この法則に従うと、左に側屈しています。脊柱側弯症は、その凸面（この生徒の場合は右側）に従って名づけられます。左に側屈していることから、この生徒は、右胸椎側弯症ということになります。これが、最も一般的な胸椎側弯症です。

右胸椎側弯症では、生徒の頚椎と腰椎は、変化を補うために、反対方向に側屈します。それを想像するために、立って、右胸椎側弯症を思い描きながら、胸椎を左に側屈してみましょう。体重が右足に移り、頭部が左に傾く様子を、意識します。

体は、この変化を補完します。両足が同じように床に着き、目が床と平行になるように頭を傾けると、頚部と腰部は、側屈します。この場合、最初の胸椎の弯曲と反対方向の、右に、側屈します。すると、両足を床に水平に着けて、頭部をまっすぐにすることができます。頚部と腰部のこの補完的な側屈は、初期の脊柱側弯症に直面して、垂直に立とうとする、体の試みです。

そのうえ、右脊椎側弯症の場合、この3つの側屈が起こっているだけではなく、それぞれに回旋も起こっています。脊柱では、側屈と回旋が同時に起こることを思い出してください。ですから、右脊椎側弯症では、次の様な状態が起きています。

脊柱部位	側屈	回転
頚椎	右	右（第1頚椎〈C1〉を除く）
胸椎*	左	右
腰椎	右	左

* 右脊椎側弯症の初期の弯曲

脊椎側弯症のためのアーサナ　回旋と側屈の概念は複雑なので、予備知識のない方には、胸椎が最初に側弯を起こすと考えるよう、アドバイスしています。右胸椎側弯症が、最も一般的だから、です。まずは胸椎側弯症に役立つ動きを伝え、それから頚部と腰部に役立つ動きを伝えましょう。胸部に役立てるために選ぶ動きの中には、明らかに頚部と腰部にとって反対の動きもありますが、とにかくそのように進めていきます。

すべての構築性側弯症は機能的な側弯症と重なりあっているので、背部と体幹部の軟組織のストレッチは役立ちます。両方の合併症であっても、機能性側弯症だけであっても、関係なく役立ちます。

脊柱側弯症の改善に役立つ鍵は、凹面を伸ばして凸面を強化し、回旋した部分の回旋を減らすことです。効果的と思われる簡単なストレッチを紹介しながら、そこでの原則を説明します。

▶ 立位：生徒にターダーサナ（山のポーズ）で立つよう指示する。脊椎の回旋を減らすために、片足を、もう一方の足より、少し前方に置くこと。たとえば、右胸椎側弯症の場合は、左足を少しだけ前に出し、左足で体重を支える力を強化する。それが、その部位の側屈を減少させる。

▶ 座位：座っている生徒の様子を観察する。骨盤の片方を少し前にして座っている場合は、そうやって骨盤を水平にしようとしている可能性がある。生徒が左右非対称に座っている場合は、骨盤の辺縁が水平であるか確認すること。最初に、生徒の体に触れる許可を得る。

▶ ぶら下がること：可能な限りいつでも「ぶら下げる」ことを、生徒に促す。運動場の遊具を使って両手や両膝でぶら下がったり、骨盤をぶら下げる。

▶ アルダ・アドー・ムカ・シュヴァナーサナ（半分の下向きの犬のポーズ）とアドー・ムカ・シュヴァナーサナ（下向きの犬のポーズ）：両手を壁に着け、上体を90度屈曲するやり方で、生徒に、アルダ・アドー・ムカ・シュヴァナーサナを指示する。ポーズを取ったら、両足を片側に動かしたり、片手を少し下についたりしながら、脊柱をまっすぐにしていく。アドー・ムカ・シュヴァナーサナをヨガマットの上で行う時も、片手を前方に移動するか、片足か両足を後方に移動すると、脊柱がまっすぐになることがある。脊柱側弯症は、左右非対称の問題であるため、その改善には、しばしば、左右非対称が必要になるということだ。

▶ アドー・ムカ・ヴィラーサナ（下を向く英雄のポーズ）：脊柱側弯症に大変有効なポーズ。アドー・ムカ・ヴィラーサナで、前屈後、ヨガマット上で両腕を前方に進ませる。この時、弯曲の凹面を広げる側に腕を進め、そのまま10回呼吸するように、指示する。

▶ ブロッキングを使って、横になる：あお向けになる時、体の一部分の下に入れて支えるものを、ブロッキングと呼ぶ。どの方向に生徒の弯曲があるか確認する。生徒が横になるヨガマットを用意する。希望があれば、上にかける毛布を加える。丸めたタオルか、丸めた小さなブランケットの上に、凸面があたるように、生徒に横向きに寝てもらう。弯曲と反対方向に側屈することで、弯曲を反転させる。必要があれば、頭部、頚部、両脚を支えるために、支えを追加する。10分くらい、横になる。

▶ ブロッキングを使って行うシャヴァーサナ（休息のポーズ）：多少の冒険になるが、効果は期待できるアーサナ。シャヴァーサナを行うために、生徒にヨガマットに、支えなしであお向けなってもらう。左右のどちらの肩が高いか確認し、高いほうを、丸めたタオルで支える。別の丸めたタオルをくさびのように使って、低い側の下位肋骨の下に置く。反対側の殿部の下に、使っても良い。タオルを置いた後、生徒の許可を得て、上前腸骨棘（ASIS）が水平か否かを、チェックする。水平ではない場合は、殿部の下のタオルで調節する。最後に、頭部と頚部に支えを加え、膝の裏側に大きく丸めたタオルを、アキレス腱の裏側に、やや小さめに丸めたタオルを加える。両目を柔らかい布で覆い、体に毛布をかけて、20分間、休ませる。

坐骨神経痛　坐骨神経痛は、坐骨神経の炎症です。通常は、ふたつの原因のいずれかで起こります。一つ目は、椎間板が原因で、椎間板がずれて、坐骨神経の一部または全体を圧迫します。この圧迫が起こると、脚のしびれ、うずき・ヒリヒリ感、放散痛などを感じるかもしれません。症状が末端で感じられるほど、圧迫は深刻です。生徒に、この種の神経的な兆候がある場合は、専門医の診断を仰ぐようにアドバイスします。その症状に腸障害や膀胱障害が含まれる時は、即座に助けが必要です。椎間板起因の発症が予測される場合は、専門家に確定診断を求めるように薦め、さらに、その改善のために、本当に経験を積んだヨガの指導者に指導を受けるように、薦めます。

二つ目の原因は、梨状筋症候群の可能性です。この型の坐骨神経痛は、股関節の外旋筋群のひとつである、梨状筋の下や間を通っている坐骨神経が、圧迫されて起こります。外旋筋群のストレッチが、この問題に役立ちます。第8章の「体で感じる解剖学」で指導

している、股関節の外旋筋群のストレッチの仕方は、坐骨神経痛の軽減や予防に役立つと思います。

体で感じる解剖学

実践編

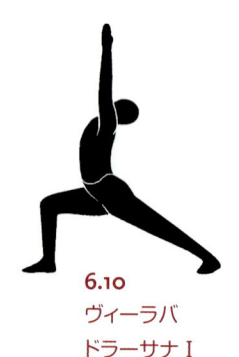

6.10
ヴィーラバドラーサナⅠ
戦士のポーズ

応用実践：ヴィーラバドラーサナⅠ（戦士のポーズⅠ）
準備：ヨガマット1枚
注意：前の膝を守るため、膝を曲げるときは足の小指の真上にくるようにし、90度の屈曲を保持する。

　ヨガの生徒の多くが抱いている通説の一つが、後屈以外のポーズは全て、腰椎を平らにするか、伸ばさなくてはならないということである。立位のポーズをする際、腰椎を平らにしようとしているだろうか？　往々にして、ヴィーラバドラーサナⅠと格闘する生徒が多く、腰椎を屈曲させようとするがゆえに、全くこのポーズを楽しめない。

　ヨガマットの上で、ヴィーラバドラーサナⅠのポーズを始める（図6.10）。右脚の方を向いて手を頭上に伸ばし、右膝を折り曲げて、腰椎は自然なカーブを描くようにする。尾骨を押しこまないようにすること。実際には、その反対の動きをする：腰椎でカーブを描き、尾骨を軽く持ち上げる。同様に、胸骨を持ち上げるように促す。両腕が顔の前にくるようにし、腕をしっかりと上に引き上げ、両手を押し合う。頸部に余裕があれば、頭部を後方に反らし、唇を離して、目の力を抜く。穏やかな呼吸を続ける。

　背中をどれだけ反らせているのかを感じ取る。体重は、真っすぐ伸ばした後ろ脚にかける。これは実際には後屈のポーズである。そのように実践すると、ダイナミックさと充実感を味わえる。息を吸いながら体を起こし、反対側で同じことを行う。

指導編

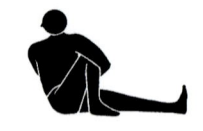

6.11
マリーチ
アーサナⅢ
マリーチのポーズⅢ

応用指導1：マリーチアーサナⅢ（マリーチのポーズⅢ）
準備：椅子1脚　●　ヨガマット1枚
注意：腰背部を保護するために、マリーチアーサナⅢでは、生徒は、脊柱全体を使って骨盤をねじり、脊柱と骨盤が一緒に動くように、骨盤が固定していないことを確認する。

　まず、自分で試してから生徒に行わせること。安定感のあるシンプルな作りの椅子の前方の縁に腰を降ろし、両足を床に平らに置く。腰部を屈曲させ、椅子の背もたれに向かって

丸みをつける。そのまま右方向にねじってみる。ねじり難さを意識する。座位の姿勢のまま、再び、体を正面に戻し、通常の脊柱前弯を作る。そのまま先ほどと同じ方向にねじり、違いを味わってみよう。

ヨガマットに、生徒を座らせる。マリーチアーサナⅢの準備で、右膝を曲げて胸に着ける時、腰椎を屈曲させる。特に、膝を曲げている側の腰椎を屈曲させる。関節面の方向により、その状態では腰椎が回旋する力が減少していることを念頭に置くこと。屈曲しながら腰をねじることは、回旋をより難しくしているのだ。

生徒のポーズを改善するために、腰椎を上に持ち上げることに集中させる。そうすることで、通常の腰椎前弯に近づく。体重を、左側の殿部から主に右側の殿部に移すことで、それが可能になる。この動作は、背骨を上に伸ばし、腰により通常の弯曲を生む助けとなり、それによって、ねじる力が高まっていく。

リンク

意識の実践：様々な椅子を使い、腰椎の弯曲に与える影響を観察しましょう。そのことに少し時間を割くだけで、大半の椅子は、通常の腰椎の弯曲を向上させることがなく、実際には、腰を屈曲させすぎて座っていることに気づきます。この題材に関する興味深い書籍が、ガレン・クランツ著『椅子：文化、人体、デザインを再考する』（New York：W. W. Norton, 2000）です。背部と頸部の痛みを緩和するための総合的なヨガのプログラムとしては、メアリー・プリグ・シャッツ（医博）著『背部治療の基礎』（Berkeley, CA：Rodmell Press, 1992）を、お薦めします。

仙骨 7

> 身体と魂は、別々ではなく、ひとつのものである。
> 身体と魂という異なるふたつの方法で、人間に自己を自覚させる。
> ——C. F. ホン・バイツゼッカー

　　　　ピラミッド型をした仙骨は、脊柱（仙骨）と骨盤帯（腸骨）の交差点です。上半身と下半身が結合する部位で、骨盤の後壁として機能しています。仙腸関節は、アーサナを行う人が、しばしば問題を抱える部位です。この章では、その理由を解説します。

骨

　仙骨は、5個の椎骨が融合して構成されています（図7.1；図3.1の矢状面からの図も参照のこと）。この融合は、25歳を過ぎる頃までは、完全ではありません。仙骨の弯曲の度合いは、受け皿となって、前方を向いている下方の凹面と、ほぼ同じです。

　仙骨底とも呼ばれる仙骨上端には、第5腰椎関節面と関節結合をする、2個の楕円形の関節面があります。この2個の関節面は、前方を向く腰椎関節面と反対に、後方を向いています。

　第1仙椎（S1）の前面は、仙骨岬角と呼ばれ、骨盤腔に突き出ています。仙骨前面の横走隆線は、

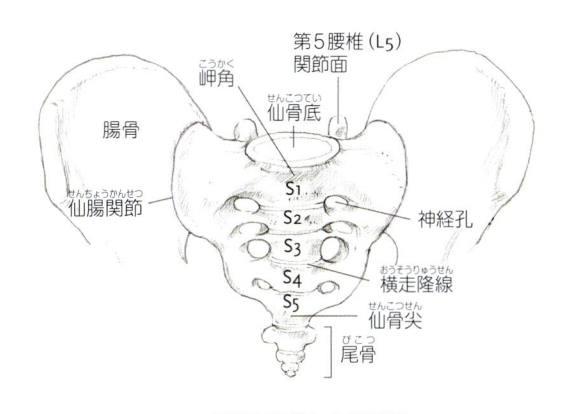

7.1　前面から見た仙腸関節

誰でも確認できます。横走隆線は、5個の椎骨が融合したところだと考えられています。仙骨の後面には、垂直に走る一連の突起部があり、正中仙骨稜と呼ばれています。正中仙骨稜には、未発達の棘突起に似た小結節——中間仙骨稜と外側仙骨稜——があります。中間仙骨稜の外側には、神経の通路の開口部があります。

81

仙骨尖と呼ばれる仙骨の遠位端が、尾骨です。3個から5個の骨が融合してできています。この骨は、筋肉と靭帯の付着点として作用しています。

関 節

人体で、関節のように具体的なものは議論の余地がないように思われますが、そもそも、仙腸関節は動くのか、もし動くのであれば、どれくらいなのか、は、長い間議論されてきました。が、ヨガの生徒の多くが証言するように、仙腸関節は、もちろん、動きます。それだけでなく、仙腸関節が解剖学的な原則に従って動かないと、アーサナの実践中だけでなく日常生活にも、不快な症状をもたらすことも、ヨガの生徒なら、知っています（解剖学的な原則については、このあとで解説します）。

仙腸関節（SI関節）は、仙骨の凸面と腸骨の凹面の結合から成っています。どちらの関節面も、軟骨の薄い組織で覆われています。中年期以後になると、仙腸関節の隙間は滑液で満たされ、仙腸関節は滑膜関節として機能します。仙腸関節の関節面は、仙骨前方の岬角、後方の尾骨を結ぶ、垂直から約30度斜めの角度で、結合しています。つまり、立っている時の、仙骨の中立位置は、垂直ではありません。生徒が、仙骨を垂直にして立っていたら、仙腸関節を中立位置にして立っていないということです。

仙腸関節について最も重要なのは、この関節の主な働きが安定性にあるということです。仙腸関節に必要とされる動きは確かにありますが、それは、ごくわずかです。仙腸関節の安定性が損なわれ、仙骨と腸骨が、少し離れると、関節周囲の靭帯が圧迫を受け、その結果、不快感や痛みが起こります。

関節に安定性を生むために、仙腸関節面は、体重を支える間、仙骨が骨盤の腸骨の下に割り込みやすい形をしています。立っている時は、体幹部の重さがかかって、仙骨は骨盤の中へと押し込まれます。この仙骨の押し込みが、腸骨と仙骨を接近させ、仙腸関節に安定性を生む助けになっています。これは、「セルフロッキング機構」と呼ばれています。

このような理由で、仙腸関節の安定性は、立っている時が最大です。座ると、押し込みを解除する動きが起こります。これは、座っている時には、腹筋が支えとしてあまり作用しないため、でもあります。結果、仙骨は、立っている時ほどしっかり骨盤に押し込まれません。

仙腸関節（SI関節）の構造には、明らかな男女差があります。女性の仙腸関節は、男性よりずっと不安定です。この違いは、女性の骨盤が分娩に必要なことと関連しています。第一の構造的な違いは、女性の場合、一般的に、関節結合面が小さく、平らなことです。第二は、女性の仙腸関節の多くが、ふたつの部位だけで骨盤と結合していることです。男性の場合、3部位で結合しています。この結合部位の少なさが、安定性を弱めます。さらに、女性の仙骨の靭帯は、生理、妊娠、授乳に伴う、ホルモンの変化の時期には柔らかくなることが前提になっています。また、歩いている時、女性の仙腸関節には、さらなる緊張が加わります。どのようにその緊張が起こるか、紹介しましょう。

一般的な体では、女性の寛骨臼は、男性よりも大きく離れています。寛骨臼が離れれば離れるほど、歩行中の1歩1歩で、仙腸関節を横切るトルク（回転の力）が大きくなります。この様子を目で見るために、両手を離して、自分の正面でタオルを握りましょう。片手を、歩行中の寛骨臼のように、前方に動かします。回転とねじりが、タオルの長さ全体に及ぶことに注意します。次に両手を近づけて、タオルを握ります。同じように「歩いて」みると、回転は少なくなります。まさに、これが、女性の骨盤で起こることです：1歩1歩が、仙腸関節（SI関節）を横切る緊張を強くする可能性があるのです。これらすべての要因によって、女性の仙腸関節は機能不全を起こしやすくなります。

結合組織

仙骨の靭帯の機能は、他の靭帯と同じように、関節を支える力をもたらすことです。特に仙腸靭帯は、アーサナの実践で伸ばし過ぎないことが大切です。仙

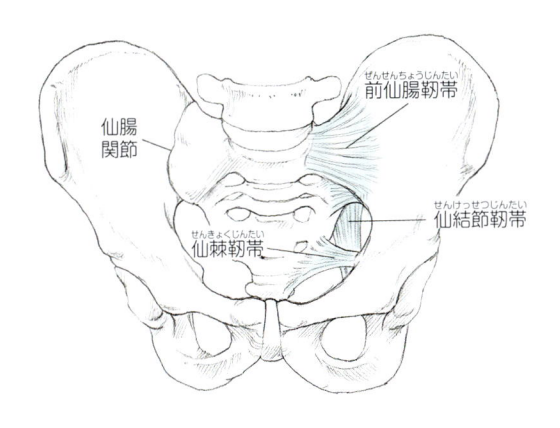

7.2 前面から見た仙腸関節・片側に前部の靭帯を含む

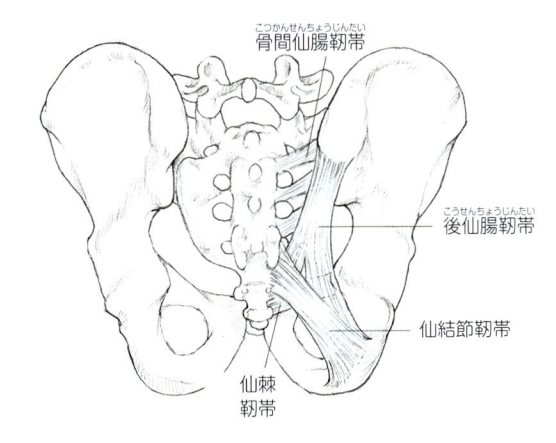

7.3 後面から見た仙腸関節・片側に後部の靭帯を含む

腸靭帯が伸び過ぎると、もはや、必要な支えにならないだけでなく、二度と元の状態に戻りません。仙腸関節の主な働きは、一種の安定性で、可動性ではないのです。

3個の靭帯が、仙腸関節を支えています。

▶ 前仙腸靭帯は、仙骨前部を腸骨内側面に結合しています。幅が広く平らで、股関節の外旋で引き伸ばされます（図7.2）。

▶ 後仙腸靭帯は、この部位で最も強い靭帯のひとつです。一部は、仙骨の背面から腸骨粗面に至り、もう一部は、仙骨後部の第3仙椎から上後腸骨棘まで、斜めに走っています（図7.3）。

▶ 骨間仙腸靭帯は、仙骨粗面と腸骨粗面を結合しています。

以下の靭帯は、仙骨と坐骨を結合しています：

▶ 仙結節靭帯は、下後腸骨棘、仙骨と尾骨の外側縁、坐骨結節を結合しています。

▶ 仙棘靭帯は、仙骨と尾骨の外側縁と、坐骨棘を結合しています。

神 経

仙骨神経叢は、腰椎、仙骨、尾骨から出た神経根によって形成されています。最初の神経は、第4腰神経（L4）で、最後の神経は第1尾骨神経（C1）です。第4腰神経から第3仙骨神経（L4-S3）は、ひとつにまとまり、坐骨神経として、骨盤から出ています。仙骨神経叢の詳細は、第6章を参照してください。

筋 肉

関節を安定させる最も良い方法のひとつは、関節を横断する筋肉の強化です。残念なことに、仙腸関節を横断する筋肉は、梨状筋ひとつだけです。梨状筋は、形の上では、股関節の筋肉と考えられていますが、仙腸関節に影響を与えているので、ここに含めます。

梨状筋は、仙骨前部を起始に、最初の4個の仙骨孔を通り、大転子の先端に差し込まれています。つまり、ほぼ水平に横たわっています。梨状筋が収縮すると、股関節を外旋させ、外転と伸展を助けます。さらに、歩行中の骨盤の安定を助けます。

坐骨神経は、骨盤から出る途中で、梨状筋の下を通りますが、梨状筋に絡み合っていることもあります。そ

のため、ピンと張った梨状筋が坐骨神経を圧迫することもあります。この圧迫が、梨状筋症候群と呼ばれる痛み——坐骨神経痛——を、坐骨神経の通り道に沿って、もたらします。第8章の、梨状筋のストレッチを参考にしてください。

運動生理学

仙腸関節の構造 脊柱全体は、仙骨の上でバランスを取っています。実際に、脊柱のなかで、力学的に大変重要な関節は、第5腰椎-第1仙椎（L5-S1）関節です。腰椎と仙骨が反対方向に弯曲するために、腰仙角には、二方向に引っ張られる緊張が生じます。第5腰椎（L5）が第1仙椎（S1）に結合する角度のせいで、脊柱が前方に押し出され、そこに重さがかかって、この二方向の緊張を作ります。

第5腰椎-第1仙椎（L5-S1）の関節面は、体重のかかる部位にあります。立っている時、第5腰椎（L5）は、第1仙椎（S1）から前方に動きます。これは、この章の［骨］の部分で解説した、関節面の角度の問題ではなく、重力のせいです。第5腰椎-第1仙椎（L5-S1）の関節面の角度は、第5腰椎（L5）が第1仙椎（S1）の前方に滑らないように、椎体にブレーキをかけます。この時点で、関節の滑膜表層が圧迫される可能性があります。

仙腸関節の主な機能は、安定性ですが、いくつかの受動的な動きもあります。第一は、「うなずくこと」を意味するラテン語の「nutare：ヌタレ」に由来する、うなずき運動です（図7.4）。うなずき運動は、腰椎と骨盤に関係する第1仙椎（S1）の動きで、腰部の伸展と共に第1仙椎（S1）が前方へ動きます。つまり、腰椎を伸展すると、第1仙椎（S1）の椎骨は、受動的に、前方に動くということです。この反対の動きが、腰椎を屈曲する時、第1仙椎（S1）が受動的に後方に動く、起き上がり運動です（図7.5）。

腰椎と仙骨の動きの関係を理解することは、大切です。後屈——能動的な脊椎の伸展——の時は、仙骨が受動的に「うなずいて」、第1仙椎（S1）は、前方に動きます。前屈——能動的な脊椎の屈曲——の時は、仙骨が受動的に起き上がり運動をして、第1仙椎（S1）は、後方に動きます。うなずき運動と起き上がり運動は、受動的な動きに過ぎませんが、腰椎と仙骨が、正常で健全で完璧であるためには、双方がそれぞれに伸展と屈曲に参与しなければなりません。

うなずき運動の伸展と、起き上がり運動の屈曲の動きは、腰仙リズムと呼ばれています。このリズムを経験するために、椅子の近くに立って、仙骨の上に片手を置きます。仙骨は、ウエストの真下にあり、堅く、外側に向かって弯曲しています。次に、ゆっくり座り、腰を下ろす時、第1仙椎（S1）が、どのように起き上がりをするか、注意します。第1仙椎（S1）は、腰椎が屈曲するまさにその瞬間に、後方に動きます、椅子に座ったら、脊柱を伸ばして持ち上げます。中立の脊柱弯曲で座ると、第1仙椎（S1）は、さっきより中立の、「少しうなずいた」位置に戻ることに、留意します。

仕上げに、仙骨に片手を置いて、立ちます。逆のリズムに気づくはずです。立ち始めに前傾する時は、仙骨は、うなずき運動をします。次に、中立の位置で立つ時、仙骨はわずかに後ろに戻って、起き上がり運動をします。これが、通常の腰仙リズムです。仙腸関節に何らかの機能不全の兆候があると、このリズムが崩されます。このことから、時には、生徒の背部の痛みの原因を推測できます：椎間板の影響で腰背部に痛みがある生徒は、ふつう座位より立位を好みます。なぜなら、座位は、椎間板にかかる圧迫が強いからです。一方、仙腸関節が機能不全の生徒は、通常は、座位から立位に移る時に、最も困難をかかえます。立位から座位への場合も同じです。

仙骨腸骨機能障害と腸骨仙骨機能障害 仙腸関節の機能障害を避ける方法は、仙骨と骨盤が常に一緒に動くような方法で、動くことです。これは、あらゆるアーサナの動き、特に、ねじりと前屈では、まさに真理です。

仙腸関節には、ふたつの大きな機能障害があります。ひとつは、腸骨に対する仙骨の問題で、仙骨腸骨

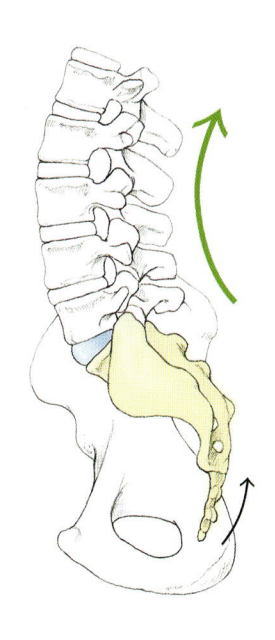

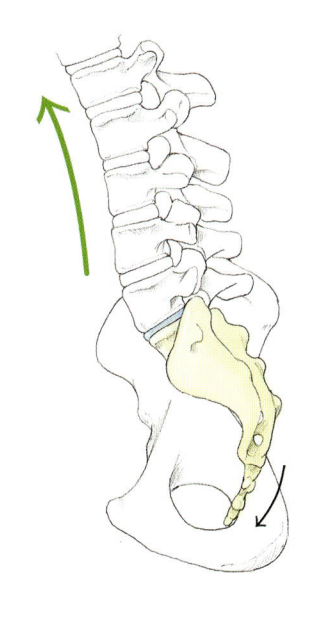

7.4（左図）　うなずき運動
7.5（右図）　起き上がり運動

機能障害と呼ばれます。もうひとつは、腸骨仙骨機能障害で、仙骨に対する腸骨の変位です。

相対的な用語ですが、ふたつの機能障害には違いがあります。仙骨腸骨機能障害は、骨盤に対して仙骨の左右の高さが異なって、脊柱そのものが動けない、という状態です。腸骨仙骨機能障害は、仙骨に対する骨盤の問題であり、両脚と骨盤の筋肉の影響で、腸骨の片方が引っ張られています。こうした機能障害の原因の、ひとつは、習慣的な姿勢です。立っている時、座っている時、寝ている時、ほぼ常に、骨盤が、左右非対称になっているのです。

特に、仙骨腸骨機能障害は、腸骨に対する仙骨の回旋です。これは、腸骨に対して脊柱がどのように使われるかと深く関係しています。さらに、左右非対称の姿勢、この場合は仙骨の非対称、が習慣になっている可能性もあります。両者はどちらも、アーサナ、特に、あらゆるねじりの動作と、座位で行う前屈によっても、起こりえ得るものです。たとえば、脊柱をねじる動きで、骨盤を動かさずに固めたままだと、第1仙椎（S1）関節に緊張が生じ、仙骨腸骨機能障害へつながる可能性があります。

腸骨仙骨機能障害は、仙骨に対して、腸骨が前方か後方に動くことで起こります。すると腸骨は、仙骨に対して前方か後方に回旋したまま、動けなくなります。前方の回旋は、前方捻転と呼ばれ、後方の回旋は、後方捻転と呼ばれます（図7.6および図7.7）。この場合「捻転」という言葉は、仙骨に対する腸骨の動きのことです。捻転は、通常、片方に起こります。腸骨の側面上には寛骨臼があり、これも前方か後方に動くので、捻転は、大腿骨の位置に影響を与えます。

たとえば、生徒が、右脚が短いと訴える時は、3つの異なる原因が考えられます。一番目は、一般的にはほぼありえないことですが、現実に、解剖学的に片脚が短いことです。次は、生徒が、右側で、後方に捻転している可能性です。これは、生徒の右側の腸骨が、後方に回旋しているということです。腸骨が後方に回旋すると、寛骨臼も後方に引かれて、結果、右脚を短くします。右脚が短く見える三番目の理由は、左側の腸骨が、前方に回旋していることです。この場合は、右脚が短くなっている訳ではなく、むしろ左脚が長くなっています。

仙骨　85

左側の腸骨の前方捻転によって、左脚が右脚より長く見える訳です。

　脚の短い原因が、第二の理由、つまり腸骨の捻転にあると確認できたら、腸骨が所定の位置に戻るように、生徒にねじりをさせます。たとえば、生徒の左側が後方に捻転していたら、マリーチアーサナ Ⅲ（マリーチのポーズ Ⅲ）のようなアーサナを、左側より右側を長い時間、かつ２回、やります。そうすることで、骨盤の左側を、前方に回旋するように促します。

7.6（左図）　腸骨の前方捻転
7.7（右図）　腸骨の後方捻転

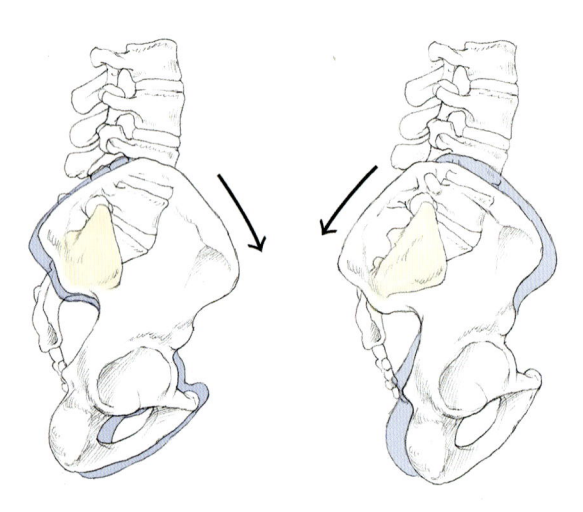

体で感じる解剖学

実践編

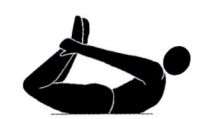

応用実践1：ダヌラーサナ（弓のポーズ）
準備：ヨガマット1枚 ● ブランケット1枚
注意：次のような場合には、行わないこと：妊娠中・椎間板疾患・脊椎分離症・脊椎すべり症と診断されている時。

7.8 ダヌラーサナ 弓のポーズ

　仙骨に手を置く。後屈をする準備ができたら、ブランケットを半分にたたみ、さらにまた半分にたたんで、マットの上に置く、その上に腹部をのせうつぶせになる（妊娠中を除く）。もう一度、仙骨の上に手を置いて、その位置を確かめる。

　まず片脚を伸ばし、次に、腹部と大腿の上部を伸ばすために、もう一方の脚を伸ばす。両膝を片方から順に折り曲げて、両足首をしっかりつかむ。吐く息で体を持ち上げる。ダヌラーサナ（弓のポーズ）になる（図7.8）。この時、仙骨に何が起きているかに注意を払うこと。腰椎を伸ばすと、第1仙椎（S1）は、マットに向かって下がる。数呼吸ポーズをホールドした後、体を降ろし、繰り返す前に少し休む。

　次は、第1仙椎（S1）に意識を集中させる。S1が、体のどの位置にあるか、正確に思い出すために、S1の上に指を置く。息を吐きながら、もう一度、体を上げてポーズに入り、引き上げるイメージを持つ。意識的に、S1を床に押し下げて、他のすべての部分は、上に持ち上げられていることをイメージする。そうすることで、うなずき運動を促すことになる。伸展が健全ならば、うなずき運動には（腰椎の）伸展が伴うことを頭に入れておくこと。もう一度、うなずき運動に集中して、このポーズを行う。

　終わったら、数呼吸休み、応用実践2に進む。

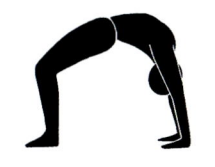

応用実践2：ウールドヴァ・ダヌラーサナ（上向きの弓のポーズ）
準備：ヨガマット1枚
注意：次のような場合には、行わないこと：妊娠中・椎間板疾患・脊椎分離症・脊椎すべり症と診断されている時。

7.9 ウールドヴァ ダヌラーサナ 上向きの弓のポーズ

　準備ができたら、あお向けになりウールドヴァ・ダヌラーサナになる（図7.9）。両足を殿部の近くに置き、つま先が内側を向くようにする。両手は指を外側に向けて、肩関節窩の真下に置く。息を吐き、腰背部をマットにおしつける。そうすることで、屈曲と起き上がり運動をすることになる。次の息を吐きながら、力強くしっかりした素早い動きで骨盤を動かし、両足の上に持ち上げる。尾骨を大腿内側に沿って動かしているかのように、尾骨でこのストレッチを導く。

　ウールドヴァ・ダヌラーサナのポーズに入る第一段階は脊柱は屈曲を続けるが、その屈曲は、ポーズの半ばで、変化する。体を持ち上げながら、腰椎が伸展を始め、仙骨が下垂

し始める、まさにその瞬間に注目する。両腕と両脚を真っ直ぐに伸ばしながら、意識的に、体を持ち上げるが、尾骨から持ち上げないこと。尾骨から持ち上げてしまうと、起き上がり運動になり、伸展に必要なうなずき運動の反対になってしまう。むしろ、うなずき運動を起こしやすくするために、第1仙椎（S1）から、持ち上げる。そうすると、第1仙椎（S1）との関係で実際に尾骨が下がる。

多くのヨガの生徒が、このポーズで、尾骨から持ち上げるように指導されているが、それは、運動生理学的には、筋が通らないのである。伸展とうなずき運動は、体の自然な動きとして、一緒に起こる。伸展を促したい場合は、ポーズの後半で、下垂しなければならない。

数呼吸ポーズをホールドし、第1仙椎（S1）から引き上げ続ける。尾骨と踵が下がる時、その二つのつながりを視覚化しよう。両足は常に平行で、大腿内側は、内から下に回旋していることを確認する。体を下ろし、数呼吸休んでから、次のポーズに移る前に同じことを繰り返す。

指導編

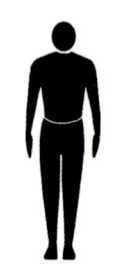

応用指導1：ターダーサナ（山のポーズ）での第1仙骨：S1関節
準備：ヨガマット1枚
注意：平らな面に立つ。

生徒に、ターダーサナ（図7.10）でマットの上に立ってもらう。生徒の周囲を歩きながら骨盤と仙骨の位置を観察する。中立な位置な仙骨は、垂直ではなく斜めであることを覚えておく。

体に触れる許可を得て、まず手を平らにして生徒の腸骨稜（ちょうこつりょう）に置き、床と水平になっていることを確かめる。腸骨稜は、弯曲した骨ですから、完全に手を平らに置くことはできない。むしろ、腸骨稜の上端まで1本の線があるのを想像し、その線が、床と平行であるか推測する。初めは、腸骨稜を見つけることが難しくても、落胆しないように生徒や協力してくれる家族と、練習を続ける。その位置が、骨盤の中立な位置である。

骨盤の中立な位置が見つけられたら、仙骨の角度に注意する。仙骨は斜めになっていて、垂直ではない。仙骨が垂直の場合は、腸骨から外れていて、そのため、脊柱の基底部に安定性での結合がやや欠ける。仙骨を腸骨に固定するために、仙骨を斜め30度にして立つことが必要になる。そうすることで、生徒の腸骨の上端は、同様に、床と平行になる。注意：これは時折推奨される、尾骨をたくし込むことで生まれる動きではない。

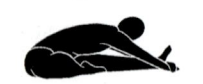

7.10 ターダーサナ 山のポーズ

応用指導2：ジャーヌ・シールシャーサナ（頭を膝につけるポーズ）での第1仙椎：S1関節
準備：ヨガマット1枚 ● タオル1枚
注意：仙腸関節の辺りに痛みが起こる時は、行わないこと。

生徒に、座位の前屈、ジャーヌ・シールシャーサナをしてもらう（図7.11）。生徒に、体に触れる許可を得てから後ろにひざまずき、腸骨と仙腸関節を感じ取る。これは、左右非対称の

7.11 ジャーヌ シールシャーサナ 頭を膝につける ポーズ

ポーズなので、仙腸関節にトルク(回転)を生じさせる。生徒が、特に曲げている膝側の腸骨から前に向かって体を倒していることを確認する。言い換えれば、真っ直ぐ伸ばした脚の上に前屈するのではなく、膝を曲げた側の腸骨から伸びて、体を曲げさせる。そうすることで、第1仙椎：S1関節の上に生じるトルク(回転)を弱める。

多くの生徒が、膝を曲げた側の脊柱から、前方に伸びるが、これは、脊柱／仙骨を、骨盤から離すことになりがちで、このポーズの焦点からずれてしまう。その代わり、腸骨、仙骨、脊柱を一緒に動かすために、大腿骨頭(だいたいこっとう)の凹面の辺りの骨盤から、生徒が前屈していることを確認する。このポーズを助けるために、たたんだタオルの端を、膝を曲げた側の大腿後面の上部、外側の下にはさむ。

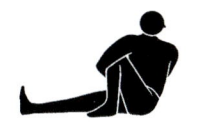

応用指導3：マリーチアーサナ Ⅲ (マリーチのポーズ Ⅲ) での第1仙骨：S1関節
準備：ヨガマット1枚
注意：仙骨腸骨の辺りに痛みが起こる時は、行わないこと。

7.12
マリーチ
アーサナ Ⅲ
マリーチのポーズ Ⅲ

生徒がマリーチアーサナ Ⅲ を行う時は、骨盤からねじり始めていることを確かめる（図7.12）。つまり、床に伸ばした脚を前に動かし、伸ばしている脚側の股関節窩（寛骨臼(かんこつきゅう)）が、膝を曲げた股関節窩の、＋数cmから18cm程度前にあることを確かめる。この動作が、まさに、このポーズの底辺でねじりをするベースとなる。臼藍窩を水平にさせないこと。臼藍窩を水平のままにすると、第1仙椎からねじりが起こり、第1仙椎を離すか痛めることになる。その代わり、真っ直ぐ伸ばした脚を動かし、仙骨からではなく骨盤から、ねじり始めることを確かめる。

ねじりをする前に骨盤を固定させて、このポーズに入ると、ねじることで脊柱と仙腸関節を引っ張り、骨盤をもう一方の方向に引き戻すことになる。仙骨と腸骨が別々の方向に動くことは、仙骨腸骨の機能不全の定義であることに注意する。このポーズと他の全てのねじりのポーズの基本は、生徒が骨盤を動かすことであることを、確認する。

リンク

直観に反した考えに思われるかもしれませんが、腸骨後方捻転による痛みを捉える場合、少し踵のある靴を履くと、しばしば、痛みが和らぐと感じられます。後方捻転をもつ生徒には、ヒールのない靴を履く代わりに、約4cmくらいまでの踵のある靴（男性はブーツ）を履くように、アドバイスしましょう。高さが少し加わると、腰部に弯曲を生む助けになります。こうしてできた弯曲が、後方捻転した腸骨を前に回旋させ、より正常な位置に招くことになります。

仙骨

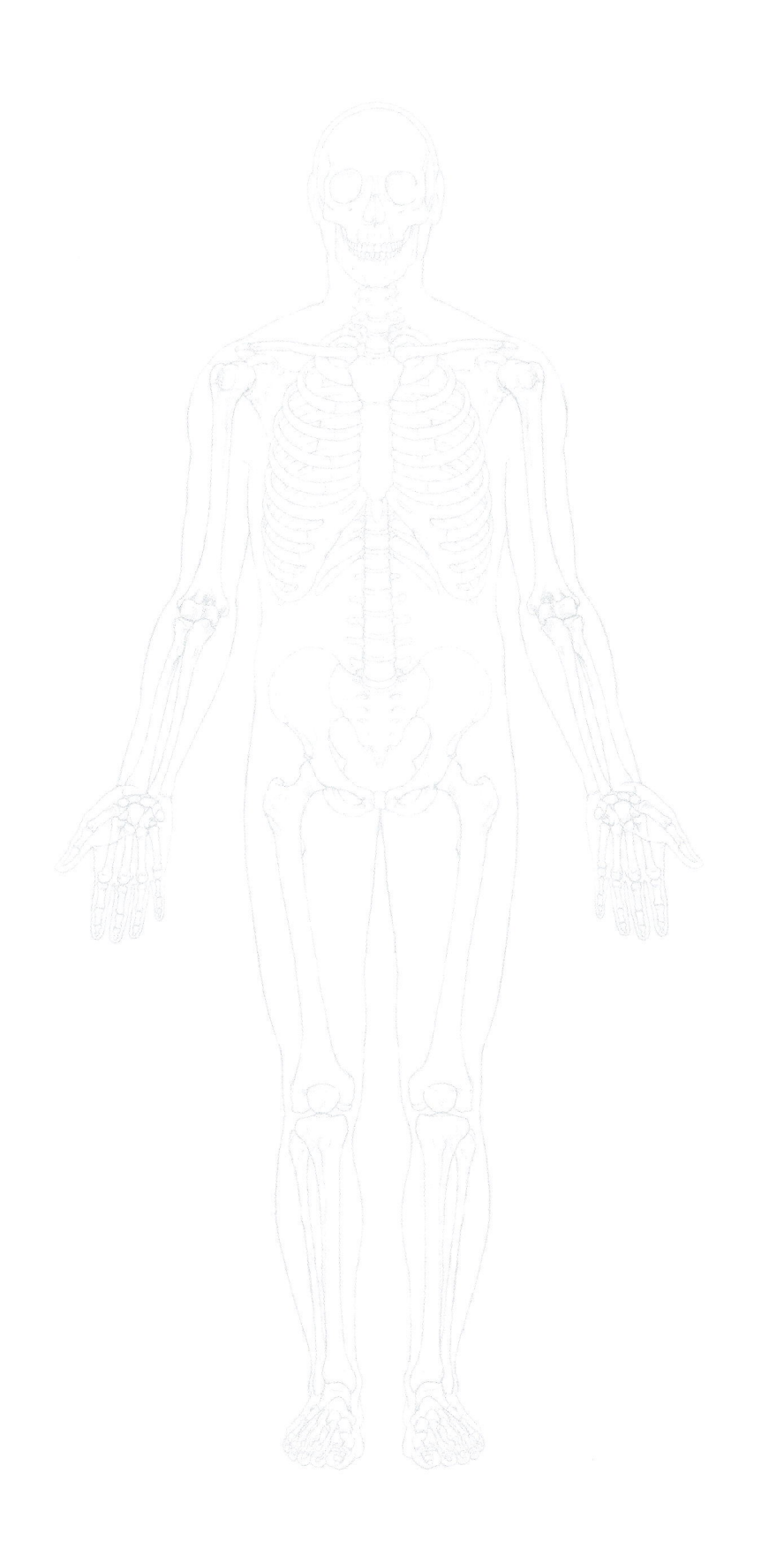

第3部：
下 肢

8 骨盤、股関節、大腿骨

人は誰も、「わたしのからだ」と呼ぶ寺院の、建築家である。
　　　　　　　　　　──ヘンリー・デイヴィッド・ソロー

　私がお教え頂いた恩師B.K.S.アイアンガー先生は、ヨガの最初の授業を、ターダーサナ（山のポーズ）の指導から、始められました。ワクワクするほど刺激的だったのは、このポーズを指導するに当たって、ヨガの哲学を体の動きと一体にして教えてくださったことです。私心なく一日中私たちを支えてくれる足が、まるで「バクティ：bhakti」ヨガの行者であること、歩行という仕事をする太腿が、「カルマ：karma」ヨガの行者であることを、指摘されました。クラスでは、立位のポーズに重点を置くことで、アーサナにおける下肢の様々な動きと力を解明してくださいました。それ以来、私は、脚と足の重要性と、私たちの実践への大きな貢献に、深く感謝するようになりました。

　「骨盤」という言葉は、「たらい」を意味しています。骨盤は、まさに、消化、吸収、排泄、生殖に携わる臓器たちを受け止める「たらい」です。また、そこから、脊柱が成長する「植木鉢」です。だからこそ、骨盤の位置は、脊柱のアラインメントと健やかさを生む要です。骨盤は、仙骨を通して脊柱と結合し、同時に、股関節を通して、自らのバランスを取っています。それゆえ、アーサナの動きを支配する中心の支点です。

　この解剖学的な重要性に加え、ヨガを行う人々にとって、骨盤は、下位3個の「チャクラ：chakras」が存在する部位でもあります。「チャクラ」とは、クンダリーニのエネルギーの上昇を促して、霊的な進化に寄与する霊的な車輪のことです。また、男女に関係なく、すべての人々が持つ女性的なエネルギー「アパーナ：apana」は、骨盤に、その本拠があると言われています。骨盤底も、骨盤の臓器を支える重要な筋肉の場であると共に、エネルギーの動きをコントロールする「ムーラバンダ：Mulabanda：（根底の旋錠）」のような技を行う時に、精神を集中させる場でもあり、大変重要です。

　股関節もまた、多くのアーサナの実践に、大切な部位です。股関節の動きとその限界を理解することは、

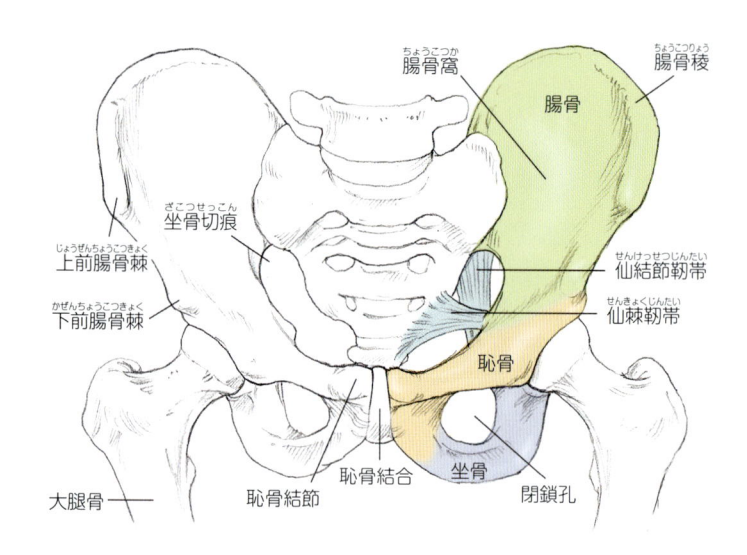

8.1 靱帯を含む骨盤の前面

骨

骨盤は、3個の骨で構成されています。最大の骨が腸骨で、幅広で扁平な骨盤の骨です。腸骨の内側には、腸骨窩という溝があります。ここが、腸骨筋の起始です。腸骨の上端は、腸骨稜と呼ばれています。腸骨稜は、ウエストの外側下部で感じ取ることができます（図8.1）。

骨盤上で見たり、触ったりできる骨格の目印を知ると、簡単に生徒を助けられます。腸骨には、2つの大きな目印があります。まず体の前面には、こぶ状の上前腸骨棘があります。上前腸骨棘は、下腹部の側面で感じ取ることができ、腹ばいになると、時に、床に突き出るように感じます。もうひとつの目印は、上後腸骨棘で、後面の仙腸関節の真上にあります。このふたつの突起の下には、それぞれ、さらに小さな突起、下前腸骨棘と下後腸骨棘があります（図8.2）。

坐骨は、骨盤の3分の1を占め、ふたつの、丸くしっかりした骨の終末、坐骨結節を備えています。坐骨のもうひとつ重要な目印は、大坐骨切痕で坐骨と腸骨の一部から成っています。大坐骨切痕は、坐骨神経が骨盤から出る通路です。大坐骨切痕の遠位端が、小坐骨切痕です。小坐骨切痕は、仙結節靱帯と仙棘靱帯によって、小坐骨孔を形成します。この孔は、内閉鎖筋腱の通路であり、さらに、神経や血管の通路です。大坐骨切痕は、坐骨神経の通路であると同時に、梨状筋の通路になる開口部です。

骨盤の3番目の骨は、恥骨です。恥骨も、骨盤の3分の1を占めています。恥骨のふたつの枝（腕）は、坐骨と結合しています。前方部分には、筋肉の付着点として作用する突起、恥骨結節があります。恥骨枝と坐骨枝は、結合して、閉鎖孔を作ります。この孔を通過して、閉鎖管と神経が、骨盤から出ています。

骨盤正面の下壁は、恥骨結合によって作られます。恥骨結合は、左右の前恥骨枝の結合です。恥骨結合は、恥骨枝をまとめる強力な靱帯から成っていますが、妊娠中は、ホルモンの関係で柔らかくなり、新生児が骨盤から出られるように、わずかに離れます。

骨盤中央の開口部は、ふたつに分類されます。大骨盤または偽骨盤は、骨盤の最上面から成る開口部で、当然ですが、前面に開いています。小骨盤または

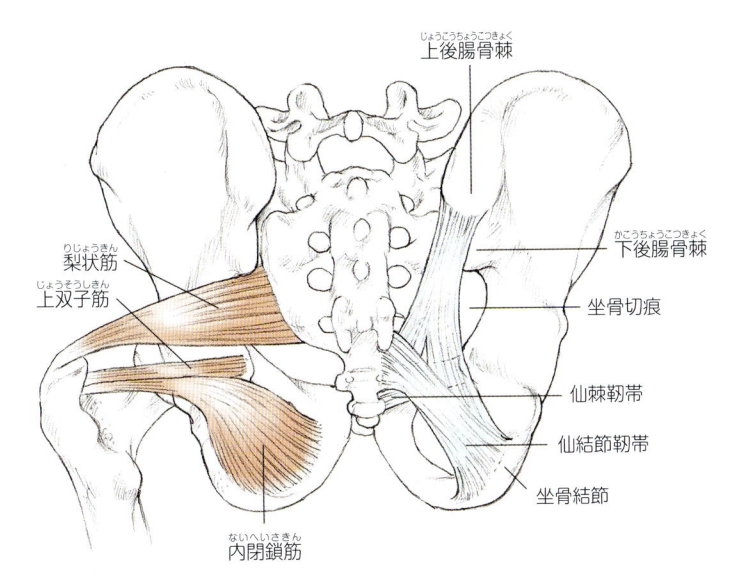

8.2　靭帯を含む骨盤後面

（図中ラベル）
- 上後腸骨棘
- 梨状筋
- 上双子筋
- 下後腸骨棘
- 坐骨切痕
- 仙棘靭帯
- 仙結節靭帯
- 坐骨結節
- 内閉鎖筋

真骨盤は、より深部の骨盤腔で、骨壁に囲まれています。小骨盤の入り口は、妊娠後期や分娩初期に、新生児の頭部を下ろせるようになっています。小骨盤の出口は、赤ちゃん誕生のための開口部で、恥骨結合と恥骨枝、仙骨、尾骨、坐骨内側面、腸骨下部内側面に、部分的に囲まれています。

男性と女性の骨盤の違い　男性と女性の骨盤は、様々な点で異なっています。早ければ、4ヵ月目くらいの胎児にも、その違いが見られます。その差は、言うまでもなく、産科の問題と関連しています。女性の骨盤は、男性の骨盤より繊細で、腸骨は男性より外側に広がり、寛骨臼と坐骨結節は男性以上に離れています。女性の上部骨盤口は男性のそれより丸みがあり、骨盤腔は男性以上に浅く幅広で、仙骨は男性の仙骨より幅広く、短いものです。尾骨は男性の尾骨以上に可動します。寛骨臼は男性より小さく、男性以上に前方に突き出ています。ひとつ、骨盤に関する興味深い事実があります。他の骨と違って、骨盤の大きさは、必ずしも、その人の骨格の大きさと関係しない、ということです。たとえば、背の高い人の骨盤が、身長に比例して大きいとは限らないのです。

大腿骨　大腿骨は、人体で、最大で最長、最強の骨です。大腿骨は、わずかに前方に彎曲して、体重を支える力を強化しています。大腿骨頭は、完全な球面状で、寛骨臼と結合する場所で股関節の半分を成しています（この章の関節の項を参照してください）。

大腿骨頭から続く大腿骨頚は、薄く細くなっていくので、大腿骨上部で最も不安定な部位です。年配の方の転倒による骨折の、最も多い部位です。大腿骨頚の骨粗しょう症が多くなったために、骨折は、女性の方が男性より頻度が高くなっています。理学療法士のなかには、大腿骨頚の特発性骨折が最初に起こり、その結果、転倒すると信じている人もいます。

大腿骨頚は、大腿骨骨幹部と約125度の角度を成しています。大転子は、大腿骨頚と大腿骨体が結合するところにある突起で、筋肉の付着点として作用しています。大転子は、簡単に見つけることができます。ターダーサナ（山のポーズ）で立つと、大腿骨の側面最上部に感じ取ることができます。大転子は、側面に沿って、わずかに前方に突き出ている骨の隆起です。

小転子は、大腿骨の後部、大腿骨頚の基部にあります。大腰筋が停止する主要部位ですが、外側から実

骨盤、股関節、大腿骨　95

際に触って確かめることはできません。

　転子間線は、大転子と小転子の間を斜めに走り、軟組織の付着点として作用しています。

　長い大腿骨骨幹部あるいは大腿骨体は、前方だけでなく、内側にも弯曲して大腿骨遠位端を股関節の真下に位置づけます。女性の場合、寛骨臼が離れている傾向があり、そのため、大腿骨骨幹部は、男性以上に内側に弯曲しがちです。大腿骨骨幹部の後面には、大腿骨粗線と呼ばれる隆起があります。大腿骨の長さのほぼ全域を走り、股関節の様々な筋肉の付着点になっています。

　大腿骨遠位端は、大腿骨内側顆、大腿骨外側顆と呼ばれる、ふたつの大きな突起となって、膝関節の上面を形成しています。ふたつの突起は、前面でくっつき、後面では別々に離れています（膝関節は第9章で詳しく解説しています）。内側顆は、外側顆より大きく、大腿骨内側上顆と呼ばれる突起を、近位へと突き出しています。大腿骨内側上顆は、内側側副靭帯という膝関節の結合組織の付着部です。大腿骨外側上顆は、内側上顆ほど大きなものではなく、膝関節の外側側副靭帯の付着部位です。

関　節

　骨盤の主な関節のひとつは、第7章で解説した、仙腸関節です。もうひとつが、股関節です。

　股関節は、寛骨臼と大腿骨頭の結合によって形成されています（図8.3）。寛骨臼は、深い、丸い関節です。寛骨臼には、腸骨、坐骨、恥骨が融合していますが、その割合は、腸骨と坐骨からの融合が3分の2、恥骨からの融合が3分の1です。骨盤そのものと寛骨臼は、25年をかけて、完全に融合します。

　大腿骨は、直感を働かせても分からないような角度で、寛骨臼に入っています。ヨガの指導者の多くは、大腿骨頭と大腿骨頸が前額面で股関節に結合するものと考えていますが、そうではないのです。大腿骨頭と大腿骨頸の間には、大腿骨前捻と呼ばれる角度があり、基準として前額面を利用すると、大腿骨頸は、約10度から25度、前方を指しています。

　前捻を理解するもう1つの方法があります。生徒の頭頂部に立って、生徒を円柱として見下ろすと想像してみてください。大腿骨頸の前捻によって、生徒の大腿骨頭は、股関節の前方にあり、股関節と平行ではないとはっきりイメージできるでしょう。

　つまり、股関節が中立位置にあれば、大転子は、実際の股関節（寛骨臼と大腿骨頭）の前方にあるということになります。生徒が、前額面上で大転子と寛骨臼を平行にして立った場合、実は、股関節を外旋させて立っていることになります。が、この生徒の前捻が約30度以上なら、彼女の股関節は、多分、外旋しにくいでしょう。

　大腿骨前捻の反対が、大腿骨後捻です。これは、大腿骨が寛骨臼に入る時の、大腿骨頸と大腿骨頭の角度が10度以下の時に起こります。その場合は、生徒は、非常に内旋しにくくなります。

　股関節が最も安定する位置は、この中立位置や、ターダーサナの位置ではなく、大腿骨が、ほんの少し外転して屈曲し、外旋する時です。この位置は、自分で体験できます。立って、重い荷物を持ち上げようと想像してください。多分、両足を離して、少し外に向け、両膝を曲げて、股関節を屈曲することになるでしょう。これは、プロの重量挙げの選手が、重量挙げをする時の姿勢です。それはまた、ウッティタ・トリコーナーサナ（三角のポーズ）やアルダ・チャンドラーサナ（半月のポーズ）のなかで安定する時に作る姿勢です。

　その反対—つまり、逆に、大腿骨を内旋する—場合は、大腿骨頭は、寛骨臼から少しはずれ（内転）、股関節の入りは浅くなります。事実、人口股関節置換手術後、医師は、脚を組む時は手術した側の脚を上にしないように、アドバイスします。そうしないと、手術した側の脚を、屈曲、内転、そして内旋して座ることになり、大腿骨頭が寛骨臼から離れるため、股関節が不安定になります。大腿骨頭が中立になる角度は、少し前方の位置なので、大腿骨頭を寛骨臼から離して動かすことは、想像以上に簡単なのです。

結合組織

　股関節の靭帯は、人体で最も強い靭帯です。全体として、どちらかというと外転を制限します。最初の靭帯が、腸骨大腿靭帯です。股関節前面にあり、大腿骨前面から、大腿頚の周囲を走って、転子間線に付着しています。この靭帯は、ビゲローのY靭帯とも呼ばれます。生徒が大腿骨を外旋して外転すると、後屈するアーサナを制限するように働きます。後屈中に伸ばされる靭帯です。ただし、後屈中に内旋すると、あまりストレッチされません。

　恥骨大腿靭帯は、恥骨上枝から腸骨大腿靭帯の遠位へと走る靭帯です。最後に、坐骨大腿靭帯が、坐骨から伸びて、股関節包に付着して融合しています。この3つの靭帯はすべて、股関節を補強し、支える働きをしています。

　大腿骨頭靭帯は、股関節の結合を助けると共に、もうひとつ特別の働きをします。大腿骨頭は、1本の血管によって栄養を与えられています。この血管は、大腿骨頭靭帯の内部から、寛骨臼を通過します。この血管と靭帯は、多少繊細なので、痛めると、大腿骨頭への血液の供給を中断させて、大腿骨頭壊死をもたらす原因になります。

　寛骨臼には、関節の周囲に関節唇を作る線維軟骨があります。この線維軟骨は、関節を深い位置に保つだけでなく、寛骨臼の骨縁を保護しています。寛骨臼の中心そのものは骨ですが、外面の周囲には、軟骨の輪があります。あらゆる軟骨と同じように、この軟骨が、骨の表面を保護し、骨の動きを容易にしています。9mmくらいの厚さだと考えられます。あまり体を動かさない生活をする人々と、若いころからよく体を動かしている人々を比較すると、この軟骨の構造と厚さに、明らかな違いが見られます。

　股関節に影響を与える結合組織には、もうひとつ、大腿筋膜があります。この筋膜鞘は、太腿の最も外側面に沿って走っています。起始は、骨盤の骨、胸腰筋膜、鼠径靭帯、外側腹部筋膜です。この筋膜は、大腿部の外側を下降して、様々な筋肉と結合し、

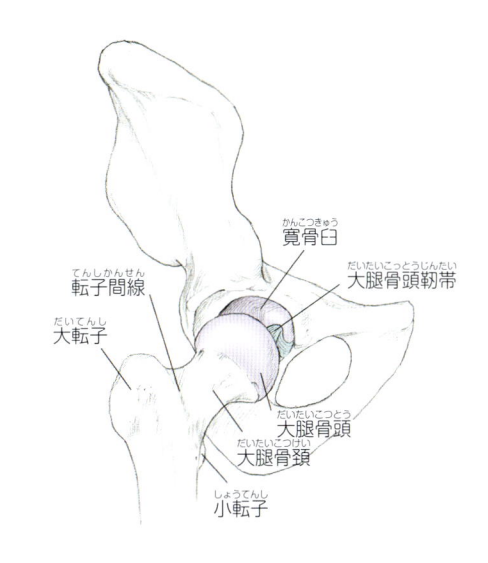

8.3　大腿骨頭靭帯を伴う寛骨臼の大腿骨頭

そののち、大腿骨遠位のいくつかの部位に付着しています。

　さらに、大転子の周辺では、大殿筋の腱膜が、この大腿筋膜と融合して、腸脛靭帯と呼ばれています。

骨盤、股関節、大腿骨　　97

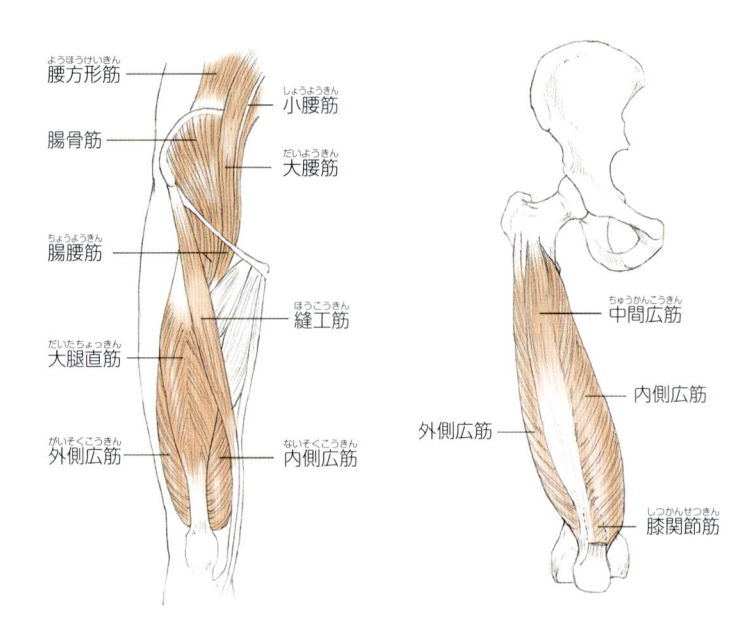

8.4　腸骨前面と大腿前面の筋群

神 経

骨盤一帯の神経は、腰神経叢と仙骨神経叢から始まります。腰神経叢と仙骨神経叢は、第6章で詳しく解説しています。

筋 肉

骨盤と太腿の筋肉は、人体で最も強く最も大切な筋肉のひとつです。これらの筋肉が、脊柱を骨盤に固定し、骨盤を大腿骨に固定して、骨盤底の形成を助けています。私たちが立ったり、動きまわったりできるのは、そのおかげです。次の頁の表は、骨盤と太腿の筋肉を学ぶために、役に立ちます。表では、位置と作用によって、筋肉が分類されています。

腸骨前面と大腿前面の筋群：股関節の屈筋と膝関節の伸筋　大腿前面の筋群は、人体で最大の筋肉に属します（図8.4と8.5）。歩行中や立っている間、一緒に作用して、最初の動きを起こし、膝関節の伸展を維持します。また、「大腿四頭筋」として知られている一部分は、立位のポーズで強化され、ランジや後屈のポーズによって、ストレッチされます。

8.5 腸骨前面と大腿前面の筋群

筋 肉	起 始	停 止	作 用
大腰筋	全腰椎の横突起；第12胸椎：T12：から第5腰椎：L5：までの側面	小転子	大腿部と体幹部の屈曲；体幹部の側屈のみ行う
小腰筋	第12胸椎：T12：から第5腰椎：L5：までの椎体の側面	恥骨側面または外側	腰椎を屈曲する
腸骨筋	腸骨窩；腸骨稜	大腰筋の腱と結合して小転子	大腿骨を屈曲する；重力に逆らって体幹部を屈曲する
腰方形筋	腸腰靭帯と腸骨稜	第12肋骨の下縁と第1腰椎から第4腰椎の横突起	第12肋骨を骨盤に引き寄せる、または、骨盤を固定する；腰椎の側屈
縫工筋	上前腸骨棘（ASIS）	脛骨体の近位内側面	大腿骨を屈曲し、外旋する；膝関節を屈曲し、その後、内旋させる
大腿四頭筋：大腿直筋（大腿直筋の起始部は2箇所）	長頭は下前腸骨棘（AIIS）；短頭は寛骨臼の上溝	膝蓋骨底の大腿四頭筋腱	股関節を屈曲する；膝関節で下腿を伸展する
大腿四頭筋：外側広筋	大腿骨の後面、大転子から大腿骨粗線の外側唇まで	膝蓋骨底と膝蓋骨外側；大腿直筋の腱	膝関節で下腿を伸展する
大腿四頭筋：内側広筋	転子間線、大腿骨粗線の内側唇	膝蓋骨内側縁	膝関節で下腿を伸展する
大腿四頭筋：中間広筋	大腿骨骨幹部の前面と側面	膝蓋骨後面；大腿四頭筋腱の一部を形成し、脛骨粗面に結合	膝関節で下腿を伸展する
膝関節筋	大腿骨体の前面下部	膝関節の近位滑膜	関節包を近位に引き寄せる

8.6 殿筋群

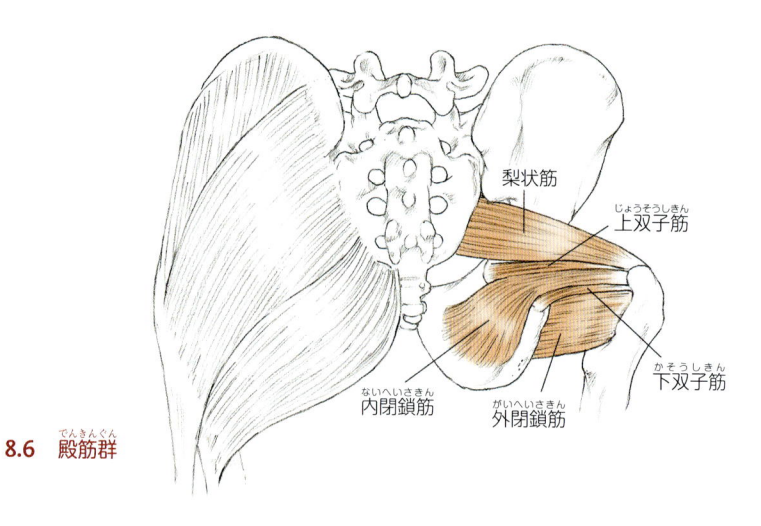

梨状筋
上双子筋
下双子筋
内閉鎖筋
外閉鎖筋

殿筋群：股関節の伸筋群、外転筋群、外旋筋群 殿部の筋肉は、股関節の動きの中心になるものです（図8.6と8.7）。体力を必要とするポーズや片脚で立つことが必須のポーズに、大きく寄与します。梨状筋、ふたつの閉鎖筋、双子筋は、併せて、外旋筋群と呼ばれています。外旋筋群は、立位のポーズ、後屈のポーズ、バランスを取るポーズで、強化されます。

8.7 殿筋群

筋 肉	起 始	停 止	作 用
大殿筋	腸骨後面、仙骨下部後面、尾骨の側面	大腿筋膜の腸脛靭帯と大腿骨の殿筋粗面	大腿骨を伸展し、外旋する
中殿筋	腸骨外側面	大転子	大腿骨を外転させる；前部線維は大腿骨を内旋させ、後部線維は大腿骨を外旋する
小殿筋	腸骨外側面と大坐骨切痕	大転子	大腿骨を外転、内旋する、大腿骨の屈曲を補助
大腿筋膜張筋	腸骨稜外側面、上前腸骨棘（ASIS）、大腿筋膜深部	大腿骨外側面 腸脛靭帯の近位3分の1	股関節を屈曲する、股関節の内旋を補助
梨状筋	第2、第3、第4仙骨孔の前面；仙結節靭帯；大坐骨孔	大転子	大腿骨を外旋する；大腿が屈曲されると大腿骨を伸展、外転する
内閉鎖筋	恥骨枝内側と坐骨	大転子内側面	伸展した太腿を外旋する；屈曲した太腿を外転させる
上双子筋	坐骨棘	大転子	伸展した太腿を外旋する；屈曲した太腿を外転させる
下双子筋	坐骨結節	大転子	伸展した太腿を外旋する；屈曲した太腿を外転させる
大腿方形筋	坐骨外側面	大転子後面	伸展した太腿を外旋する；屈曲した太腿を外転させる
外閉鎖筋	閉鎖膜の外面；閉鎖孔内側面；恥骨枝と坐骨	大転子内側面	伸展した太腿を外旋する；屈曲した太腿を外転させる

骨盤、股関節、大腿骨

大腿内側面の筋群：内転筋群と内旋筋群　これらの強力な筋肉は、歩行中の遊脚期に、大腿骨が外転し過ぎないように、助けてくれています（図8.8と8.9）。つまり、左脚で立ち、右足を踏み出すために右脚を振り出す時、右の内転筋群は、振り出した右脚が右に外れずに、真っ直ぐ前方に動くことを助けます。それが、より効果的な歩き方を生んでいます。内転筋群は、大腿部を外転させる、立位のポーズやいくつかの座位のポーズによって、強化され、ストレッチされます。たとえば、プラサーリタ・パードッターナーサナ（足を開いて伸ばすポーズ）、ウパヴィシュタ・コーナーサナ（開脚前屈）、バッダ・コーナーサナ（合せきのポーズ）などです。

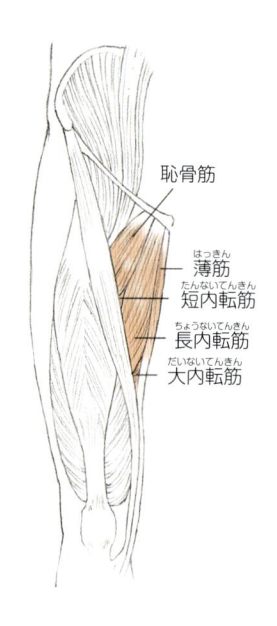

8.8　大腿内側面の筋群

大腿後面の筋群：股関節の伸筋群と膝関節の屈筋群　ヨガの教室ではふつう、最初の授業から、ハムストリング筋群のストレッチが指導されますから、ヨガを始めたばかりの生徒でさえ、練習を始めて間もなく、ハムストリング筋群を意識するようになります（図8.10と8.11）。この筋群は、股関節の屈筋群—膝の伸筋群に比べると、はるかに小さい筋群ですが、ヨガの教室では、通常、かなり、注目されています。重力に逆らう股関節の伸展で強化され、股関節の屈曲によってストレッチされます。特に、ウールドヴァ・ダヌラーサナ（上向きの弓のポーズ）の場合のように、膝が引き伸ばされる時に強化されます。あらゆる前屈は、膝を真っ直ぐ伸ばして股関節を屈曲する時、ハムストリング筋群をストレッチします。一例が、パシュチマターナーサナ（座位で行う前屈のポーズ）です。

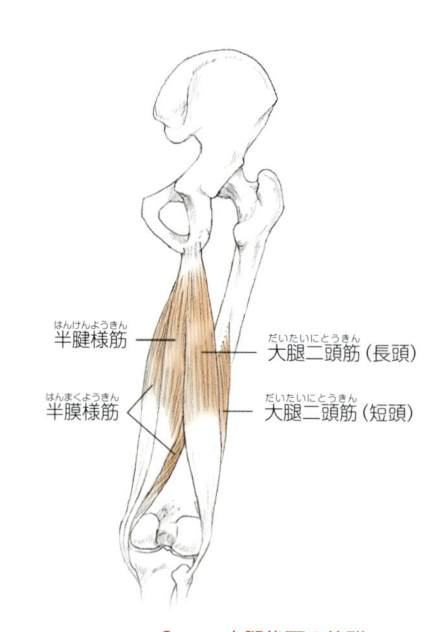

8.10　大腿後面の筋群

8.9　大腿内側面の筋群

筋　肉	起　始	停　止	作　用
薄筋	恥骨下枝（ちこつかし）	内側顆下、脛骨上部の内側面	大腿骨を内転する；下腿を屈曲、内旋する
恥骨筋	恥骨櫛（ちこつしつ）	小転子と大腿骨粗線の間	大腿骨を屈曲、内転、内旋する
長内転筋	恥骨内側面	大腿骨粗線下部	大腿骨を屈曲、内転、内旋する
短内転筋	恥骨内側面	大腿骨粗線中部	大腿骨を屈曲、内転、内旋する
大内転筋	恥骨下枝、坐骨下枝、坐骨結節	大腿骨粗線と大腿骨内側顆	大腿骨を内転する；上部は大腿骨を内旋、屈曲する；下部は大腿骨を外旋、伸展する

8.11　大腿後面の筋群

筋　肉	起　始	停　止	作　用
大腿二頭筋：短頭	大腿骨粗線	腓骨頭（ひこつとう）の側面に向かう共通腱	膝で下腿を屈曲する；脛骨（けいこつ）を外旋する
大腿二頭筋：長頭	坐骨結節	腓骨頭（ひこつとう）の側面	大腿骨を伸展し、脛骨を外旋する
半腱様筋	坐骨結節	脛骨上端外側面（けいこつじょうたんがいそくめん）	大腿骨を伸展する；下腿を屈曲し、脛骨を内旋する
半膜様筋	坐骨結節	大腿骨内側顆	大腿骨を伸展する；下腿を屈曲し、脛骨を内旋する

骨盤、股関節、大腿骨

骨盤底筋群　骨盤隔膜は、腹部臓器と、骨盤内の器官を支えるために、骨盤底の下部開口部を覆っています（図8.12と8.13）。骨盤底には、肛門、尿道、膣などいくつかの開口部があります。この開口部は、ケーゲル体操（骨盤底筋の体操）や「アシュヴィニ・ムドラ：asvini mudra」、また、「ムーラ・バンダ：mulabanda」で使われる筋肉です。次に挙げる筋肉も骨盤底に寄与しています：肛門挙筋、尾骨筋、深会陰横筋、尿道括約筋、坐骨海綿体筋、球海綿体筋、浅会陰横筋。

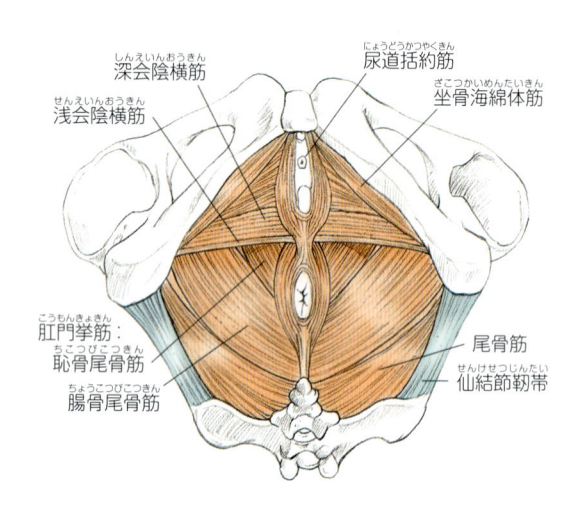

8.12　骨盤底筋群

8.13　骨盤底筋群

筋　肉	起　始	停　止	作　用
肛門挙筋 （ペア・対の筋肉）	恥骨上枝内側； 坐骨棘の内側表面	尾骨の最下部2個と 会陰腱中心で1対が 内側に結合する	腹部臓器を支えるために増大した 上から下への腹圧に抵抗して、 骨盤底を支え、わずかに持ち上げる； 排便を補助
恥骨尾骨筋	恥骨結合から閉鎖管を 結ぶ線	肛門の直前、 会陰腱中心	肛門を恥骨に引き寄せる； 腹部臓器を支え、排便を補助
腸骨尾骨筋	肛門挙筋の腱と坐骨棘	尾骨の最下部2個	増大した上から下への腹圧に 抵抗して、骨盤底を支え、 わずかに持ち上げる

運動生理学

　ウールドヴァ・ダヌラーサナ（上向きの弓のポーズ）を行っている時、生徒が、両足と両膝を真っ直ぐに伸ばさず、外に向けていることに、指導者が気づくことがあります。これは、生徒が内転筋群を使っていないからです。その時は、次のようなことが起こっています。重力の下方牽引に抵抗して、股関節を伸展させ、ウールドヴァ・ダヌラーサナへと押し上げるためには、大殿筋が利用されなければなりません。大殿筋は、股関節の伸展で、さらに、外旋を補助します。大殿筋が収縮すると、股関節を伸展させ、同時に外旋させる訳です。この、外旋という、大殿筋の補助的な要素は、内旋によって中和されなければなりません。

　内転筋群は、内旋筋群です。両膝を互いに押しつけるように、まっすぐにするために、内転筋群を使う必要があります。それが、大殿筋の外旋要素を中和して、後屈で大腿骨頭より後方に骨盤を回転させやすくしてくれます。アーサナのクラスでウールドヴァ・ダヌラーサナの時に、指導者が、両膝の間に軽量の発泡スチロールのブロックを置くように生徒にアドバイスするのは、そのためです。生徒は、ブロックを押し付けることで、内転筋群を使い、大殿筋の外旋要素を中和できます。

体で感じる解剖学

実践編

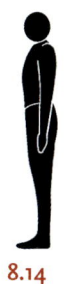

8.14
ターダーサナ
山のポーズ

応用実践1：前屈で外旋筋群の硬さを体験する
準備：ヨガマット1枚
注意：バランスに問題がある時は、壁の近くで行うこと。

　ヨガの生徒が直面し、なかなか克服できない難しさの一つに、ハムストリングが堅いことによる股関節の屈曲の制限がある。熱心に前屈を練習しても、あまり改善しないということに気づく生徒もいるだろう。原因の一部は外旋筋群の硬さにある。

　指導者の大半は、外旋筋群の作用は大腿骨を外旋することだと、きちんと認識しているが、外旋筋群は日常生活では、それとは異なる働きをしている。外旋筋群の最も一般的な作用は、歩行中に体が揺れる際に骨盤を安定させることである。つまり、右足で踏み出した後は、体重を右足に移すために、片脚立ちになる瞬間がある。右足と右脚が体重を受け取ると、右股関節の外旋筋群は骨盤を床と平行に保つために収縮し、そこでようやく左脚を振り出すことができるのだ。

　試してみよう。ヨガマットの上に、ターダーサナ（山のポーズ）で立つ（図8.14）。右足を踏み出して、右の大転子の真後ろの、右の回旋筋群の上に、指を置く。左脚を持ち上げ前に踏み出そうとすると、右の回旋筋群に強い収縮を感じるはずである。つまり、歩く時は一足ごとに、外旋筋群が収縮するべき動きとなる。これが外旋筋群を強化し、しっかりさせるのだ。片脚で立つポーズや多くの立位のポーズや後屈で強い外旋をする時も、同様の

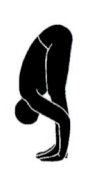

8.15
ウッターナーサナ
立位の
前屈のポーズ

ことがおきる。

　回旋筋群がいかにして股関節の屈曲を妨げるかを、はっきり理解するために、次のことを行ってみる。ターダーサナで立ち、両足を外側に向け、外旋筋群を強く収縮し、左右の殿部を押し合う。その状態で大腿骨の位置を保ったまま、ウッターナーサナで前屈してみよう。ポーズができたとしても、とてもやりにくいだろう。これは、外旋筋群が硬い状態を際立たせているのである。

　次に、大腿骨を、内旋する。この動きは、外旋の反対なので、外旋筋群をストレッチすることになる。前屈が、ずっと楽にできることが分かるはずである。ストレッチされるた外旋筋群は、骨盤を後方に引っ張らず、骨盤が大腿骨頭を回って前方に回旋することを許すため、前屈が楽になるのだ。したがって、前屈を改善するには、ハムストリングスだけでなく外旋筋群も、伸ばす必要がある。

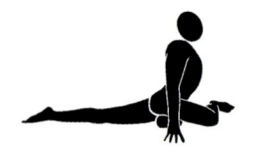

8.16
ボルスターを
利用した、
外旋筋のストレッチ

応用実践2：外旋筋群のストレッチ
準備：ヨガマット1枚 ● ボルスター（または、ブランケットを約2.5cm×52cm×70cmに折りたたみ、短いほうの端からしっかり丸める）
注意：途中で膝関節に痛みが起きたら、行わないこと。

　ボルスターをマットに対して横向きに置く。右脚でボルスターをまたいで座り、右殿部と右大腿上部をボルスターの上に置き、エーカ・パーダ・ラージャカポーターサナ（片脚の鳩のポーズ）になる（図8.16）。

　後ろ脚は真っ直ぐ伸ばし、内旋させ、前脚の脛骨前面が、マットの短い方の縁とぴったり平行になるようにする。大半の生徒は、右脚の脛骨の上部と下部をマットに平行にせず、踵を離しすぎることが多いので、特に注意する。

　必ず、体重を左に乗せ、右の殿部がわずかにボルスターに触れるところまで持ち上げる。その間、右の大腿骨はしっかりとボルスターを押し続ける。これは、右側の外旋筋群に、強力なストレッチをもたらす。とりわけこのまま前屈をすると、右の外旋筋群に強い伸びが起こる。ストレッチをしながら、呼吸を続け、反対側も繰り返す。

　なぜこれが効果があるのかと最初は当惑するかもしれない。筋肉を伸ばしたければ、その筋肉が収縮するときにすることと反対のことをしなければならないのが鉄則である。つまり、外旋筋群を伸ばすには、内旋を作り、筋肉の動作とは反対に動かさなくてはならない。では、なぜ、外旋の位置で外旋筋群がストレッチされるのだろうか？　このポーズでは外旋筋群は体の後ろにあり、大腿骨を屈曲させることで、体の後面の構造の伸ばしを始めることになるからである。

指導編

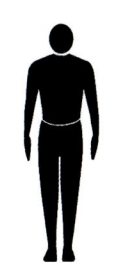

8.17
ターダーサナ
山のポーズ

応用指導1：ターダーサナ（山のポーズ）の股関節の位置
準備：ヨガマット1枚
注意：生徒の両足が前方を指し、内側や外側に向いていないことを確認する。

　生徒に、ターダーサナでマットに立ってもらい、まず、股関節を、側面と正面から観察する（図8.17）。体の前面で、大腿部が体幹部と結合する位置を見る。股関節が正しく中立の位置にあれば、そこに、小さなくぼみがある。これは、生徒の大転子（大腿骨上部の突起）が股関節窩の前方にあることだと覚えておこう。大腿骨をやや外旋して立っていると、くぼみはほとんどないか、あるいは全くない。

　次に、生徒の後ろに立ち、体に触れる許可を得てから、生徒の大転子に手を置く。寛骨臼内の大腿骨頭の前傾に応じて、大転子は、やや前方を向いている。そうでない場合は、少し内旋させて、股関節を中立な位置にするように、生徒にアドバイスする。

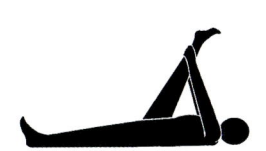

8.18
スプタ
パーダングシュターサナ
あお向けで行う
脚上げのポーズ

応用指導2：スプタ・パーダングシュターサナ（あお向けで行う脚上げのポーズ）での股関節の屈曲を改善する
準備：ヨガマット1枚
注意：妊娠4ヵ月以上では、あお向けにならないこと。

　スプタ・パーダングシュターサナを行うために、生徒にマットに横になってもらう（図8.18）。まず、生徒が伸ばした片脚を真っ直ぐ、90度まで持ち上げる様子を観察する。多くの生徒は、大腿骨全体を一度に上げるかのように、1回の動作で脚を持ち上げるだろう。この動作を何回か観察する。次に、別の方法で大腿骨を持ち上げるように提案する。動作を始める時間、大腿骨頭以外の大腿骨を持ち上げるために、大腿骨頭を降ろしていくことをイメージさせる。大腿と下腿を上げる時、大腿骨頭が、転がるように後ろ外方に向かって下がっていく動きをする。動作をこのように考えると、それは、大腿骨頭の実際の動きに合致する。ところがそれをせずに、下肢全体をただ持ち上げようとする生徒が大半である。この動き方では、大腿骨頭がより調和のとれた機能的で正常な動きとともに関節の中に深く入っていくことができないのだ。その種の動きでは、股関節の凹凸の法則にそぐわないのである。

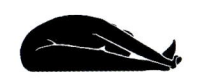

8.19
パシュチマターナーサナ
座位で行う前屈のポーズ

応用指導3：内旋の前屈を改善する
準備：ヨガマット1枚
注意：腰背部の張りを最小限にするため、生徒が股関節から動作を行うことを確かめる。

　パシュチマターナーサナ（座位の前屈）のような、座位の前屈を行う時には（図

骨盤、股関節、大腿骨

8.19)、内旋するようにアドバイスする。そのひとつの方法は、大腿の内側を、床にしっかり下げることである。そうすることで、前屈の姿勢で大腿骨がより中立な位置に保たれ、屈曲しやすくなる。

リンク

　「アシュヴィニ・ムドラ」は、体内のエネルギーを導くために行われる「印」です。ムドラは、体内でひある方向に動いているエネルギーを、別の方向に動かす助けとして実践されます。「アシュヴィニ：Asvini」は、馬の肛門括約筋を言い、肛門括約筋は、排便中に収縮し、解放されます。「ムドラ：mudra」は、「印」を意味しています。ヨガのポーズの実践において、「アシュヴィニ・ムドラ」は、骨盤底の収縮です。女性が、失禁や性的機能を改善するためのゲーゲル体操を行う時にも、実践しています。また、多くのアーサナの実践中にも、自然に行われています―「ウールドヴァ・ダヌラーサナ」（上向きの弓のポーズ）が、その一例です―内転筋群の強力な働きによって、骨盤底の収縮も行われているのです。

　「ムーラ：mula」は、「根」という意味です。「ムーラ・バンダ」は、特に、恥骨尾骨筋を使う、骨盤底の強力な収縮と上昇です。「アシュヴィニ・ムドラ」と「ムーラ・バンダ」の違いには、ふたつの要素があります。「アシュヴィニ・ムドラ」は、人体の精妙なエネルギーが下降することを防ぐために行われる、骨盤底の収縮です。「ムーラ・バンダ」は、下降するエネルギーを停止するだけでなく、積極的に上昇させるために、骨盤底を持ち上げます。「ムーラ・バンダ」の特質は、「アパーナ：apana」つまり骨盤の女性的な下向きのエネルギーを、上方に移動させることです。それによって、エネルギーは、「クンダ：kunda」つまり体幹部のエネルギーの通路に保持されて、スピリチュアルな作用に用いることができます。

　「ムーラ・バンダ」は、通常、上級の「プラーナーヤマ：pranayama」の技を行う時に取り入れられますが、ヨガの流派のなかには、アーサナの実践中に「ムーラ・バンダ」を活用する流派もあります。敢えて他のハタヨガの流派では、アーサナの実践中に体のアラインメントが整っていると、「ムーラ・バンダ」は自然に起こるとされています。

膝関節と下腿 9

> 身体を超えるものが存在すると、私は思う。しかし、身体は、人が手で触れることのできるすべて、である。
> ──アイダ・ロルフ

膝関節は、大腿骨と脛骨で形成されています。腓骨と膝蓋骨は、関節外です。関節外とは、膝関節自体とは直接の関わりがない、ということです。

膝関節は、人体で最長の大腿骨の先端に位置すると共に、体重を支える重要な関節です（図9.1と9.2）。このふたつの事実のために、膝関節は、強度の圧迫と負担にさらされています。圧迫は、屈曲と伸

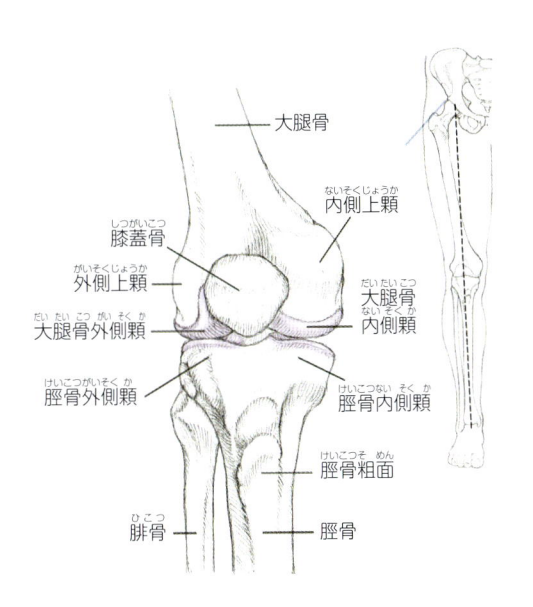

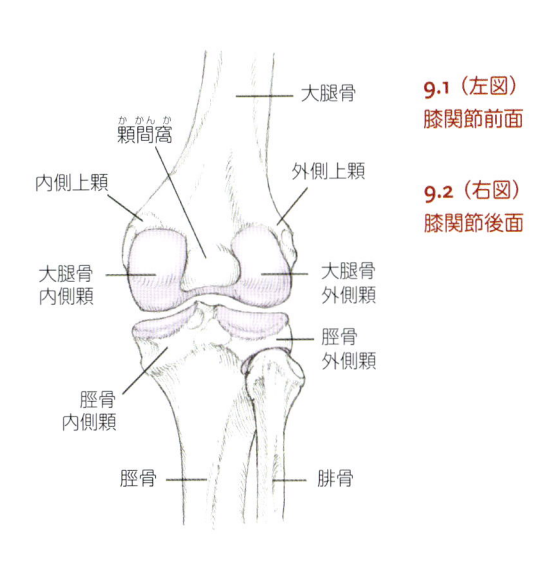

9.1（左図）
膝関節前面

9.2（右図）
膝関節後面

展によっても起こりますが、この関節が回旋の要素を持っているせいでも、起こります。膝関節は多くの強力な筋肉の影響を受けますが、残念なことに、そうした強い筋肉に、それほど支えられていないのです。したがって、この関節の力学を理解するためには、その独特の構造に注意を払う必要があります。

骨

第8章で解説しましたが、大腿骨頚は、大腿骨の近位端で約125度の角を成しています。これが、寛骨臼を出た大腿骨頚が、大腿骨体の突端で折れ曲がる時の角度です。

大腿骨頭が寛骨臼のなかで誤った位置に置かれて、この角度が変化すると、膝関節のアラインメントが困難になります。角度が減少すると、大腿骨頭は、大腿骨がより外転した位置で寛骨臼とつながります。この状態が内反膝で、一般的にO脚と呼ばれ、男性によく見られます。逆に、大腿骨頚の角度が拡大すると、大腿骨頭が寛骨臼に入り込んで、大腿骨はより内転した位置に置かれます。この状態が外反膝で、通常はX脚と呼ばれ、女性に多いものです。

大腿骨は、前面で、互いに結合するふたつの顆で終わりますが、後面部では分かれて、顆間窩と呼ばれる空洞を形成しています。顆のごく近位に、上顆があります。上顆は、内側と外側の隆起で、軟組織の付着点になっています。

脛骨は、人体では、大腿骨に次ぐ大きな骨で、膝関節の残りの半分は、脛骨から成っています。大腿骨遠位と同様に、脛骨上部には、内側と外側のふたつの顆があります。このふたつの顆の上部表面が、大腿骨の顆の遠位端を受け入れる面で、ここが、本来の意味での膝関節です。脛骨の内側顆の関節面は、大腿骨の内側顆を受け入れる凹面です。一方、外側顆は、内側顆ほど凹面ではありません（図9.3）。

脛骨の上部前面には、脛骨粗面があります。脛骨粗面は、大きく、簡単に見分けられる骨の隆起で、大腿四頭筋の停止部位です。ここで、探してみましょう。

床に楽に座り、足を床に着けたまま右膝を屈曲して、胸に半分くらい近づけます。膝蓋骨を覆うように右手を置くと、指先は、足と向かい合います。膝蓋骨遠位のくぼみに注意します。このくぼみの真下に、脛骨体の中心に突き出る、脛骨粗面の骨の隆起が感じ取れるはずです。

脛骨近位の外側は、腓骨と結合するために、扁平です（図9.4）。脛骨遠位は、その先で内果を形成し、内果で足関節を形成します。

腓骨は、上部で脛骨外側と結合し、遠位端で、足関節の外側を形成しています。腓骨のこの部位は、外果と呼ばれています。腓骨は、膝関節には含まれません。その主な機能は、下腿外側面の支柱として作用することです。

膝蓋骨は、種子骨という腱内部で発達する骨の一種です。通常は、2歳頃に、膝関節で発生します。腱は、膝関節をまたぐ大腿四頭筋の腱です（図9.5）。

膝蓋骨の役割は、膝関節を保護する蓋であること、さらに、大腿四頭筋が膝蓋骨を通って膝を横切る時に、梃子の作用を強くすることです。これは、次のように起こります。ご存知のように、支点が存在すると、梃子の作用が強化されます。大腿四頭筋は膝関節をまたぐ時、膝蓋骨の厚みによって持ち上げられます。膝蓋骨が、支点として働く訳です。このように膝関節で腱が少し持ち上げられることによって、膝の伸展に大きな力がもたらされます。事実、膝蓋骨は、膝関節での大腿四頭筋の力を15％から40％も強化しています。

膝蓋骨は、膝関節が伸展すると、少し内側に入り、屈曲すると、少し外側に出ます。とは言え、膝蓋骨が、極端に内側や外側に横滑りしたり、横滑りしたままになることも、珍しくありません。運動選手に、時にそれが見られます。

この膝蓋骨の変位は、一般に、太腿四頭筋の3つの広筋群の内側頭や外側頭の筋力が、それぞれアンバランスになった結果です。これは、膝蓋大腿部痛症候群と呼ばれています。通常は、広筋群の弱い部分を個別に強化するエクササイズで改善されます。

9.3 膝関節内側面　　　**9.4** 膝関節外側面　　　**9.5** 膝蓋大腿関節

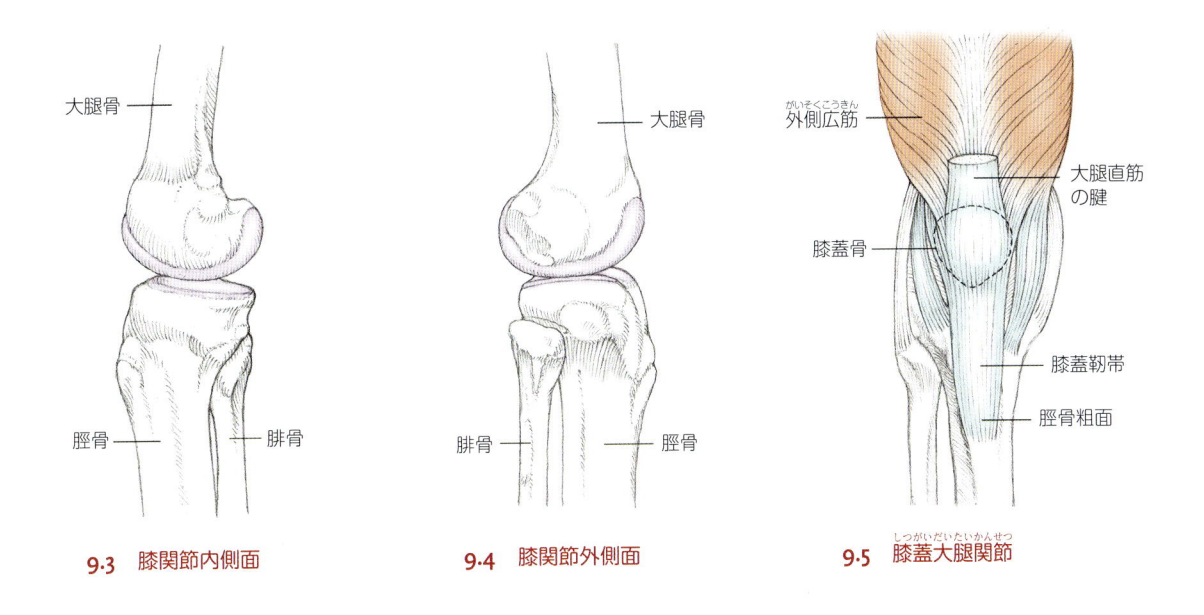

関節

　膝関節は、大腿骨遠位と脛骨近位の結合だけで成っています。膝関節の中心は、寛骨臼の中心から真っ直ぐ下ろされた線上にあります。この線は、膝関節を寛骨臼の真下に置くためには、大腿骨が股関節から内側に弯曲せねばならないことを示し、実際内側弯曲していることを示します。この弯曲は、部分的には、大腿骨頚の角度から生まれる大腿骨の内側弯曲によって、完成しています。つまり、大転子が股関節の前方に位置することによってできる角度で、大腿骨頭は、寛骨臼の中に位置する訳です。膝関節は、膝蓋大腿関節を形成する膝蓋骨の存在によって完成します。

　膝の後面の空間は、膝窩と呼ばれています。膝窩の近位外側縁は、大腿二頭筋で、遠位外側縁は、腓腹筋外側頭です。内側縁には、半腱様筋、半膜様筋、腓腹筋内側頭があります。膝窩は、動脈、静脈、滑液包、総腓骨神経、後脛骨神経を包含しています。

　膝関節の周囲の他の関節は、脛骨と腓骨の関節です。脛骨外側は、脛腓関節と呼ばれる部位で、腓骨頭に結合します。脛腓関節は、前方と後方に少し動ける滑走関節です。

結合組織

　脛骨と腓骨は、骨間膜で結合しています。骨間膜は、結合された脛骨と腓骨を保持するだけでなく、下肢の筋肉を、前方と後方に分岐しています。

　膝関節を動かす主な靭帯は、内側側副靭帯と外側側副靭帯です（図9.6と図9.7）。このふたつの側副靭帯は、膝関節のあらゆる回旋の動きに安定をもたらします。内側側副靭帯は、膝関節内側面で、大腿骨と脛骨が結合する場所をよりしっかり安定させるために、外側より強くなっています。大腿骨遠位は、ここでは角度が大きく広がり、膝関節外側の大腿骨遠位以上に動くことができます。それゆえに、さらなる支えが必要になるのです。外側側副靭帯は、大腿骨外側上顆から腓骨頭外側まで走り、膝関節外側面を支えています。

　内側側副靭帯は、外側側副靭帯より強力で、大腿骨内側上顆から脛骨内側縁に至る靭帯です。二つの側

9.6（左図）
内側側副靱帯

9.7（右図）
外側側副靱帯

大腿骨
内側側副靱帯
脛骨
腓骨

外側上顆
外側側副靱帯
腓骨頭
外側半月

副靱帯のもうひとつ重要な違いは、内側側副靱帯が内側半月にも結合していることです。これが、膝関節内側での怪我、特に体重を支える時に捻って痛める可能性を高くしている要因のひとつです。

　この種の怪我は、足をしっかり地に着けて、膝を屈曲して、大腿骨を内転や内旋する時に起こります。この体勢では、膝関節が内側で開き、大変不安定になります。膝が屈曲しているために、大腿骨と脛骨の結合がもろく、安定性を欠くからです。この状態の膝関節に、ラグビーのタックルのように何らかの力が加わると、内側筋腱や傍側腱、隣接する内側半月（本当は前十字靱帯、内側側副靱帯、内側半月）のすべてを、一度に、負傷することがあります。これは、「オドノビューの不幸の三徴」という、整形外科の怪我のなかで、おそらく最も鮮やかな名称を与えられています。筋腱、靱帯、関節半月の3つの結合は、外側にはありません。これが、膝の外側にあまり怪我をしない理由のひとつです。

　膝関節内の靱帯は、交差していることから、十字靱帯と呼ばれています。この靱帯が結合する脛骨の部位にちなんで、それぞれに名称が付けられています。十字靱帯の十字の方向は斜めで、それゆえ、屈曲でき、同時に、脛骨-大腿骨変位を妨いでいます。前十字靱帯（ACL）は、脛骨の前顆間窩と外側半月に結合し、さらに、大腿骨外側顆に結合するために、後方・上方に走っています（図9.8）。前十字靱帯（ACL）には、いくつかの機能があります。膝関節の過伸展を制限します。脛骨の前方への変位を抑える主な構造であり、脛骨の内旋を制限します。後十字靱帯（PCL）は、脛骨の後顆間窩が起始で、大腿骨内側顆前面に付着しています（図9.9）。膝関節の屈曲を、受動的に助けます。

　膝関節には、半月と呼ばれる独特の構造があります。この構造が、膝関節のクッションとして作用し、また、遠位大腿骨顆と脛骨上面の間に深い空洞を作り出します。半月は、滑液の被膜を保持して滑液を保護し、その結果、膝関節の動きを容易にし、摩擦を軽減しています。この軟骨の表面の炎症や損傷は、体重を支えるために有効な面を減らすことがあります。そして、この自然な潤滑作用を減少させ、膝関節の退化を促進することになります。

　半月は共に、外縁では厚みがあり、中央部では薄く、それぞれ、関節包の一部に結合されています。ま

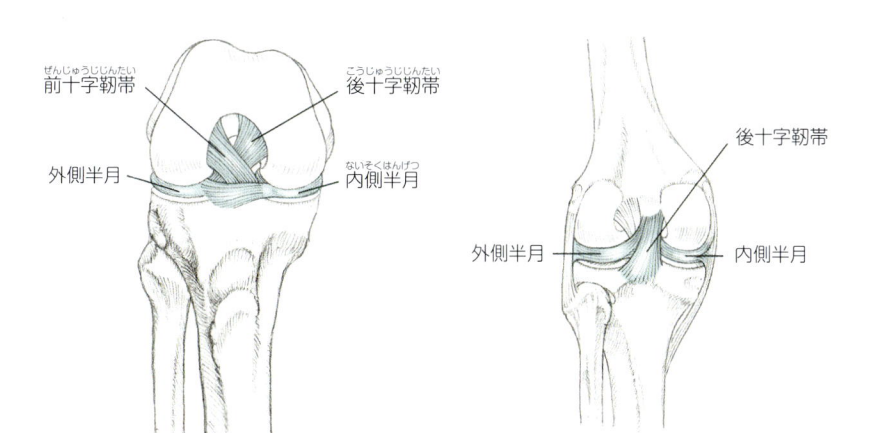

9.8（左図）
前十字靭帯と半月

9.9（右図）
後十字靭帯と半月

た、運動中に少し動きます。膝関節の伸展中は、半月は、わずかに前方に動き、屈曲では、後方に動きます。半月のこの動きが、脛骨上の大腿骨を滑らかに動かします。

膝関節には、クッションとして作用する3個の滑液包があり、膝関節の周囲の前方、外側、内側に位置しています。最大の滑液包は、膝蓋骨と皮膚の間にあり、この滑液包は、ひざまずいて行うエクササイズで炎症を起こすことがあります。その症状は、「膝蓋前滑液包炎：女中膝」と呼ばれています。すべての滑液包は、腱や靭帯と同じように、骨の摩擦や摩耗を防ぎ、それらを包み込んで、軟組織を守るクッションの作用をしています。

神　経

膝関節周囲の主なふたつの神経は、坐骨神経の分枝です（坐骨神経の詳細は第6章をご参照ください）。この分枝は、脛骨神経と総腓骨神経と呼ばれ、膝関節後面のすぐ上が起点です。

脛骨神経は、総腓骨神経より大きく、膝関節後面で膝窩を直進し、末端まで続いています。アキレス腱の内側を下降する時は、ふくらはぎの奥深く進みます。最後は、足底の結合組織で終り、そこからさらに、内側足底神経と外側足底神経に分岐しています。

脛骨神経は、膝関節自体と足関節に対して分岐を持ち、ふくらはぎの筋肉と足の浅層屈筋をコントロールし、また、この部位の他の筋肉もコントロールします。

総腓骨神経は、膝窩の外側面を下降します。下降しながら、腓骨頭の周囲に巻きつき、長腓骨筋の深部に進みます。その後、深枝と浅枝に分岐します。

総腓骨神経も膝関節への分岐があり、下腿外側面と後面の筋肉へも分岐します。さらに、前脛骨筋と足の筋肉のいくつかに、神経支配をもたらしています。

膝関節と下腿　113

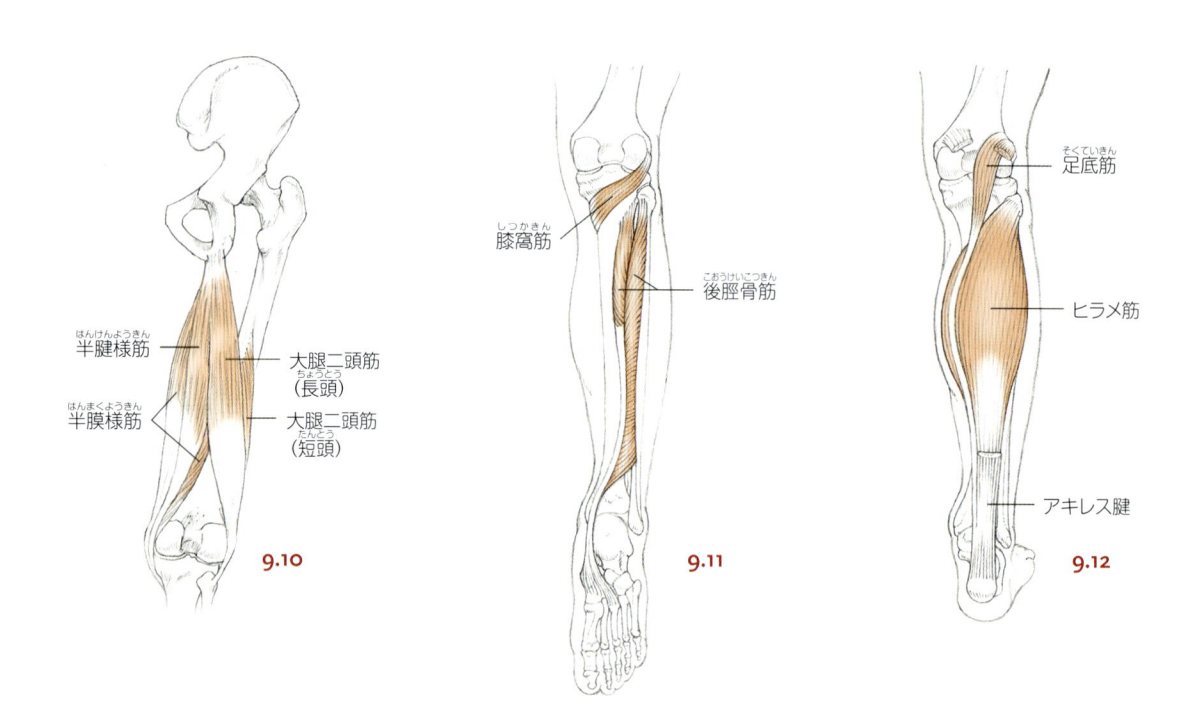

9.10 半腱様筋 / 半膜様筋 / 大腿二頭筋（長頭）/ 大腿二頭筋（短頭）

9.11 膝窩筋 / 後脛骨筋

9.12 足底筋 / ヒラメ筋 / アキレス腱

9.14 特に膝関節に作用する筋群

筋 肉	起 始	停 止	作 用
腓腹筋内側頭	大腿骨内側顆後面 膝関節包内側 大腿骨の膝窩面	踵骨に付着する アキレス腱	膝関節を屈曲する；足を底屈し、回外を補助；歩行中、踵を上げる
腓腹筋外側頭	大腿骨外側顆、膝関節包外側面	踵骨に付着する アキレス腱	足を底屈し、回外を補助
足底筋	大腿骨顆上隆線遠位外側	踵骨後面部	下腿を屈曲する；足を底屈
膝窩筋	外側顆と膝関節包に由来する強力な腱	脛骨後面の上端1/3、近位膝窩筋線、ヒラメ筋線上方	下腿をわずかに屈曲し内旋

第3部：下 肢

腓腹筋
ヒラメ筋

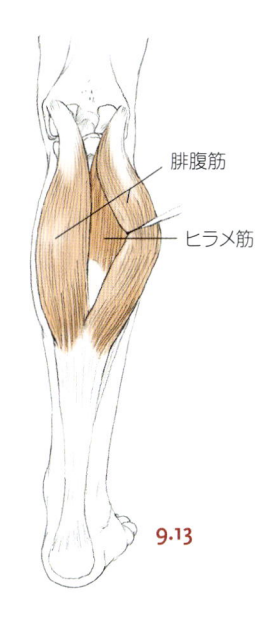

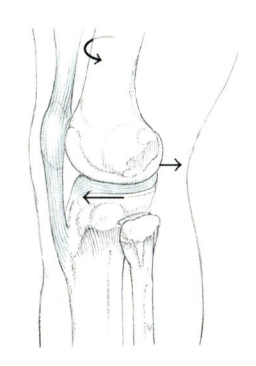

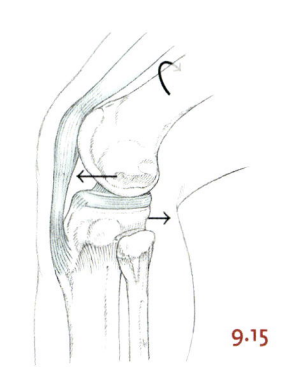

9.13

9.15

9.10　ハムストリングス上方深部
9.11　膝窩筋と後脛骨筋
9.12　下腿のその他の筋群
9.13　腓腹筋
9.15　屈曲と伸展の回転要素

筋　肉

　膝関節周囲の筋肉は、人体で最もパワフルなもののひとつです。大腿四頭筋、内転筋群、ハムストリングスは、第8章で紹介しています。ここでは、下肢に結合され、股関節ではなく、特に、膝関節に作用する筋肉を紹介します（図9.10から図9.13）。それらの筋肉の、起始、停止、作用は、表9.14に表示しています。

　ここで解説した筋肉は、時に、第二次膝屈筋群と呼ばれています。足が安定して体重を支えている時は、第二次膝屈筋群が膝を屈曲します。一方、足にかかる重さが全くないと、これらの筋肉は、足首を底屈させます。つまり、第二次膝屈筋群は、足と下腿の間の角度を広げます。

運動生理学

　膝関節に関する誤解のひとつは、蝶番としての作用です。膝関節は蝶番の作用をすることはなく、膝は、屈曲と伸展の時に、回転しながら滑るように動きます。屈曲では、大腿骨が、脛骨高原の前方に回転し、脛骨は、大腿骨の後方に滑ります。

　膝関節が健全に働く時は、動きの内に回旋の要素が入ってくるのです（図9.15）。屈曲中は、大腿骨が、脛骨の上をわずかに外旋するアンロック機構が作用します。この大腿骨の脛骨の上での外旋は、90度の屈曲で最も解放されます。ウッティタ・パールシュヴァコーナーサナ（体の脇を伸ばすポーズ）、ヴィーラバドラーサナⅠ（戦士のポーズⅠ）ヴィーラバドラーサナⅡ（戦士のポーズⅡ）を行う時の、前脚の膝関節の位置がそれです。

　膝関節の伸展では、大腿骨は脛骨高原の後方に回転し、脛骨は、大腿骨の前方に滑ります。伸展中は、大腿骨が、脛骨の上でわずかに内旋し、それが、ロック機構をもたらします。この動きは、部分的には、脛骨内

膝関節と下腿　115

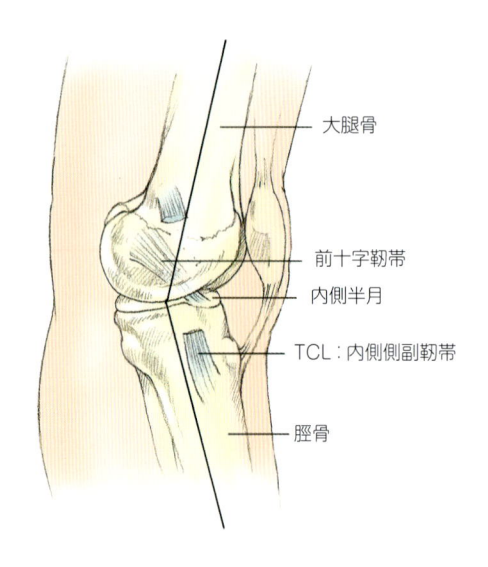

9.16 膝の過伸展

大腿骨
前十字靭帯
内側半月
TCL：内側側副靭帯
脛骨

側顆の形と内側半月の形によって作られます。この2つの形のせいで、大腿骨は、膝関節内側でさらに深く伸展することになります。それが、ロック機構をもたらして、伸展中の膝関節の安定性に寄与します。

　膝関節の過伸展は、太腿骨に対して脛骨の後方への滑りが極端で、膝関節が180度以上に動く場合、あるいは、直線になる時に起こります（図9.16）。膝関節の過伸展は、伸展を不安定にさせ、膝の靭帯を圧迫します。過伸展は、特に、前十字靭帯によって抑えられますが、斜膝窩靭帯や側副靭帯によっても抑制されます。

　膝関節の変位には、他に、外反膝と内反膝があります（110頁で解説）。外反膝（X脚）は、女性に多く、大腿骨頚の角度が小さいことが原因の一部です。結果、両膝がぴったり着いてしまいます。外反膝の生徒は、ターダーサナ（山のポーズ）の時に、先に膝の内側がぶつかるので、両足をくっつけることができません。内反膝（O脚）は、大腿骨頚の角度の拡大と関連しています。男性に多く、内反膝の生徒は、ターダーサナで、両膝を合わせることができないかもしれません。

体で感じる解剖学

実践編

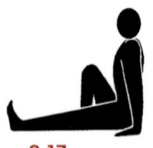

9.17 ダンダーサナ　片脚を曲げた杖のポーズ　片脚を曲げて行う

応用実践1：正常な膝蓋骨の動き
準備：ヨガマット1枚
注意：実践中に何らかの違和感を覚えたら、すぐに中断すること。

　大腿四頭筋がリラックスしていると、膝蓋骨は楽に動く。それを体感するために、片脚を曲げ、もう一方の脚を伸ばして、マットに座る（図9.17）。伸ばした脚の大腿四頭筋の力を抜き、膝蓋骨の側面を、親指と人さし指でつかむ。

　次に、膝蓋骨を左右にそっと動かす。膝蓋骨は楽に動き、左右どちらも約2.5cmの範囲で動かしても痛みがないはずである。その後、膝蓋骨を離して、大腿四頭筋を収縮させる。

膝蓋骨は、大腿骨に抵抗して、しっかり保持され、膝蓋骨を全く動かせないことが分かるだろう。このテクニックは実に簡単でありながら、とりわけ立位のポーズで大腿四頭筋がどのように収縮しているのかを正確に伝えるために使えるだろう。

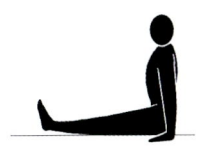

応用実践2：膝の過伸展を試す
準備：ヨガマット1枚
注意：両膝を無理にマットに押し付けないこと。

　自分の膝が過伸展であるかどうかを判断する簡単な方法は、座位の姿勢で行うことができる。
　ダンダーサナ（杖のポーズ）で、マットに座る（図9.18）。両膝が外旋していないことを、確認する。両足の力は抜きつつ、大腿四頭筋を強く収縮させる。両足を背屈させると、正しい判断ができないので、両足の力を抜くこの動きが重要である。
　大腿四頭筋を収縮した時に、踵が床から離れて持ち上がる場合は、膝に過伸展の力がある可能性が高い。これは、アーサナの実践においては、問題を抱えることになるので、なるべく、いつも膝を過伸展させないように注意する。

9.18
ダンダーサナ
杖のポーズ
膝の過伸展を試す

指導編

応用指導1：ターダーサナ（山のポーズ）で膝を観察する
準備：ヨガマット1枚
注意：平らな面に立つこと。

　生徒にマットにターダーサナ（図9.19）で立ってもらう。両足の外側縁が平行で、股関節から外旋して立っていないことを確認する。
　生徒の膝関節を側面から観察する。外耳からまっすぐ下降する重心線を下に引くようにイメージすると、重心線は、肩関節の外側と股関節の外側の中心を抜け、膝関節の前方半分を通過する。したがって正しいターダーサナで立つと、体重は、膝関節の前部を通過することになる。
　この関係性で立つと、膝関節の構造自体が伸展時の安定性を助けてくれ、動きもまた、安定性を助ける。重力が姿勢の安定性を助けていることを表している。ターダーサナでは、膝関節を過伸展させることなく、正しく伸展させ、最大の安定性と最小の労力を伴う姿勢で立つように、生徒を促す。

9.19
ターダーサナ
山のポーズ

応用指導2：アドー・ムカ・シュヴァナーサナ（下向きの犬のポーズ）で膝関節を観察する
準備：ヨガマット1枚
注意：生徒の手首に痛みがある時は、壁に両手を着けて行う。

生徒にアドー・ムカ・シュヴァナーサナをしてもらい、生徒の背後に立って、膝関節後面を観察する(図9.20)。そのとき以下の2点に注目する。まず、生徒の膝関節後面が、後の壁と平行ではなく、むしろ、やや内旋していること。次に、膝関節の内側が、外則より少し下方にあること。この2つは、大腿骨が伸展時に内旋して膝内節の安定を助けていることを表している。この関係性が、伸展の時の、膝関節後面の正しい形である。

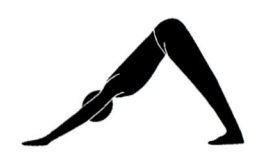

9.20
アドー・ムカ
シュヴァナーサナ
下向きの犬のポーズ

リンク

　膝関節に関して2冊の書籍をお薦めします。ピーター・エゴスエの『ペインフリー』(New York：Bantam, 2000)は、膝関節に関係するエクササイズを詳しく解説しています。これらのエクササイズは、特に奇跡を起こすようなものはないとしても、膝蓋骨の内旋や外旋過多の生徒には、大変有効です。膝蓋骨を正しい位置に置き、結果的に、大腿四頭筋の膝関節での効力を強化し、周囲の組織にかかる負荷を軽減する助けとなります。サンディ・ブレインの『健康な膝のためのヨガ』(Barkeley, C.A：Rodmell Press, 2005)は、痛みの予防とリハビリとしてのヨガのプログラムを網羅しています。

足関節と足 10

> 誰にも一足の赤い靴が必要である。
> ——ジュディス・ハンソン・ラサター

　私たちは多くの場合、怪我さえしなければ、足をないがしろにしています。合わない靴でも、流行のデザインなら、無理に足を押し込んで、ハイヒールで歩き回っています。ハイヒールを履くと、体重を受け取る仕組みを持たない前方の中足骨に体重が移り、足の外側に体重をのせることになります。私たちは足の爪にネールアートをしても、扁平な土踏まずには、無関心です。

　初めてインドに旅行した時、ある日、私は、市立公園を散歩しました。石畳の歩道に、庭師が残した、濡れた裸足の足跡が、大変印象的でした。ひとつひとつの足跡が、完璧な足の形を描いた、絵のように見えました。つま先はどれも丸く完璧で、土踏まずは、きれいに持ち上がり、踵は平らで、卵の形をしていました。その印象的な体験の後に、インドで足を意識し始め、シンプルなサンダルを履くことが、どれほど多くの人の足を、幅広で強く、伸び伸びと開放的にしているか、注目するようになりました。インドの人たちの足は、私がヨガのクラスで見ていた欧米人の足と全く対照的でした。欧米人の足は、大抵、親指は外転し、足首は回内して、土踏まずは下がっていました。靴に押し込められ、制限されて、足全体が、ほぼ奇形になっていたのです。

　幸いなことに、ヨガのアーサナを意識的に行うと、足部の筋肉がストレッチされて強化され、さらには、つま先を開いてしっかり立つことを思いださせてくれます。それは、健全な足の形を取り戻すことに役立ちます。この章では、足部と足関節の構造を学び、足の機能を改善する方法を学びます。

足関節の骨

　足には52個の骨があります。人体の骨の総数の約4分の1です。足関節の骨、足根骨は7個で、最上部が距骨(きょこつ)です。距骨は、上部で脛骨と、遠位で踵骨(しょうこつ)と、側面で外果(がいか)と内果(ないか)と、それぞれ結合し、回転の軸となる骨です。距骨には、付着する筋肉がありません。

　距骨に遠位で接合しているのが、踵骨です(図10.1

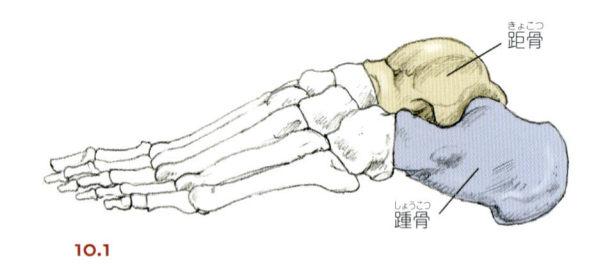

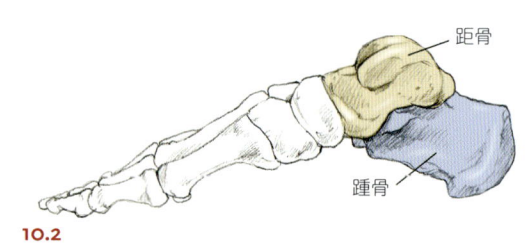

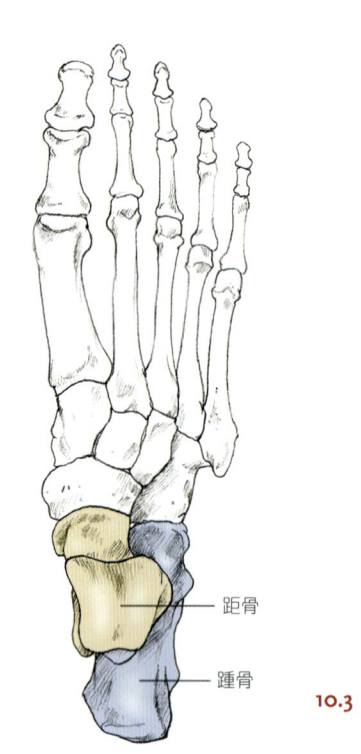

10.1 距骨と踵骨：外側面図

10.2 距骨と踵骨：内側面図

10.3 距骨と踵骨：上面図

10.4 足根骨：内側面図

10.5 足根骨：外側面図

10.6 中足骨と趾節骨：上面図

と10.2）。足部の骨では最も大きく、体重を支えるために重要な骨です。踵骨は足の後方に位置し、主にここを通して、体重が地面に伝えられます（図10.3）。

ターダーサナ（山のポーズ）の実践では、踵骨の、体重を支える働きを理解することが大切です。時に、ヨガの生徒は、体重を足部全体に均等にかけるように、指導されます。が、この指導は、足部と足関節の実際の構造を考慮したものではありません。

少し時間を取り、立って、下腿と足関節、そして、足部に注意してみます。下腿は、土踏まずのアーチの中心ではなく、足部の後方で足関節と結合しています。大きな距骨と踵骨も、同様に、足部の後方に位置しています。体重がのるのは、足部の中心ではなく、足の後方の、その場所です。足部の後方の骨が、体重を主に支える骨なのです。足関節のさらに小さな骨、そして、足部の細長い骨（中足骨）は、主に、バランスを取ることと、足を進めるために使われています。中足骨頭はいくらか体重を支えますが、構造的な形に従うと、立っている時の体重のほとんどは、足部後方の、踵骨から成る踵全体で支えられることになります。

踵骨のもうひとつの機能は、底屈の時の、強力な「てこ」としての作用です。踵骨は、人体で最大最強の腱であるアキレス腱の停止部位です。この部位に集まる腓腹筋・ヒラメ筋群の力を借りて、踵骨は、歩行中やランニング中の、驚異的な前進力をもたらします。距骨・踵骨より遠位に、中足骨に挟まれて、次の層となる5個の足根骨があります。足根骨は、足の甲に相当します（図10.4と10.5）。

舟状骨は、足部の内側、距骨と楔状骨の間に位置

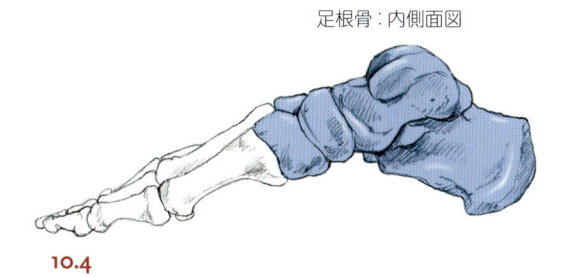

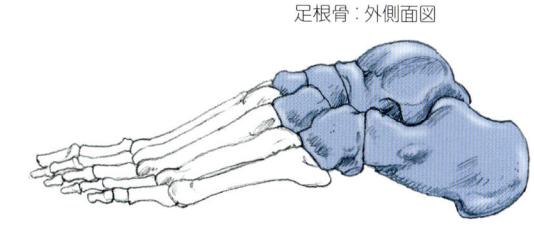

足根骨：内側面図　　　　　　　　　　　　　足根骨：外側面図

10.4　　　　　　　　　　　　　　　　　　　10.5

し、3つの楔状骨と関節結合しています。形からその名の着いた立方骨は、足の外側に位置し、近位で踵骨と、内側で外側楔状骨と舟状骨、遠位で第4中足骨と第5中足骨に関節結合しています（図10.6）。

　舟状骨を探すために、椅子に座り、左脚の膝の上に、右足を軽く交差させます。こうすると、足の内側面が見えます。第1趾中足骨頭内側面から、第1中足骨の側面に沿って、しっかり、手の指を押しつけます。次に、押し当てた指を、近位、足関節の方向に、ゆっくり移動します。最初の突起が、少し内側に見つかります。それが、内側楔状骨です。同じ方向に、もう少し動かすと、約2.5cm～4cm離れた位置に、別の突起が見つかります。これが、舟状骨です。

　同様に、立方骨も簡単に見つけられます。もう一度、椅子に座り、左脚の膝の上に、右足を軽く交差させます。今度は、左手で、足部の外側縁に沿って、足の小趾（小指）から足関節に向かって、しっかり、指を走らせます。外側縁を形成している第5中足骨の近位端に、突起が感じ取れ、少し「傾斜」を感じます。この傾斜のすぐ隣に指を動かすと、そこに立方骨が見つかります。

　残りの3つの足根骨は、足の横アーチを形成する楔状骨（V字型の骨）です。内側楔状骨は、なかでも最も大きく、舟状骨、中間楔状骨、第1中足骨、第2中足骨と、関節結合しています。中間楔状骨は、最も小さく、舟状骨、他の2個の楔状骨、第2中足骨と関節結合しています。最後の楔状骨は、最も外側に位置し、

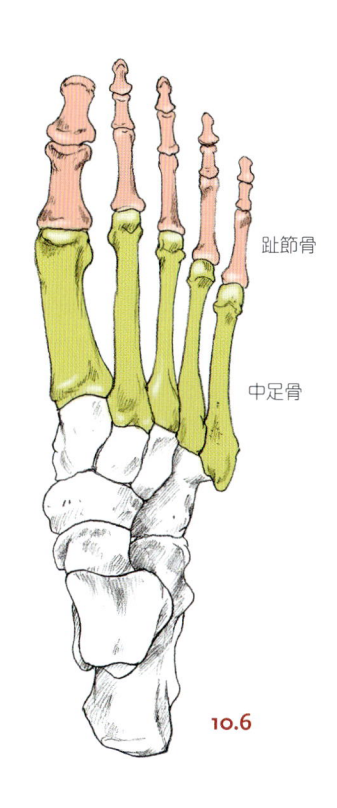

趾節骨

中足骨

10.6

次に挙げる6つの骨と関節結合しています；舟状骨、中間楔状骨、立方骨、第2中足骨～第4中足骨の6個です。内側アーチの最頂部を横切る楔状骨は、触診できます。

足関節と足　121

足部の骨

中足骨は、内側に位置する第1から外側の第5まで番号の付いた、5つの骨です。中足骨体は、細長く、足部の先端に向かってわずかに上方に弯曲しています。中足骨は、近位端の骨底と、骨体、遠位端の骨頭から成っています。第1中足骨は、他の4個の中足骨と比べると、はるかに厚みがあり、大きく、目立ちます。

足部には、14個の趾節骨があります。第1趾は、遠位と近位に各1個ずつ、2個の趾節骨があるだけですが、他の足趾にはそれぞれ3個の趾節骨があります。趾節骨は、ひとつの群として、その位置に応じて、遠位、中間、近位から成っています。

関 節

足関節は、線維性被膜に覆われ、脛骨の内果と腓骨の外果から成る、蝶番関節です。腓骨の外果は、距骨の周囲に適合しています。足関節は背屈と底屈の広い可動域がありますが、底屈ではあまり安定しません。足関節の動きは、多数の靱帯と筋肉に支持されています。

足部には33個の関節があり、私たちはその関節群の上でバランスを取っています。関節群は、2つの独特の縦アーチと一連の横アーチを形成しています。第1のアーチは、内側縦アーチで、アーサナの教室では、通常、「土踏まず」と呼ばれ、最も大きく、最も分かり易いアーチです。内側縦アーチは、踵骨、距骨、舟状骨、3個の楔状骨、第1〜3中足骨のすべての結合によって形成されています。この長いアーチを支持するのは、踵舟靱帯と長足底靱帯、さらに、後脛骨筋です。第2のアーチは、外側縦アーチで、内側縦アーチよりはるかに小さく、踵骨から第5中足骨まで伸びています。足の外側で確認できます。

中足骨頭後面部から足根骨前面部に至る、横アーチもあります。ターダーサナ（山のポーズ）でよく指導されるように、両足の内側縦アーチを合わせると、2つの足の横アーチが、実際にドームを作ります。ダンスをする時や、ハイヒールを履いている時のように、母趾球に体が載る時は、足のアーチは、通常の数倍圧迫されます。

結合組織

主に6つの靱帯が、足関節を定位置に支えています。4つは外側面にあり、腓骨と結合しています。そのため、外側面のすべての靱帯に「腓」の字が付いています。

足関節の外側側副靱帯は、実際は、3つの部位——前距腓靱帯（ATFL）、後距腓靱帯（PTFL）、踵腓靱帯から、成っています（図10.7）。ここは、足関節の捻挫の85％が発生する部位です。脛骨外側は内側ほど伸展しないため、足関節は外側の方が不安定です

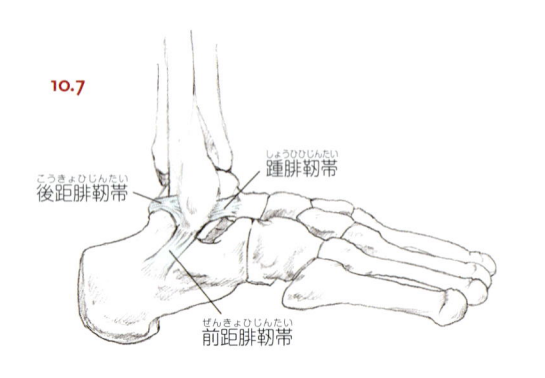

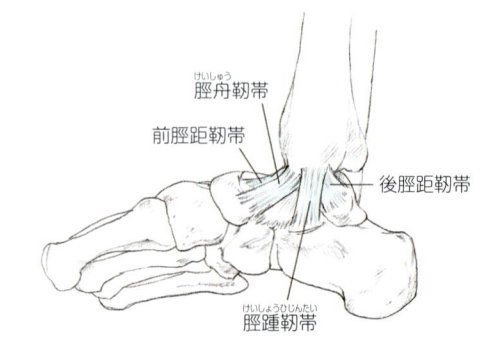

10.7

10.8

から、これは、ある意味で当然です。

　足関節の内側側副靭帯は、脛骨側副靭帯、あるいは、三角靭帯と呼ばれています（図10.8）。主な機能は、距骨が過剰に外側へ動くのを防ぐことです。また、底屈でも重要な役割を果たします。

　底屈の時の足関節は、あまり安定しないことを覚えてください。底屈では、距骨の細い部分が内果と外果にぴたりとはさまれて、足のアーチが圧迫されるせいです。したがって、底屈では、ピンと張りつめて圧迫される前距腓靭帯は、よく損傷をする部位です。また、距骨下面と踵骨上面は、骨間距踵靭帯と、ふたつの骨の間の前後の靭帯によって支えられています。

　足関節の主な靭帯は以上です。その他の靭帯は、図10.7と10.8で見られるような、既に紹介した機能を、補強します。足部には100個以上の靭帯がありますが、それを詳しく解説することは、本書の範囲を超えています。しかし、そのすべての靭帯が、足部とそのアーチを安定させ、完全な状態で維持するために作用しています。

　足根関節と中足骨関節は、多くの底側靭帯と背側靭帯と共に、滑走関節を形成しています。

▶ 長足底靭帯は、立方骨隆線から踵骨まで走り、第2～第5中足骨底に付着して、内側アーチを支持する。

▶ 短底側踵立方靭帯は、踵骨から立方骨まで走る長足底靭帯の下部に位置する。

▶ 底側踵舟靭帯は、踵骨から舟状骨に至り、距骨頭を支えている。

　足の中足趾節関節と趾節間関節は、1対の側副靭帯に支持され、また三角靭帯にも支えられています。

神　経

　下腿の3つの部分には、3つの異なる神経が分布しています。前面の筋肉は脛骨神経によってコントロールされ、後面の筋肉は深腓骨神経によって、外側面の筋肉は浅腓骨神経によって、それぞれコントロールされています（図10.9と10.10）。

　足関節と足部周辺の神経の経路を観るためには、第9章の「神経」の項と添付の図表を見直してください。

10.7　足関節の外側側副靭帯
10.8　足関節の内側側副靭帯
10.9　下肢の深部神経：前面図
10.10　下肢の神経：後面図

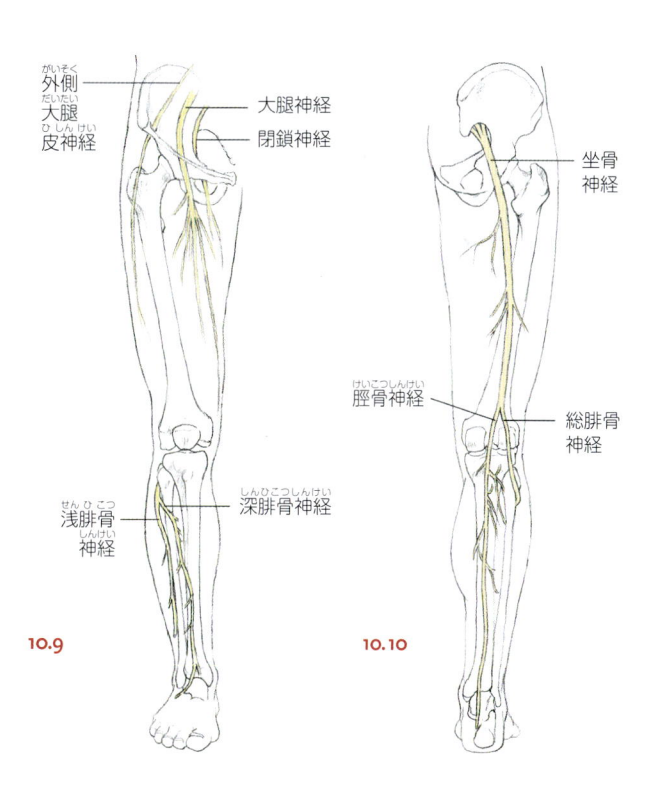

足底に神経の痛みを感じることは、ヨガの生徒にも、そうでない方にも、珍しいことではありません（図10.11）。最も共通する原因のひとつは、足底神経鞘の肥厚、神経腫です。神経腫は、神経を圧迫して痛みをもたらします。

足底の神経腫は、最も一般的には中足骨の間に発症します。神経腫ができる原因のひとつは、足部が生体力学的にしっかり作用していないために起きる圧迫です。アーチと中足骨から、体重がうまく配分されないと、結果的に足底の神経鞘に炎症が生まれ、神経腫に発展することになります。解決法のためによく行われるのは、神経腫を取り除く外科的切除です。残念なことに、手術は、その部位の組織を傷つけるので、治癒に悪影響をおよぼすこともあります。ターダーサナ（山のポーズ）や立位のポーズで、足部の正しいアラインメントを学び、足底面のしっかりしたストレッチを行うことは、神経腫の予防に役立ち、また、発症した後もその改善に役立ちます。

筋　肉

膝から足までの脚部は、下腿として知られ、前面、後面、外側面の3つの部分に分けられます（図10.12）。複雑な筋群は、膝関節、足関節と足部を動かすために、一緒に動きます（ここには、あとで解説する足部内在筋は含まれません）。

前面には、足関節を背屈させる筋肉があり、後面には足関節の底屈筋群、足趾の屈筋群、足部を内にかえす筋肉があります。また、外側面には、足関節を外にかえす筋肉があります。

▶ 下腿前面の筋肉は、特に歩行中の遊脚期に、足部を背屈させる筋群として作用する。遊脚期とは、後ろ脚を後ろから前へと振り出して、新しい軸足にするまでの歩行の一部分で、この時、下腿前面の筋群が足部を背屈させないと、後ろ脚が前に進む時、地面に衝突することになる（図10.13）。

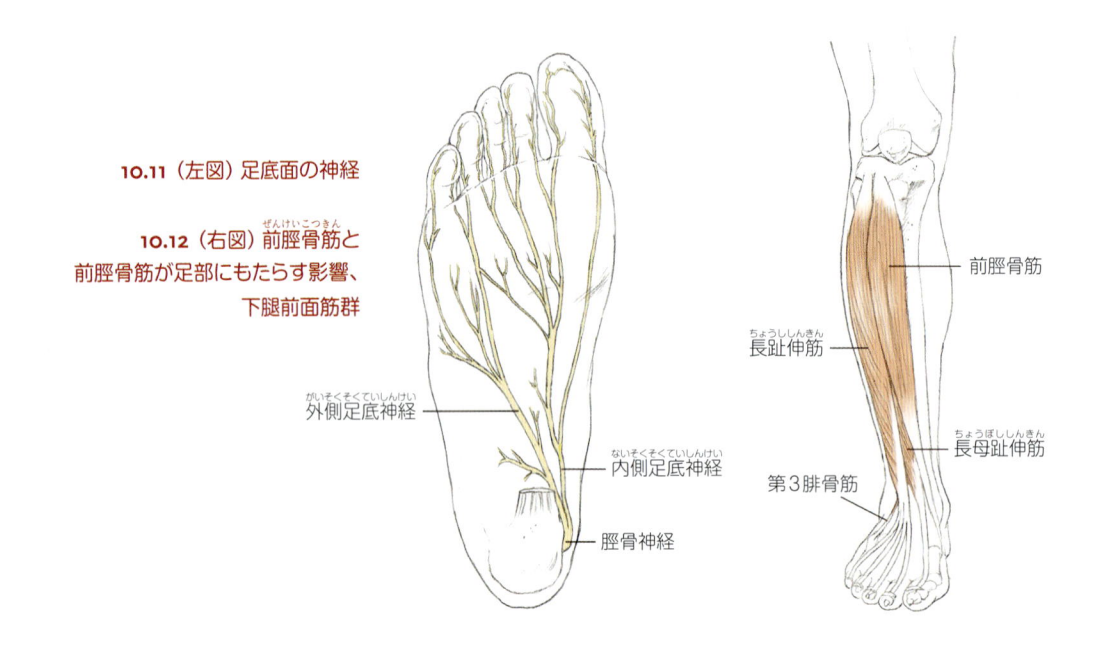

10.11（左図）足底面の神経

10.12（右図）前脛骨筋と前脛骨筋が足部にもたらす影響、下腿前面筋群

外側足底神経
内側足底神経
脛骨神経

前脛骨筋
長趾伸筋
長母趾伸筋
第3腓骨筋

10.13 下腿前面の筋群

筋　肉	起　始	停　止	作　用
前脛骨筋	脛骨外側顆と脛骨体の外側2/3	内側楔状骨（けいじょうこつ）の内側面と足底面および第一中足骨底（だいいちちゅうそくこつてい）	足部を背屈、回外する
長母趾伸筋	腓骨の前面中央と骨間膜（こつかんまく）	母趾末節骨底（ぼし）	足部を背屈、回外する；母趾の基節骨を伸展する
長趾伸筋	脛骨外側顆	第2～5趾中節骨・末節骨	足部を背屈、回内する；第2～4趾の基節骨を伸展する
第3腓骨筋	腓骨前面遠位端	第5中足骨背面	足部を背屈、回内する

▶ 下腿後面の筋群は、人体で最も強力な筋群に属し、表層と深層の2層に分かれている。表層筋の一部は、膝関節でも足関節でも作用する。第9章で解説した3つの筋肉、腓腹筋、足底筋、膝窩筋は、ヒラメ筋に加えて、この章でも紹介する。これらの筋肉は、時に、二次膝関節屈筋群と呼ばれる（図10.14～10.16）。

▶ 下腿外側面の筋群は、下部外側面にあり、パドマーサナ（蓮華座）を行う時に、伸展が必要な部位である。

前面と外側面の筋群の相互作用

　前脛骨筋（ぜんけいこつきん）、長腓骨筋（ちょうひこつきん）、短腓骨筋（たんひこつきん）の3つの筋肉は、足部で1つにまとまる三角巾のような形をしています。これらの筋肉はすべて、第1中足骨に付着し、前脛骨筋と長腓骨筋はそれぞれ、内側楔状骨と外側楔状骨にも付着しています。この構造的なネットワークの効果は、足関節の内側と外側への動きを安定させることです。アーチを支持する補助にもなっています。長腓骨筋は、つま先立ちをしている時にアーチの外側面を支え、バランスを取ることを助けます（図10.18）。

足部の筋肉

　足部には、19個の内在筋があります。起始と停止が足部自体にあり、足関節を横切らない筋群です。背側面にある内在筋は、短趾伸筋（たんししんきん）1つで、踵骨遠位外側面を起始にして、足部を走行し、4つの腱で停止します。最大の停止部は母趾基節骨で（時に、単独で短母趾伸筋と呼ばれます）、他の3つは、足部の第2趾～第4趾の長趾伸筋腱（ちょうししんきんけん）に停止しています。短指伸筋の作用は、母趾から第4趾の基節骨を、わずかに伸展させることです。その腱は、足趾を背屈すると、足先に確認できます。

　足底面の筋群をしっかり理解するには、これらの筋

足関節と足　125

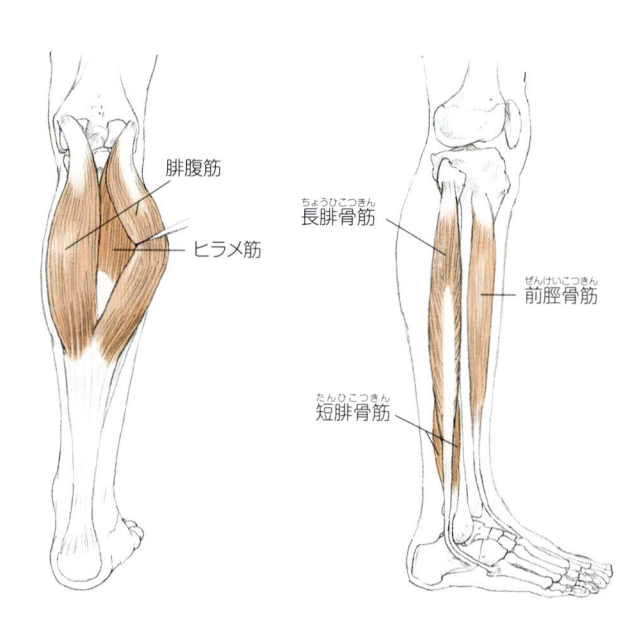

10.14 （左図）ヒラメ筋と後面を示すために、腓腹筋を取り除いた図

10.18 （右図）腓骨筋群と、腓骨筋群の足部と外側面への作用

10.15　下腿後面の筋群：表層

筋　肉	起　始	停　止	作　用
腓腹筋・内側頭	大腿骨内側顆；膝関節包内側	踵骨に付着するアキレス腱	膝関節の屈曲；足部を底屈、回外を補助
腓腹筋・外側頭	大腿骨外側顆；膝関節包外側	踵骨に付着するアキレス腱	足部を底屈、回外を補助
ヒラメ筋	後腓骨頭；腓骨後面と脛骨中央の内側面	腓腹筋と踵骨に付着するアキレス腱	足部を底屈
足底筋	大腿骨粗線遠位外側	踵骨後面	下腿の屈曲；足部を底屈
膝窩筋	大腿骨外側顆を起点にする強力な腱	膝窩線に至る脛骨上部後面1/3	下腿を屈曲、内旋する

10.16　下腿後面の筋群：深層

筋　肉	起　始	停　止	作　用
膝窩筋	大腿骨外側顆上の溝	脛骨後面上の膝窩線	下腿を屈曲、内旋
長母趾屈筋（ちょうぼしくっきん）	腓骨下部後面の2/3と下腿骨間膜下部	下段2項目と母趾の末節骨	母趾を趾節間関節（しせつかんかんせつ）と中足趾節間関節（ちゅうそくしせつかんかんせつ）で屈曲
長趾屈筋	ヒラメ筋線と後脛骨筋を覆う筋膜と筋膜より下方の脛骨中部後面	足底；4つの腱に分かれる	第2〜4趾を屈曲；歩行中やランニング中に足が進むことを助ける
後脛骨筋	下腿骨間膜の後面；脛骨後面	舟状骨粗面（しゅうじょうこつそめん）；以下の骨の足底面；立方骨、楔状骨、第2〜第4の中足骨	足関節を底屈；体重を支えていない時に足部を内かえし

10.17　下腿外側面の筋群

筋　肉	起　始	停　止	作　用
長腓骨筋	腓骨頭と腓骨体近位2/3	第1中足骨足底外側面と外側楔状骨	足部を回内、底屈
短腓骨筋	腓骨体の外側面の遠位2/3	第5中足骨側底の粗面	足部を回内、底屈

群が4つの異なる層を成していることに注意を向ける必要があります。足底は厚い筋膜性の層、足底筋膜（そくていきんまく）で覆われています。足底筋膜は、時に炎症を起こすことがあり、足底筋膜炎と呼ばれます。

足底面の4層は、足趾の屈曲のために、一緒に作用します。内側足底筋群は母趾：親指をコントロールし、外側足底筋群は小趾をコントロールし、中間群の筋肉は、第2〜4趾をコントロールします（図10.19〜10.23）。

運動生理学

足関節では、4つの動きができます。底屈、つまりつま先の伸展には、距骨の受動的な動き、前方への移動が必要になります。距骨には、付着している筋肉が

足関節と足

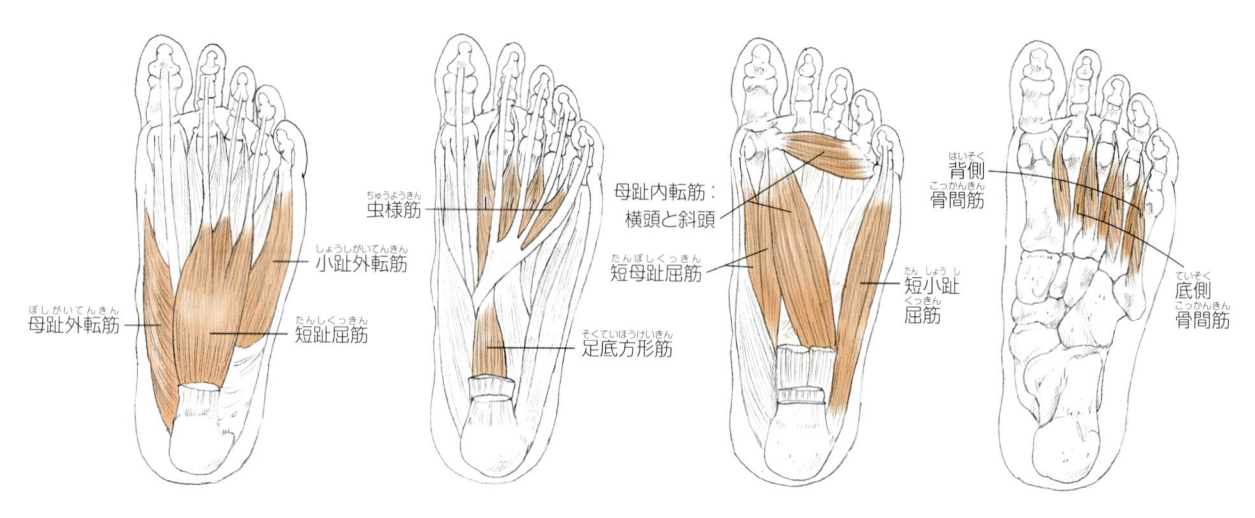

10.19 足底面の4層

10.20 足底筋群：第1層

筋　肉	起　始	停　止	作　用
母趾外転筋	踵骨内側面	母趾基底骨底の内側	母趾の外転
短趾屈筋	踵骨内側面	第2〜4趾の中節骨側面	第2〜4趾の中節骨の屈曲
小趾外転筋	踵骨外側面	第5趾の基節骨底の外側面	小趾の外転

ないので、前方への動きは、距骨に付着する結合組織の弛緩によって起こります。ふつう足関節は、約45度底屈します。

　背屈は、約20度までに制限されています。十分に背屈するためには、距骨は後方に滑る必要があります。背屈はまた、腓腹筋やヒラメ筋、アキレス腱の硬さによっても、制限されます。多くの生徒にこの部位の硬さがあるのは、アメリカの文化ではしゃがむことがあまりないせいでもあります。ランニングその他の運動競技を追求したり、ハイヒールを常用することも、この部位を硬くします。膝関節を曲げると、腓腹筋が伸ばされ、背屈をやや増進できます。

　簡単な伸展のエクササイズは、この部分の伸展に利用できます。また、腓腹筋とヒラメ筋を別々に伸展することも、背屈の改善に役立ちます。壁と向かい合って立ち、両手を肩の高さで壁に着けます。次に、右足を約60cm後ろに置き、踵を少し外側に向けます。前の脚の膝が足部の真上に来るように曲げます。後ろ足の踵が、しっかり床に支えられると、伸展が生まれます。このストレッチを少なくとも約30秒間保持します。こ

10.21　足底筋群：第2層

筋　肉	起　始	停　止	作　用
足底方形筋	踵骨内側面と踵骨外側面	長趾屈筋腱	第2～4趾の末節骨の屈曲
虫様筋	長趾屈筋腱	基節骨背面	第2～4趾の末節骨の屈曲、趾節間関節の伸展

10.22　足底筋群：第3層

筋　肉	起　始	停　止	作　用
短母趾屈筋	立方骨内側面、外側楔状骨	母趾の基節骨の内側面と外側面	母趾の基節骨の屈曲
母趾内転筋	第2～4中足骨底	母趾の基節骨底外側面	母趾の内転
短小趾屈筋	第5中足骨底	第5趾の基節骨底外側面	第5趾の基節骨の屈曲

10.22　足底筋群：第4層

筋　肉	起　始	停　止	作　用
背側骨間筋	隣接する中足骨の側面から出る2頭	基節骨底部の内側面と外側面に分岐	第2趾を中軸に足趾の外転
底側骨間筋	第3～5趾中足骨体底部と内側面	第3～5趾の基節骨の内側面	第2趾を中軸に足趾の外転

足関節と足

距骨
舟状骨
踵骨

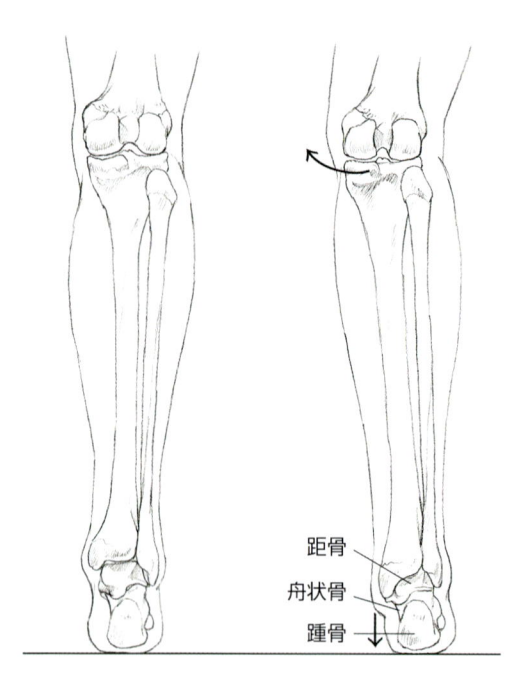

10.24 回内と膝関節への影響

の動きは、腓腹筋の伸展になります。腓腹筋は2関節筋で、その伸展には、膝関節と足関節の両方の伸展が必要なことを、覚えましょう。

　単関節筋のヒラメ筋の伸展のためには、壁と向かい合って、同じ姿勢になります。が、今回は、前脚の膝同様に、後ろ脚の膝も曲げます。ただし、後ろ脚の膝を曲げる時、後ろ足の踵が床に着いているようにします。後ろ脚の膝を曲げると、膝関節をまたぐ腓腹筋の伸展が解放され、それによって、足関節をまたぐヒラメ筋の伸展が強調されます。最初の腓腹筋の伸展は、ふくらはぎ全体で感じられるでしょう。2番目の、ヒラメ筋の伸展は、ふくらはぎの中ほどから下の、ヒラメ筋の位置に感じられます。

　足関節の第3の動きは、回外です。回外は、距骨下関節が滑り、距骨と踵骨と舟状骨との間の関節が滑ることによって起こります。この動きは、極めて自由なので、パドマーサナ（蓮華座）のようなポーズで、足首を中立に保って反対側の太腿の上に置く代わりに、足を引っ張ってポーズに入ると、回外のし過ぎになることがあります。回外は簡単にできるので、足関節の外側側副靭帯の捻挫を、招きがちです。足部の内反は、多くの場合、足関節の回外を伴います。

　足関節の第4の動きは、回内です（図10.24）。回内は、距骨下関節が滑り、また、距骨と踵骨と舟状骨との間の関節が滑ることによって、起こります。回内は、回外ほど自由ではありません。足関節の回内は、足部の靭帯が弛緩することで、増大します。靭帯が弛緩すると、縦アーチが回内するので、足関節も回内します。この回内は、脛骨に捩れを引き起こし、大腿骨上で脛骨を内旋させ、膝関節の健全な機能に、直接、影響を与えます。足部の外反は、多くは、足関節の回内を伴います。

足関節の捻挫

　注意：足関節の捻挫が疑われる時は、直ぐに、医師の治療を受けるように、生徒に薦めます。結合組織を扱うセラピストでも良いでしょう。足関節の捻挫は、長期にわたる治療が必要な損傷のひとつで、膝関節に問題をもたらすことにもなります。

　足関節の捻挫は、実際には、関節を支持する靭帯に起こる裂傷です。部分的な裂傷の場合も、完全な裂傷の場合もあります。捻挫は、通常、平面ではないところに足を踏み出す時や、運動中の転倒、足関節を回外して着地する時などに起こります。痛みが深刻になることもあります。痛みの大小は、損傷の程度とは関係しないこともありますが、腫れは、大抵、直ぐに表れます。

　生徒が足関節に軽い捻挫をしているかどうかを知る方法のひとつを、述べましょう。生徒に、椅子に座って、疑われる方の足を床から持ち上げてもらいます。次に、自分の手で足関節を動かしてもらい、痛みが起きるかどうか、確認します。足関節自体を動かすことで起こる痛みは、捻挫ではなく、筋肉の痛みか損傷です。次に、生徒自身か経験者の手で、足をそっと動かして、

底屈と回外を同時に作り出します。ここで痛みが起こる場合は、前距腓靭帯（ATFL）が損傷している可能性があり、医学的な治療が必要です。

体で感じる解剖学

実践編

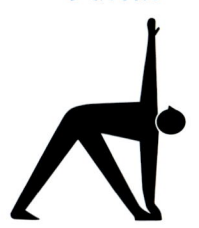

応用実践1：立位のポーズで足の位置
準備：ヨガマット1枚
注意：前に出した足を外側に向け、大腿骨を大腿の後方に落とします。この動作で、膝関節の内側に痛みが出ないことを確認する。

10.25 ウッティタ トリコーナーサナ 三角のポーズ

　立位のポーズで最も重視すべきポイントのひとつは、両足の位置である。たとえば、ウッティタ・トリコーナーサナ（三角のポーズ）では、前脚の大腿が、約90度で外旋する。つまり前足は外側を向き、後ろ足は内側に回旋し、約45度内側を向く（図10.25）。多くの生徒にとって、前足を回外し、後ろ足を回内させることは難しくない。その一方で、股関節外旋筋群が硬いために、内旋に制限がある生徒は、時に、前足を回内する。股関節が硬いため、後ろ足の股関節を外旋させようとしてもうまくいかず、その結果、足関節と足を回外してしまう。

　ウッティタ・トリコーナーサナの実践中に、股関節から外旋したあと前方の脚に注意を向ける。第1趾骨の近位端の母趾球（親指のつけ根）と踵骨の外側縁の両方に、等しく、体重を乗せます。

　後ろ足を観察する。安定感が得られたら、眼を閉じて、体重が足のどこにかかっているかを感じ取る。第1中足骨と踵骨の中心に公平に圧力がかかる関係を保持するために、後ろ足の外側に、さらにもう少し体重をかける必要があるかもしれない。これが、足部にかかる圧力の対角関係を生むことを助け、足関節を、回内でも回外でもない、中立の位置で足首を保持することになる。

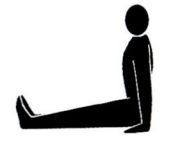

応用実践2：座位の前屈での足の位置
準備：ヨガマット1枚
注意：腰に椎間板疾患がある場合は、避けること。

10.26 ダンダーサナ 杖のポーズ

　ダンダーサナ（杖のポーズ）で、マットに座る（図10.26）。両足の第1中足骨を合わせて、踵を少し離す。第1中足骨の角度に注目する。第1中足骨を合わせたまま、両足をわずかに外転する。つまり、第1中足骨を押して自分から遠ざけ、第5中足骨を自分に引き寄せる。こうすることで、足底が少し斜めになる。

足関節と足　131

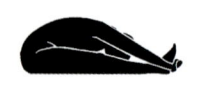

10.27
パシュチマ
ターナーサナ
座位で行う
前屈のポーズ

ダンダーサナで、両足をやや外転させると、その動きが下肢全体にどのように影響を与えるかを体感する。両下腿は、やや内旋し、膝関節は真っ直ぐに伸び、ふくらはぎの内側が、マットに押しつけられる。この姿勢が、前屈の時の下肢の中立である。両足の位置を保ったまま、息を吐きながら前屈して、パシュチマターナーサナ(座位で行う前屈のポーズ)になる(図10.27)。前屈するために上体を下ろす時、第1中足骨を前方に押し続けることを意識する。第1中足骨が、このポーズに導いてくれることをイメージする。両足のこの位置が、すべての座位の前屈に当てはまることを心に留める。

指導編

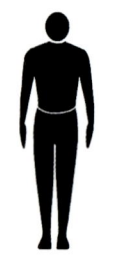

10.28
ターダーサナ
山のポーズ

応用指導：ターダーサナ(山のポーズ)での足の位置
準備：ヨガマット1枚
注意：平らな面に立つこと。

生徒にマットにターダーサナで立ってもらう(図10.28)。このレッスンの目的のため、足を約15～20cm離すように指示しよう。第5中足骨に沿うラインを観察する。両足の外側縁がマットの縁と平行になっていることを確認する。このラインを作るために、おそらく、生徒は、踵を外側に動かすことが必要になる。大半の生徒は、踵を寄せ過ぎているため、大腿部と下腿、そして、足が外旋してしまう。

生徒の足の全体的な様子に注意を向ける。次にアーチの形、足趾が真っ直ぐか、あるいは、母趾が外転し、他の趾が内転しているかに注目する。生徒の後ろに立ち、アキレス腱を観察する。足の位置が合っていれば、アキレス腱は垂直である。アキレス腱を垂直にするために、どのように両足を動かしても構わないことを生徒にアドバイスしても良い。

次に生徒の内果と外果を観察する。内果と外果が、マットに平行になっているかどうか？もし平行でなければ、平行になるように、体重を移すか、足の位置を変えさせる。最後に、体に触れる許可を得て、生徒の背後に立ち、楽に体重を支えられるかどうかを確認するために、生徒の両肩をしっかり押さえても良い。両足のアライメントを整えて立っていれば、その重さも、楽に支えられる。

リンク

　幼い子供たちは、往々にして扁平足です。というのは、足のアーチに余分な脂肪がついているからです。成長するに連れて、通常は、自然なアーチが表れます。それでも、2-3歳児が、本当に扁平な足をしていると気になるようであれば、専門医の診断を受けましょう。

　ヨガのゲーム、5分間クラス、リラクゼーションゲームなどを紹介している、『子供のためのヨガ』(ヤエル・カルフォーン教育学修士・理学修士、マシュー・R.カルフォーン共著：Santaa Fe,NM：Sunstone Press, 2006)は、子供たちやその指導者にも、ヨガを楽しいものにさせてくれます。

第4部
体　幹

腹部 11

自分の腹を信じよ。
——ジュディス・ハンソン・ラサター

　アーサナを学び始めた当初の数ヶ月間、私はクンダリーニ・ヨガを受講しました。そのクラスで行った強力な呼吸の方法で、私は私の「コア」に出会うことになりました。この呼吸法は、解剖学者が胸郭と腹部と呼ぶ「クンダ：kunda」、またはそこにある血管に影響を与えることに焦点を当てたものでした。授業では、クンダのエネルギーの重要性を教えられました。それ以来、私は、内臓に注意を払い、また、アーサナの実践によって内臓がどのように影響されるかについて、さらに注意するようになりました。

　体幹部の解説は、胸部と腹部の、簡単な解剖学的な紹介から始めます。この部位はふつう、脊柱や四肢のような動作を起こす部位ではありません。が、人体の「コア」、腹部は、あらゆるアーサナから、強力な影響を受け取る部位です。人体の中心にある器官が健康なら、ほぼ全身が健康だと言って良いでしょう。

　腹部は、解剖学的には複雑な部位で、感情的な側面も持ち合わせています。私たちは、「腹の底から良い考えだと分かった」とか「胃がぎゅっと締めつけられている」といった表現を使いますが、そうした表現は、研究によると、実際の生理学的真理を示すということです。どうやら腹部にも、脳と同じように、神経伝達物質に反応するレセプター（受容体）が存在するようです。したがって、何かについて「腑に落ちた」と言う時は、現実に腹部で納得したことになります。多分、この感覚は直感として定義できるものです。どう名付けようと、身体感覚に注意を向けることは、ヨガを実践するためにも、指導するためにも大切です。身体感覚は、磨きをかけ、敬意を表すべき、重要なスキルです。

　腹部の大きさと形は、健康を意識する私たちの社会では大きな関心を持たれ、一般的な認識では、腹筋は岩のように堅くなければならないとされています。腹部が丸い人や、柔らかい人に対して、私たちは、否定的な判断をしがちです。が、筋肉が整って、なおかつ自然に丸みを帯びた腹部と、収縮して堅くへこんだ

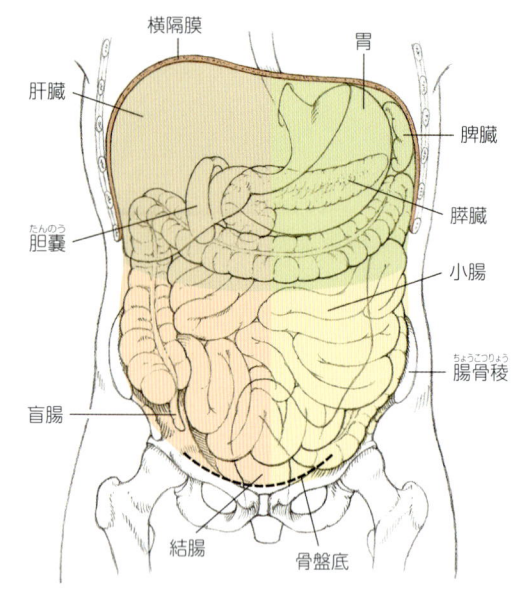

11.1　腹部内臓器・前面図

（図中ラベル：横隔膜、胃、肝臓、脾臓、胆嚢、膵臓、小腸、腸骨稜、盲腸、結腸、骨盤底）

臓器に影響を与えるように組み立てられています。ポーズのなかには、腹部臓器への血流を強化するものがあります。それによって臓器を栄養素で「浸し」、さらに、他のポーズでは、臓器を「絞り」、液体を押し出します。腹部臓器に対するこうした古典的な技と、その効果に関しては、まだ、科学的な研究では証明されていません。が、こうした古典の恩恵を理解し、その上で、臓器の健康に影響を与えるとされる、適切なアーサナを指導するのは、意味のあることです。

　腹部の解剖学を理解する手始めに、腹腔そのものが四半部に分けられていることに留意します：上部の左右と下部の左右です（図11.1）。たとえば、盲腸は右下腹部に位置しています。胃は左上腹部です。このふたつや他の腹部臓器の位置に慣れ、その位置を覚えてください。そうすると、ヨガの実践や指導で、腹部臓器の位置を視覚化することに、役立ちます。

骨

　腹部は、人体で最大のひとつながりの腔です。腹部は、前面で胸骨と骨盤、厳密に言うと恥骨部にかこまれ、外側で腸骨に、後面で腰椎と仙骨に、それぞれかこまれています。上縁は、横隔膜で、下縁は、骨盤底です。腹部には、消化、吸収、固形物と液体の排泄、生殖、赤血球の生産の一部（脾臓）を掌るすべての臓器が、配置されています。

関　節

　腹部には、本質的に、関節はありません。が、腹筋の収縮と弛緩で起こる動きは、胸椎、腰椎、仙椎の、各関節に影響を与え、さらに、肋骨の関節にも影響を与えます。本書の第5章から第7章で、その動きを見直すことができます。

結合組織

　腹腔は、腹膜と呼ばれる漿膜に覆われています。他の漿膜と同じように、この膜は、強力で弾力性があり、水分を分泌しています。その湿り気が、腹腔内の臓器

腹部との間には、違いがあります。堅く収縮させて腹筋を保持すると、まず何よりも、呼吸と消化を妨害することがあります。

　試してみます。ヨガマットに、ターダーサナ（山のポーズ）で立ち、腹部を引き締めて、深呼吸します。腹部をゆるめて、もう一度深呼吸します。違いは、大きいはずです。自然な状態の腹部は、張りつめていません。ゆえに、自由で楽な呼吸を可能にします。同時に、腹部臓器と脊柱の支えになり、臓器を所定の位置に保ちます。

　伝統的なヨガの教えによると、腹部は、精妙なエネルギーのセンター「チャクラ：chakras」が、いくつか位置する部位でもあります。事実、アーサナの実践でチャクラに集中する時、その目的は、単なる腹部の筋肉の強化ではなく、解放と覚醒であり、臓器の健康です。

　古典的なヨガのアーサナの教えでは、健康への鍵として、腹部臓器に焦点を当てています。そのため、様々なポーズは、「絞りと浸し」の技を通して、腹部の

たちの微かな動きを、容易にしています。腹膜は、腹腔を満たしているだけでなく、「ひだ」があります。「ひだ」は、腹部の後壁に付着し、また、内臓器を定位置に保持することを助けるために、内臓器にも付着しています。この「ひだ」は、腸間膜と呼ばれています。腸間膜の最大の「ひだ」は、大網と呼ばれ、いくつかの層で、胃、腸、横行結腸の、それぞれに付着しています。小網は、肝臓、胃、横行結腸の一部と結合しています。大網と小網は共に、多く血管を分布します。

　図で示したもうひとつの結合組織は、文字通りの「白い線」、「白線」です（図11.2）。白線は、結合組織の平らな帯で、腹直筋、外腹斜筋と内腹斜筋、腹横筋の、それぞれが、この腱のような帯に融合します。この帯は、剣状突起の上方と恥骨結合の下方に、結合します。妊娠中は、胎児が成長するに連れて腹壁が圧迫されますが、同様に、白線も圧迫されます。実際に、腹筋の左右が、白線でわずかに分かれることも珍しくありません。それを防ぐために、妊娠中のヨガの生徒には、腹筋の過伸展をしないように、注意が必要です。つまり、妊娠第1期・3ヵ月以後は、後屈をしないこと、剣状突起か恥骨結合のどちらかで腹筋を引っ張るポーズをしないことが大切です。

　鼠径靭帯は、腹部の重要な靭帯で、外腹斜筋の結合組織の下縁から形成され、上前腸骨棘と恥骨結合に結合しています。この靭帯の下に、下肢から腹腔までの、神経、動脈、静脈、リンパ管が、通っています。鼠径部は、また、時に腹腔内容物の一部がこの靭帯の下に突き出る、鼠径ヘルニアを形成する部位です。ヘルニアは、通常は、外科手術による修復が必要です。

　ヨガの生徒は、スクワットのポーズを行う時のような、股関節の深い屈曲で、鼠径部を圧迫することがあります。このポーズは、あまり長く続けないように注意します。この圧迫で起こる症状のひとつは、太腿前面の表面の痺れです。痺れは、通常ポーズを解くと直ぐに解消します。解消されない場合は、専門家の診断が必要です。

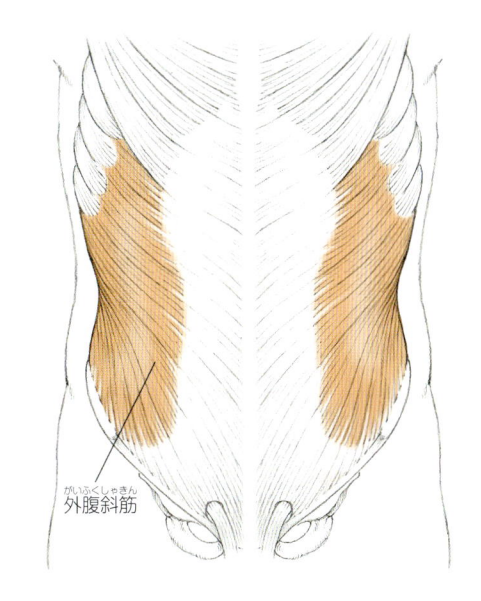

外腹斜筋

11.2　腹筋群・浅層図

神　経

　腹部には神経が充満していますが、この部位で最も重要な神経は、間違いなく、迷走神経です（図11.3）。「迷走」は、「さまよう人」を意味する「放浪者」という言葉と関連しています。迷走神経は、全12対の脳神経のなかでも、最大の分布をしています。

　迷走神経は、10番目の脳神経で、脳の基底部を起点に、遠位・下方へ進み、胸部と腹部のすべての臓器を、実質的にコントロールする助けをしています。頚部、胸部、腹部を通過する時は、副交感神経機能の大半をコントロールします。さらに、外耳の皮膚と、咽頭、喉頭、気管支、肺、心臓、食道、胃、腸、腎臓の粘膜に、影響を与えます。また、心筋と消化管全体の平滑筋にも、作用しています。

　迷走神経自体が、副交感神経系（PSNS）の大半を構成しています。副交感神経系（PSNS）は、背もたれや頭を下げる姿勢で筋肉をゆるめたり、息を吐くこと等によっても、活性化されます。これが、心を落ち着かせ

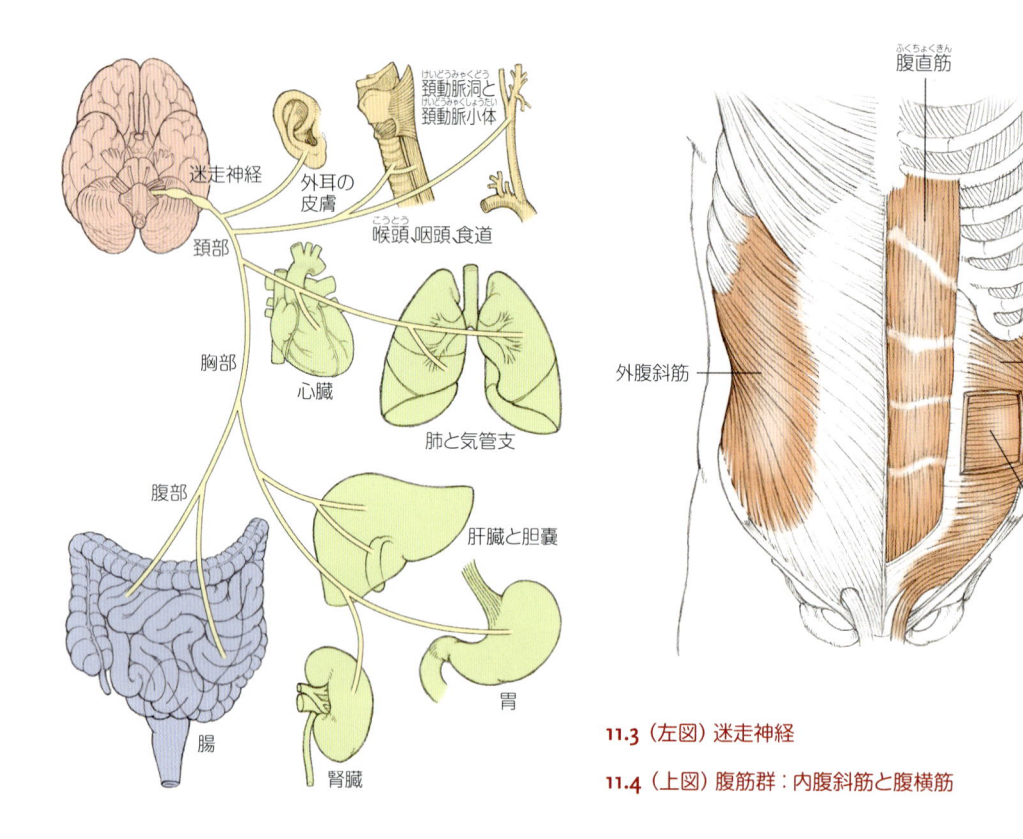

11.3（左図）迷走神経
11.4（上図）腹筋群：内腹斜筋と腹横筋

るものとしてアーサナを行う理由でもあります。アーサナでは、伸展、逆転、息を吐くことが、副交感神経系を活性化します。

筋　肉

　腹筋群は、腹部の前面に、「竹かご織り」の効果をもたらしています。腹直筋は垂直の筋肉で、腹部の最も表層にあり、外腹斜筋が、外側から内側に斜めに走っています。2番目の層が内腹斜筋で、内側から外側に走っています。最後の層が腹横筋で、腹部に水平に交差しています。これらの筋肉は、図11.4と図11.5で学ぶことができます。

運動生理学

　腹筋群の織物構造は、3層から成っています。直立した脊柱を支え、腹部臓器を所定の位置に保持し、ほとんどの体の動きの重要な安定装置として働きます。

　この時点で、第2章で解説した安定性の概念を見直すと良いでしょう。安定作用が腹筋群の主な機能です。腹筋群は、アーサナや日常生活の動作で、一体となって胸郭と骨盤を接近させたり、共に持ち上げ、体幹部と脊柱に安定性をもたらします。安定装置としての腹筋群を体感するために、仰向けで楽に横になります。1、2回呼吸したあと、臍帯部の辺りに片手を置きます。頭部を持ち上げると、置いた手の下で腹筋群が収縮し

11.5　腹筋

筋肉	起始	停止	作用
腹直筋	恥骨稜と恥骨結合を起点にする腱	第5～7肋軟骨；剣状突起	脊柱の屈曲；体幹部の安定；腹腔内容物の圧迫；強制呼気を補助
外腹斜筋	第5～12肋骨の下縁	腸骨稜外唇；上前腸骨棘と脊柱、白線に付着する腱膜	腹腔内容物の圧迫；強制呼気を補助；片側の収縮で脊柱の側屈、同側の肩を落としながら、脊柱を回旋；両側の収縮で脊柱の屈曲
内腹斜筋	鼠径靭帯外側；腸骨稜外側；胸腰筋膜	第9～12肋骨；白線；恥骨稜；恥骨筋線	腹腔内容物の圧迫；強制呼気を補助；片側の収縮で脊柱の側屈、同側の肩を落としながら、脊柱を回旋；両側の収縮で脊柱の屈曲
腹横筋	鼠径靭帯外側；腸骨稜前面；胸腰筋膜；第7～12肋軟骨	白線；腹部腱膜；恥骨	腹腔内容物の圧迫；強制呼気を補助
錐体筋	恥骨前面	臍帯部と恥骨の中間；白線	白線を緊張させる

ます。この時の腹筋群の収縮は、頭部を持ち上げる原動力ではありません。頚部と結合していないので、頚椎に影響を与えることはできません。この場合の腹筋群は、収縮によって、胸郭を動かさないようにします。それによって、頚部の屈筋群が効果的に動いて、頭を持ち上げる訳です。腹筋群は主に安定装置として使われていますから、強化するには、安定装置として負荷をかけるのが、最も効果的な方法です。

腹筋群の伸展には、後屈することが必要です。後屈は、腹筋群の起始と停止の大部分を、引き離します——起始と停止の引き離しこそ、伸展の定義です。が、ヨガの指導者の中には、ウシュトラーサナ（ラクダのポーズ）やウールドヴァ・ダヌラーサナ（上向きの弓のポーズ）などで後屈する時に、腰椎を屈曲する（「尾骨を押し込む」）ようにアドバイスする、人がいます。後屈中の腰椎の屈曲は、腰仙リズムを阻害する（第7章

に詳述しています）だけでなく、腹筋群の十分な伸展も妨げます。

　腹筋は、特に仰臥位の時は、体幹部の屈曲を促進するために、腸腰筋群（大腰筋、小腰筋、腸骨筋）と一緒に働くことが、よくあります。どんな動きかを体験するために、ヨガマット、または、座り心地の良いカーペットに座り、両脚は正面に真っ直ぐ伸ばします。両腕は肩の高さで保持します。楽に呼吸しながら、ゆっくり上体を丸めて床の方へ降ろしていきます。腹筋群が長期収縮を続ける動きに、注意を向けてみましょう。その後床に手をついて、片膝を曲げ体を横に倒し、座位の姿勢に戻ります

　次に、リラックスしたバッダ・コーナーサナ（合せきのポーズ）で、両足底を合わせ、上体を丸めて降ろしていきます。呼吸を忘れずに、できるだけ膝を下方に保持しようとしてみてください。こちらの方がずっと難しいことに気づくでしょう。脚の位置を変えたことで、腸腰筋群が機能せず、腸腰筋群の力を借りて上体を降ろすことができないからです。この場合は、重力に逆らって降りる動きを、腹筋群だけでコントロールしなくてはなりません。

　腰椎を屈曲させたまま、上体を丸めて降ろしていく動きをコントロールするには、腸腰筋群だけでなく、腹筋群も十分に使うことが重要です。この時、腹筋群をしっかり使っていないとしたら、腸腰筋群に頼り過ぎている可能性があります。そうすると、腰椎が過伸展して、上体を丸めて降ろしていく時に負担がかかります。

体で感じる解剖学

実践編

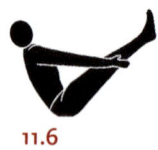

**11.6
ナーヴァーサナ
舟のポーズ**

応用実践1：ナーヴァーサナ（舟のポーズ）
準備：ヨガマット1枚
注意：妊娠第2期と3期（4ヵ月目以後）、および、腰に痛みがある場合は、避けること。

　半分にたたんだマットに座る。両膝を胸に近づけ、体を後傾させながら尾骨でバランスを取りながら、後方に。右膝の裏を右手で、左膝の裏を左手で支える（図11.6）。腰椎を屈曲したまま、ゆっくり、片膝ずつ真っ直ぐに伸ばす。腕を屈曲して体側に置き、床と平行にしてバランスを取る。健全な腰椎と、ポーズの完全性を保つために、腹筋群と股関節屈筋群の

力で屈曲を保持することは重要である。胸部を持ち上げないこと；胸部を持ち上げると、腰椎を伸展し、腹筋群を構造的に不都合な体位にする。そうなると、腹筋群は、あまり姿勢を上手く保つことができず、腰椎の伸筋群や腰背部の他の構造に負荷がかかる。

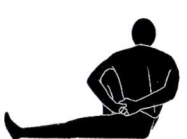

応用実践 2：マリーチアーサナ Ⅲ（マリーチのポーズ Ⅲ）での内臓からのねじり
準備：ヨガマット 1 枚
注意：仙腸関節の機能不全、椎間板の疾患がある場合、あるいは妊娠中は避けること。

**11.7
マリーチ
アーサナ Ⅲ
マリーチの
ポーズ Ⅲ**

　座位のねじりは、腰椎からねじることだと考えて行う人が多い。運動生理学的に言うと、脊柱は、主に頚部と胸部で回旋し、腰椎での回旋はごくわずかである（回旋時に、骨盤と仙骨を合わせておく重要性は、第 7 章を参照のこと）。脊柱からの回旋を促すことは、同時に仙腸関節を守ることであり、回旋は内臓から起こるとイメージする。

　マットにダンダーサナ（杖のポーズ）で座る。息を吐きながら、右膝を曲げ、右腕で体を支えながら、左腕で右脚を抱える。ねじりを加えながら、強く息を吐き、吐きながら回旋する（図 11.7）。全ての回旋が、内臓から起きていると想像する；ポーズの螺旋の動きに、内臓を招き入れる。もう一度息を吐き、さらにもう一度息を吐いた後、回旋するために腹部の内臓をねじっているとイメージする。内臓に導かれて体をひねり、脊柱はその動きを追う。この方法でねじりを作った際の仕上がりを味わう。反対側も同じように繰り返す。

指導編

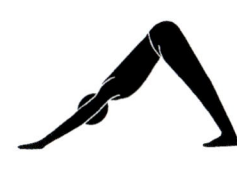

応用指導 1：アドー・ムカ・シュヴァナーサナ（下向きの犬のポーズ）での腹筋群
準備：ヨガマット 1 枚
注意：妊娠第 1 期（3 ヵ月）以後、または、頭部や体の逆転に不安がある場合は、避けること。

**11.8
アドー・ムカ
シュヴァ
ナーサナ
下向きの
犬のポーズ**

　生徒に、アドー・ムカ・シュヴァナーサナの準備として、マットによつん這いになってもらう。息を吐き、内臓を脊柱に向かって持ち上げるようにする。この時、明らかに、腹筋群は収縮しているが、生徒には収縮は筋群から起こったのではなく、内臓からおきていると捉えさせる。そう考えることで、この動作の質を変え、体内への意識を高めることになる。

　息を吐きながら、体を引き上げ続けるように指示をする。すると膝は真っ直ぐに伸びるが、体重は手と腕に載ったままとなる。息を吸い、意識的に腹筋群を解放する。すると内臓が下がり、腰椎は少し後屈する。息を吐きながら、踵を床に押し付けて後方に動かし、ほとんどの体重を両脚にかけるように、指示する。この方法でアドー・ムカ・シュヴァナーサナに入ることで、アーサナの実践における腹筋群の安定装置としての働きを、生徒がより意識する助けとなる。

応用指導2：真っ直ぐに上げた片脚(SLR)での腹筋群
準備：ヨガマット1枚 ● ブランケット1枚
注意：腰に鋭い痛みがある場合は、避けること。

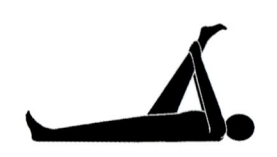

11.9
スプタ
パーダングシュ
ターサナ
あお向けで行う
脚上げのポーズ

（スプタ・パーダングシュターサナ＜あお向けで行う脚上げのポーズ＞のように）仰臥位から片脚を上げるように生徒に指導する時は、腹筋群と腸腰筋群を働かせて腰椎を屈曲することで、骨盤を安定させることが重要である。そうすることで、持ち上げる脚の重みによる負荷を腰椎にかけることなく、股関節での正しい動きが生まれる。

生徒が仰臥位から片脚を上げる準備をするとき、息を吐き、腹筋群を内方と下方に引いて骨盤を後方に揺らし、上後腸骨棘（PSIS）を床に向かって下げて、マットの上の仙骨の突端が下に着くのを感じ取る。体のこの部分を下げることは、腹筋群の安定装置としての役割を強めるだけでなく、腰背部の保護にもなる。腹筋群は、収縮しないと安定装置として上手く作用しないこと、この作用は、腹部の少しくぼんだ部位で最も良く効果を発揮することに留意する。腹筋群のこの収縮は、一瞬たりとも呼吸を妨げないように行うこと。

リンク

腹部を捉える新たな視点として、リサ・サラショーン著『女性のお腹の本：体内の財宝を知ること』(Novato, CA：New World Library, 2006) をお薦めします。視覚的言語的イメージ共に、本書は、独特で思慮に富んでいます。

横隔膜 12

考える内容が、身体に多大な影響を与えることは間違いない。
──C. エヴェレット・コープ（医学博士）

数年前、ターダーサナ（山のポーズ）を教えている時に、横隔膜がゆるんで、「ダランと下がっている」感じをイメージするように、生徒に提案しました。すると突然、ひとりの女性が教室から走って出て行きました。授業後、その女性は、横隔膜をゆるめた途端に嘔吐したくなったのだと話してくれました。私は、生徒の反応のすさまじさに驚きましたが、反応自体には驚きませんでした。私たちの多くは、胸部と腹部に緊張をためこんで、呼吸、つまり、命を取り入れ、また送り返す力を、限定しています。呼吸は、私たちが生まれて最初に行う行為です。また、死の時には、最後の呼吸の停止が、私たちの終焉を意味します。ヨガの生徒にとっては、呼吸はさらに重要です。横隔膜筋は、プラナーヤマの実践で最初から必要な筋肉です。プラナーヤマは、アーサナの実践に不可欠であると同時に、また、アーサナの実践に影響を受け、さらに、瞑想のセッションの始まりの一部であると同時に、瞑想そのものの主要なテーマでもあります。そうしたことから、横隔膜の機能を理解することは、ヨガの指導者にも、ヨガを実践している方にも、必須事項です。

横隔膜は、人体では重要です。なぜなら、人体で最大のふたつの腔、胸郭と腹部を分けているからです。横隔膜は、呼吸を導く大きな筋肉で、まさに心筋のように、1日24時間休むことなく、リズミカルに収縮と弛緩を繰り返し、疲れることがありません。

骨

横隔膜は、胸骨の剣状突起と、下位6本の肋骨の肋軟骨の内面に、付着しています（図12.1）。第1腰椎から第3腰椎のそれぞれの椎体も、横隔膜と結合しています。したがって、こうした骨の配置と関わるアーサナは、横隔膜の働きを容易にすることも、阻止することもできる訳です。

関　節

胸椎と腰椎の関節面、そして、肋椎関節は、横隔膜

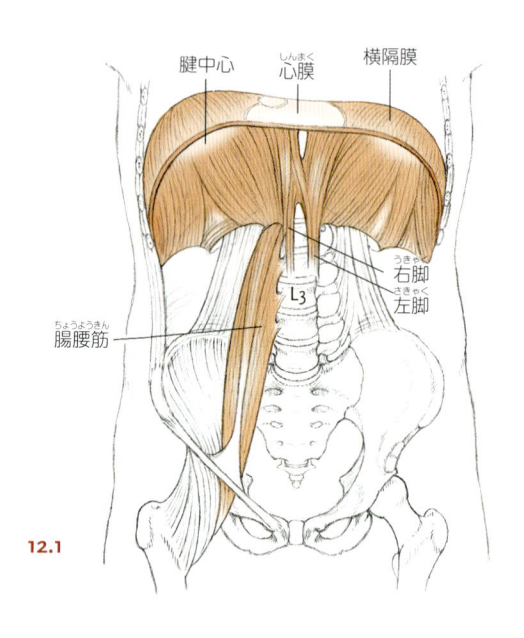

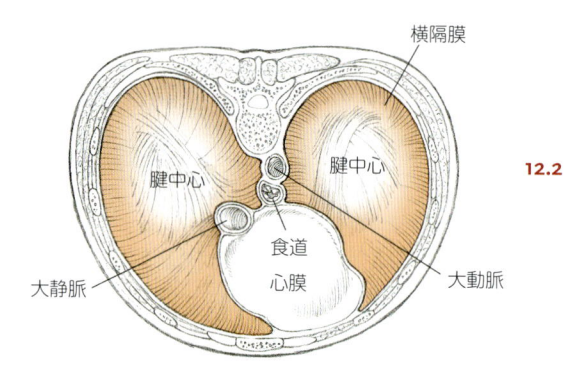

12.1　横隔膜・前面図
12.2　横隔膜・上面図
12.3　横隔神経経路
12.4　横隔膜と肋間筋・前面図
12.5　内肋間筋と外肋間筋

の可動性に、影響を与えます。ゆえに、呼吸の深さと質にも、関わっています。深く呼吸する力をつけるためには、それらの関節がよく動く必要があります。自分でやるにしろ、補助してもらうにしろ、後屈するアーサナは、これらの関節を開きます。ターダーサナ（山のポーズ）でさえ、横隔膜をニュートラルに置くことで、呼吸の改善を助けます。また、これらの関節は、年齢と共に柔軟性を失くし、横隔膜の自由な動きを妨げます。

結合組織

横隔膜後面には、脚と呼ばれるふたつの腱構造があります。右脚は、最初の3個の腰椎の椎間板と椎体から始まります。左脚は、最初の2個の腰椎の椎間板と椎体から、始まります。両脚は共に、クローバー型の腱中心に付着します。

この横隔膜の腱中心は、筋肉が筋肉自体に停止している部位で（図12.2）、心臓の被膜である心膜の、すぐ遠位にある腱膜です。胸郭の筋膜組織が、横隔膜と心膜を結合させています。腹筋群の筋膜も、椎骨、腸腰筋、腎臓を、筋肉の停止点で横隔膜と結合させて

います。基本的に横隔膜の上下両方に位置するすべての臓器は、どこかで、横隔膜と結合しています。したがって、呼吸をすると、それら臓器がすべて動くのです。

横隔膜には、重要な構造を通すために、いくつかの開口部があります（図12.2）。三つの大きな開口部の一つは、大動脈のためのものです。大動脈は、心臓から胸郭を通り、腹部に下降し、腹部で、他の構造に分岐します。あとの二つは、食道のためのものと、大静脈のためのものです。大静脈は、下半身から心臓に血液を運ぶ血管です。横隔膜には、神経や、さらに小さな静脈のための開口部もあります。

神　経

横隔膜の主な運動神経は、横隔神経です（図12.3）。「横隔膜の」という言葉は、「半狂乱の」という言葉と関連しています。ギリシャ語では、「半狂乱の」という言葉には、二義的な意味として、「知性の座としての心、または、感情の座としての心臓」という意味があります。

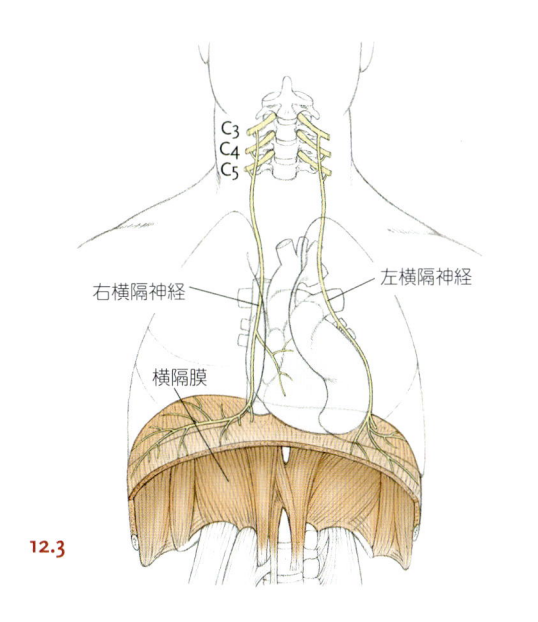

12.3

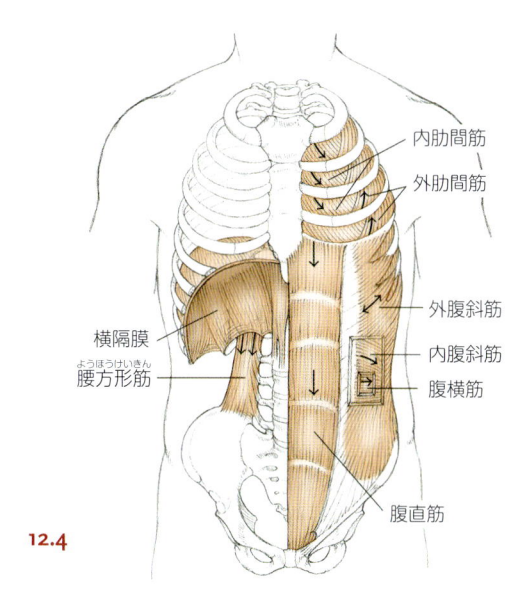

12.4

12.5

　横隔神経は、頚部の左右両側の、第3頚神経から第5頚神経の各神経繊維が、起点です。ゆえに、横隔神経も左右に2つあります。左に心臓があるため、左の横隔神経は、右より長い神経です。

筋　肉

　横隔膜以外で呼吸と関係している筋肉は、外肋間筋(がいろっかんきん)と内肋間筋(ないろっかんきん)、腹筋群です（図12.4）。

　外肋間筋は、肋骨と肋骨の間を走り、対になる肋骨の遠位に起始があり、ひとつ上の肋骨と結合しています。外肋間筋が収縮すると、肋骨を一緒に引っ張ります（図12.5）。内肋間筋は、肋骨の内表面を起点に、肋軟骨を連結しながら、ひとつ下の肋骨の上面と結合しています。内肋間筋が収縮すると、やはり肋骨を一緒に引っ張りますが、こちらの動きは、やや複雑です。これについては、この章の「呼吸の運動生理学」で解説します。

　呼吸を助ける重要な筋肉は、その他に、上後鋸筋(じょうこうきょきん)、下後鋸筋(かこうきょきん)、腰方形筋(ようほうけいきん)の、3つです。上後鋸筋は、項靱帯(こうじんたい)、第7頚椎から第2胸椎までの棘突起、棘上靱帯(きょくじょうじんたい)を起始とし、第2肋骨から第5肋骨上縁で停止します。上後鋸筋が収縮すると、付着している肋骨を持ち上げます。

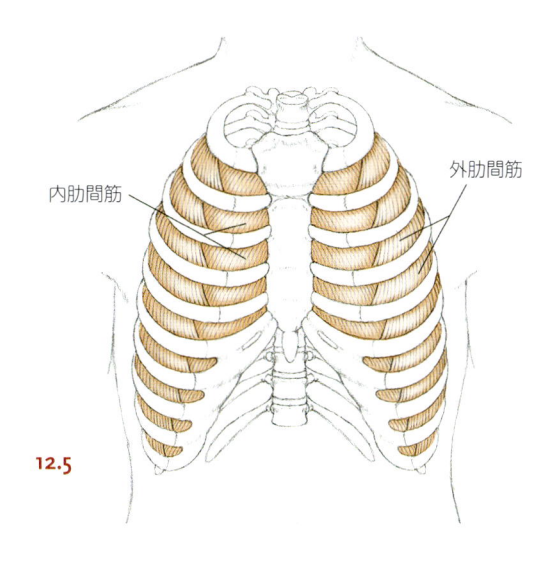

　下後鋸筋は、最後の2つの胸椎と、最初の2つの腰椎、および、棘上靱帯を起始とし、下位4つの肋骨下縁

横隔膜　145

で停止します。下後鋸筋が収縮すると、肋骨を外へ、下へと引っ張るので、それによって、内部に向かう横隔膜の動きと拮抗します。腰方形筋は、第8章で解説しています。

呼吸の運動生理学

横隔膜は、横隔神経によって収縮を促され、下降して、外周を広げながら、静止中のドーム型から、扁平な形に変わります。この収縮は、肺の大きさを拡張するので、外圧に比べて肺の内圧が降下して、空気を肺に引き入れます。この肺の拡張は、胸郭内面に肺の被膜が付着していることによっても、助けられています。この付着が、肺を引き上げ、胸郭骨格が拡張するにつれて、肺を拡張させます。横隔膜が収縮を止めて、静止の位置に戻り始めると、呼気が始まります。この時、呼気は、内肋間筋の収縮と、肺と肋骨の弾性収縮力によって、助けられます。腰方形筋は、最下部の肋骨を固定し、押し下げています。したがって、内肋間筋が、収縮すると、肋骨は腰方形筋の方向に下降し、息を吐くことを助けます。

ランニング中のように強制的な呼気を使う場合は、腹筋群の収縮が、内肋間筋と他の呼吸補助筋の働きを、大幅に強化します。腹筋群の収縮によって、肺から素早く空気を押し出すことができるのです。腹筋群のこの作用は、強力で素早い呼気が要求されるプラナーヤマの様々な形式で、利用されますが、静かな呼吸法では、あまり使われません。

体で感じる解剖学

実践編

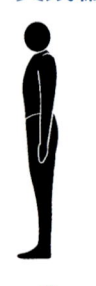

12.6 ターダーサナ 山のポーズ

応用実践1：ターダーサナ（山のポーズ）が横隔膜の動きに与える影響
準備：ヨガマット1枚
注意：平らな面に立つ。

マットにターダーサナで立つ（図12.6）。脊柱をS字弯曲に置くことを意識する。深呼吸して、脊柱の位置が整っているといかに呼吸が楽であるかを感じる。腰椎を少し屈曲し、もう一度深呼吸する。この姿勢では呼吸の方が難しく、不完全に感じることに注目する。それは、脊柱の位置の変化が、横隔膜の正常な可動域に影響を与えたことが原因である。脊柱の位置と横隔膜の自由さとの関係を、アーサナの実践だけでなく日常生活を通して、留意すると良い。

応用実践2：肋骨を動かして行うサマ・ヴリッティ・プラナーヤマ（均等呼吸法）

準備：ブランケット4～5枚（または、ブランケット4枚と円筒形のボルスター1個）
ヨガマット1枚 ● アイピロー1個あるいはアイマスク1つ
注意：妊娠3ヵ月以上では行わないこと。
ブランケットの準備：以下はブランケットを折りたたむ大まかな目安：単位はcm（インチからの概算）

　①約7×25×70（cm）②約14×21×70（cm）③約2.5×53×70（cm）に折りたたみ、短いほうの端から、しっかり丸める（または、丸ボルスター1つ）
　④　①と同じ大きさに折りたたみ、そこから、最終的に約14×15×70（cm）に丸める
　⑤体を冷やさないように体にかけるもの（任意）

マットの中央に①のブランケットを置く。この時、ブランケットの長い方の辺とマットを平行にする。頭がくる位置に②のブランケットを置く。マットに、ダンダーサナ（杖のポーズ）で座り、ブランケットに体を置いて、①を引き寄せ殿部をぴったり着ける。②のブランケットが頚部全体と後頭部が支えられるように②を調節して、あお向けになる。

①と②のブランケットが正しい位置にあることを確認してから、横向きから起き上がって座る。ふくらはぎと太腿を均等に支えるために、2枚の丸めたブランケットのうちの厚みのあるほう（またはボルスター1個）を、膝の下に置き、厚みの少ないほうを、アキレス腱の下に置く。寒いと思ったら、ブランケット（⑤）をかける。目を覆う（図12.7）。

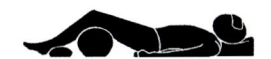

12.7
サマ・ヴリッティ・プラナーヤマでリクライニング

最初の数分を使ってシャヴァーサナ（休息のポーズ）でリラックスする：両足は力を抜いて外側に倒し、両腕は体側に置いて、手の平を上向きにする。脊柱は完全に心地良くリラックスし、殿部はマットに着け、胸が上がっていることを確認する。次に、呼吸を意識し始める。自然な呼吸のまま呼吸と共にいること。徐々に、吸気を伸ばし呼気と同じ長さにしていく。つまり、吸気呼気の両方が「平等：サマ：sama」になる。

次は、この呼吸法で肋骨を利用する。まずは息を吸う時、肋骨を横に広げながら引き上げることに集中し、息を吐きながら、肋骨をゆっくりと下ろす。この方法で、3～5回呼吸する。2番目の呼吸の練習は、肋骨を全体として動かすことに集中して行う。息を吸う時は、肋骨全体を頭部に向かって引き上げ、息を吐く時は、肋骨全体を骨盤に向かってゆっくり下ろす。もう一度、この肋骨の動きに集中して、3～5回呼吸する。最後は、息を吸う度に胸郭が厚みを増すことを想像して行う。息を吸う時は、胸骨を天井に、肋骨を床に近づけるようにし、3～5回呼吸する。この3パターンで肋骨を動かしながら、どこにも緊張がないこと、呼吸が常に均等であることを確かめる。

この3パターンの呼吸を終えたら、静かに長く息を吸い、静かに長く息を吐きながらその3つを同時に行う。この方法で5～20回呼吸する。終わったら、自然な呼吸に戻し、肺、肋骨、筋肉の余韻を味わう。数分間、そのままリラックスして休み、体を横向きにしてから、ゆっくり上体を起こす。

指導編

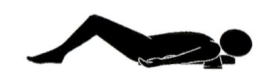

**12.8
セツ
バンダーサナ
支えのある
橋のポーズ**

応用指導1：横隔膜を開くための、支えのあるセツ・バンダーサナ（橋のポーズ）
準備：ブランケット2枚 ● ヨガマット1枚
注意：以下の場合は、このポーズを避けること：裂孔(れっこう)ヘルニア、妊娠3ヵ月以上、頭部が胸部より下がることに不安がある時
ブランケットの準備：2枚のブランケットを約14×21×70（cm）の大きさにたたむ。

　ブランケットの長い辺とマットが平行になるようにして、マットにブランケットを1枚置いてもらう。2枚のブランケットを＋の形にするように、2枚目のブランケットを1枚目のブランケットに交差させて置くように指示する。生徒をマットに座らせ、ブランケットの下部に体を寄せて、セットしたブランケットの上にあお向けになる。殿部がマットに着き、脊柱全体がしっかり支えられていることを確かめる（図12.8）。

　頭部が少し後ろに垂れ下がり、胸郭が持ち上げられていることを確認する。実際この姿勢では、肋骨下部が両脇に広がり、腕は体側に広がっている。少し時間を取り、生徒が心地よくなるようにする。この姿勢によって胸郭を開くことは、後屈をすることになる。5分から10分、この姿勢のままでいるように指示をする。この姿勢で、生徒はある程度深い呼吸を楽しむだろう。ポーズを解く際は、横向きになり、両腕を使い、慎重に上体を起こす。

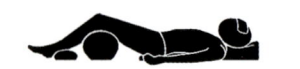

**12.9
ボルスターを使った
シャヴァーサナ
休息のポーズ**

応用指導2：サマ・ヴリッティ(均等)の呼吸で胸郭を観察する
準備：ブランケット4枚（または、ブランケット3枚とボルスター1個
ヨガマット1枚 ● アイピロー1個またはアイマスク1つ
注意：妊娠3ヵ月以上では行わないこと。
ブランケットの準備：この章の「応用実践2」の場合と同じように、ブランケットをたたんで丸める。

　「応用実践2」と同じように、アイピローを含め生徒に準備させ、サマ・ヴリッティの呼吸をさせる。生徒が落ち着いたら、脇に座って、呼吸のパターンを観察する。呼吸の3方向の動きの1つめは、肋骨の横方向への広がり。2つめは、息を吸うときに胸郭全体が頭部に向かって動き、吐くときは胸郭全体が骨盤に向って下がる。3つめは胸郭前後の厚みの変化。

　各方向の可動域に広がりを持たせていく。3つの方向で数呼吸し、特に制限されている動きがあれば、その動きをもう10回から15回以上練習させる。5分から7分間観察した後、生徒自身でさらに5分から10分自分で続けるようにアドバイスする。その後、10分以上静かに休んでから横向きになり、ゆっくり上体を起こさせる。

リンク

　ウディヤーナ・バンダ（Uddiyana・bandha）は、ひとつには、横隔膜によって作られる錠です。「ウディヤーナ」という言葉は、おおまかに言うと、「大きな鳥のように舞い上がること」という意味です。妊娠中や生理中、また、出産後6ヵ月以内の女性には、このバンダは厳禁です。高血圧の方や、腹部の手術から6ヵ月に満たない方にも、薦められません。

　ウディヤーナ・バンダを行う最も良い時は、たとえば、朝の排泄後の朝食前、胃が空の状態の時です。実践するには、立ち上がり、体を前に倒して、軽く曲げた両膝に手を置きます。肘は伸ばしておきます。

　頭を下げ、強く完全に息を吐きます。肋骨下部がやや外側に動くことをイメージしながら、腹部を脊柱に引き寄せるように、腹筋群を収縮します。3秒間維持し、その後、息を吸って、力を抜きます。さらに数回、繰り返します。通常のアーサナの始めに、このバンダを行ってもよいでしょう。このバンダは、週に数回内臓に積極的に作用し、プラーナあるいはエネルギーを体幹のクンダあるいは体内の管に導くとされています。

横隔膜

第5部：
上　肢

肩甲帯 13
けんこうたい

教育の本質は、身体の教育にある。
——ベンジャミン・ディスラエリ

肩や腕を動かすことは、世界にメッセージを送ることです。と言うと驚くかもしれませんが、日常会話のなかでも、肩という言葉を使って言い現わすメッセージが、たくさんあります。たとえば、「肩で風を切る」・「肩で息をする」・「肩の荷がおりる」・「肩を持つ」・「肩を並べる」・「肩入れする」・「肩身が狭い」・「肩を落とす」・「肩をいからす」等々。こうした表現は、私たちが肩をどのように捉えているかを推測できるような、雰囲気や力を持っています。肩を開いて立つと、生き生きと積極的な感じがします。肩を垂らしてうなだれると、活力に欠けて悲しげな感じがすることも事実です。

腕の位置も、肩と同じようにたくさんのことを表します。たとえば、腕を組んで立つ習慣は、自分を守り、他者から距離を置き、かばうことになります。自分の肩や腕にどんな癖があるかを意識すると（生徒にも意識するように指導すると）、この大切な領域への気づきが深まり、アーサナの実践だけでなく、日常生活まで改善することができます。

肩甲帯は、骨盤帯と異なり、安定性より可動性を重視する仕組みです（図13.1と13.2）。骨盤帯は堅い骨の輪ですが、肩甲帯は、ゆるやかに結合しています。それを確認するために、試してみましょう。どんな姿勢でもその姿勢のままで、左右どちらかの股関節を、約2.5cm、好きな方向に動かしてみます。すると、一方を動かすと必ず、反対側の股関節も動くことが分かります。片方の腕で同じことをしてみます。片腕を動かしても、反対側の腕は動かないことが分かります。左右の腕は肩甲骨と鎖骨によって間節的につながっていますが、その結合は、股関節の結合に比べてはるかにゆるやかなものです。肩甲帯は骨盤帯のように体重を支える仕組みではないのです。これ一つを取っても、サランバ・シールシャーサナ（支えた頭立ちのポーズ）やサランバ・サルヴァーンガーサナ（支えた肩立ちのポーズ）、アドー・ムカ・ヴルクシャーサナ（逆立ちのポーズ）などで、通常、体重を支えるために肩甲帯を使

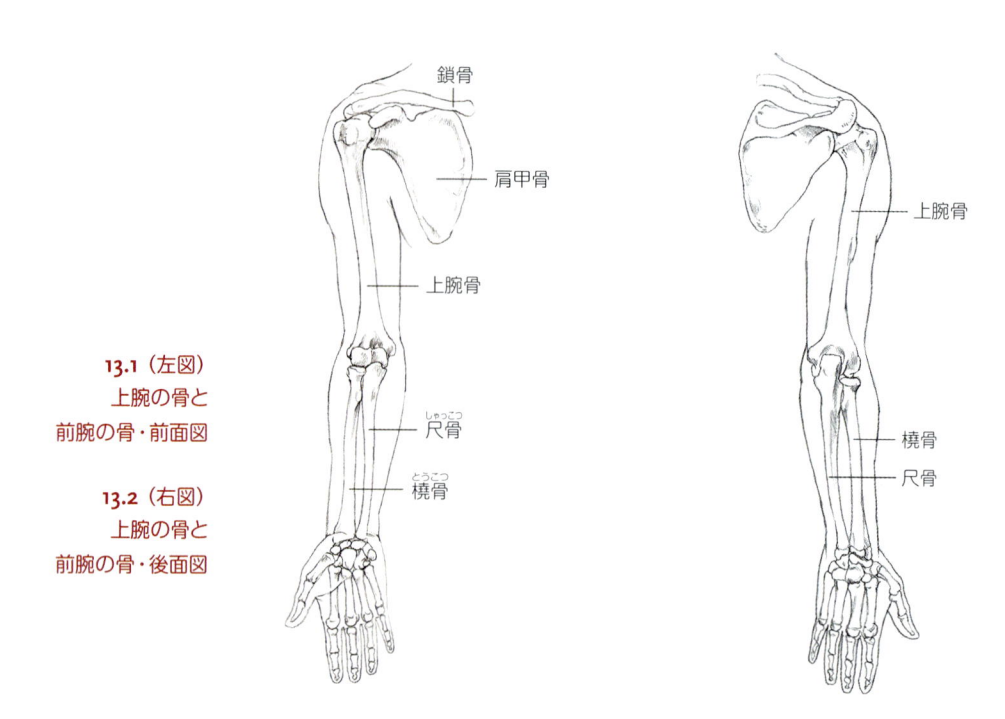

13.1（左図）
上腕の骨と
前腕の骨・前面図

13.2（右図）
上腕の骨と
前腕の骨・後面図

うヨガの指導者や生徒は、肩甲帯の構造と機能を理解することが大切です。それは、肩の損傷の予防にも役立ちます。

骨

アーサナの実践との関係では、肩甲帯で最も重要な骨は肩甲骨です。肩甲骨の位置と動き方、さらに、そこで起こる筋肉の作用を理解することは、アーサナ実践中の上肢の作用を理解するために必須です。また、力を必要とするポーズで安定するためにも、肩甲骨の理解が重要になります。

肩甲骨は三角形の骨で、生徒がターダーサナ（山のポーズ）で立つと、弯曲はあるものの、ほぼ垂直に位置しています。肩甲骨に関する解剖学的に重要な骨指標は、以下です。

▸ 肩甲骨内側縁：脊柱に近い肩甲骨の長い部分

▸ 外側縁：腋窩に近い側方に位置する肩甲骨の長い部分

▸ 下角：骨底の角

▸ 肩甲棘：肩甲骨後面で、肩甲骨の内縁からほぼ水平に走り、肩峰で終わる

▸ 肩峰：肩甲上腕関節を覆う幅広い棚状の部分

▸ 棘上窩：肩甲骨後面、肩甲棘の上のくぼみ・棘上筋の起始

▸ 棘下窩：肩甲骨後面の扁平な部分・肩甲棘の下部・棘下筋の起始

▸ 肩甲下窩：肩甲骨前面・肩甲下筋の起始

▸ 関節窩：肩甲骨外側の浅く弯曲した面・肩関節を作るために、上腕骨頭と関節結合

▸ 烏口突起：別名「鳥の口ばし」：肩甲骨の指状の突起・前方に突き出ているので鎖骨の遠位端を触

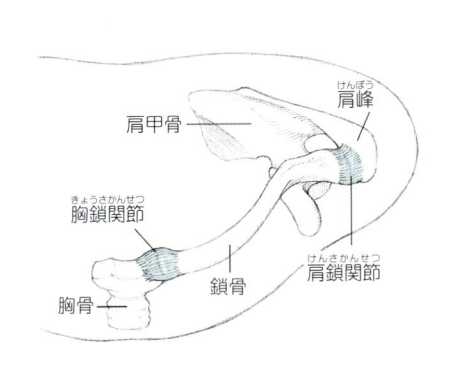

13.3（上図）肩鎖関節と胸鎖関節

13.4（右図）上腕骨

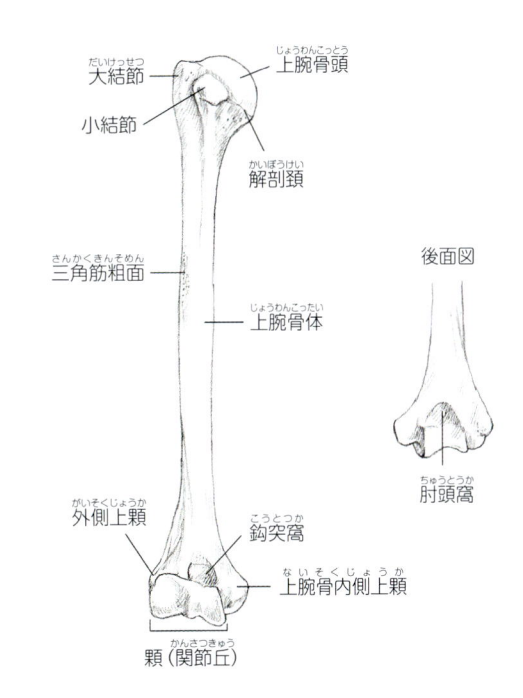

って確認できる。肩甲骨で唯一、前面の部位：筋群の付着点として作用（注意：肩甲下窩は肩甲骨の前部に位置するが、体の前面にはない。烏口突起だけが、体の前面にある）。

　肩の領域で2番目の骨は鎖骨で、胸鎖関節で胸骨と結合しています。また肩峰、あるいは肩鎖関節で、肩甲骨と結合します（図13.3）。鎖骨は、内側部分では前方に凸型に突き出ていますが、外側部分では前方にくぼんでいます。つまり、上から見ると、ゆるやかなS字の形です。

　鎖骨の形を感じ取るために、右手の指を上腕骨頭の前面に、そっと置きます。次に、その指を鎖骨の骨幹に沿って胸骨に向かって内側に動かします。すると、鎖骨がへこみ、前面に谷間があることに気づきます。正中線に向かう約3分の1のあたりで、鎖骨は前面に向かって反り始め、やがて胸骨に近づいて結合します。この部分で、鎖骨は、はっきりと出っ張ります。鎖骨の

主な機能は、肩甲帯の幅と形を維持するための支柱・筋かいとしての働きです。鎖骨がなければ、肩の関節は体の前面に飛び出してしまうでしょう。

　肩関節を形成する最後の骨は、上腕骨です（図13.4）。上腕骨の解剖学的に重要な骨指標は、以下です。

▶ **上腕骨頭**：肩関節を作るために肩甲骨の関節窩に位置する、丸い凸面。肩関節は高度の可動性を必要とするため、上腕骨頭の3分の1は硝子軟骨の薄い層で覆われている。

▶ **解剖頚**：上腕骨頭を結節と隔てる部位

▶ **大結節**：上腕骨頭の外側に位置し、3個の異なる滑面を持つ。これが肩関節の3つの筋肉、棘上筋・棘下筋・小円筋の停止部位として作用する

▶ **小結節**：解剖頚の遠位で内側に突き出る。肩甲下筋の停止部位として作用する

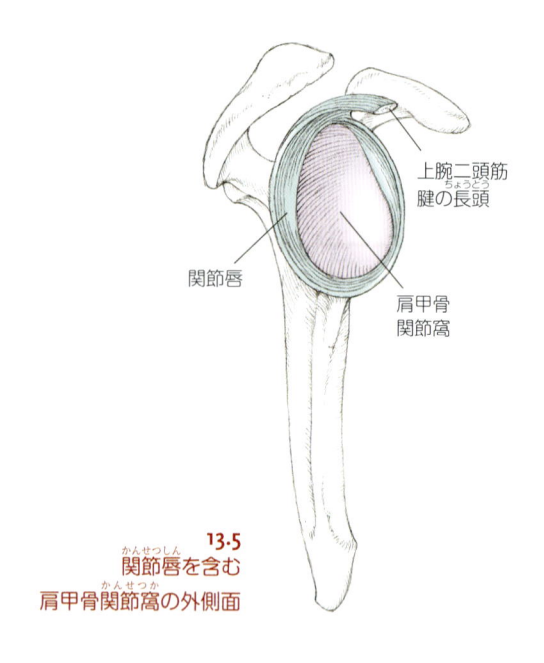

13.5
関節唇を含む
肩甲骨関節窩の外側面

(図中ラベル:上腕二頭筋腱の長頭／関節唇／肩甲骨関節窩)

▶ 上腕体：上腕骨の長い骨幹

▶ 三角筋粗面：三角筋の付着部位・上腕骨骨幹外側を、ほぼ半分降りた位置

▶ 顆・関節丘：上腕骨遠位部の、内外2つの丸い構造物。上腕骨外側は、橈骨と関節結合している。外側は上腕骨小頭と呼ばれ、肘関節が屈曲する時、橈骨の内側頭と関節結合する。内顆は、上腕骨滑車と呼ばれ、尺骨と関節結合する。

▶ 外側上顆：上腕骨外側の小さな突出部・靭帯と筋肉の付着部

▶ 内側上顆：内顆の上、上腕骨遠位端内側の小さな突出部・靭帯と筋肉の付着部

▶ 鉤突窩：上腕骨遠位端前面の落ち込んだ凹部・肘を屈曲すると、尺骨と関節結合する

▶ 肘頭窩：肘関節の伸展中に、尺骨と関節結合する、上腕骨遠位端後面の凹部

関　節

　肩関節は、肩甲上腕関節とも呼ばれ、肩甲骨の関節窩と上腕骨頭が結合する滑膜関節です。上腕骨を関節窩の所定の位置で支えるのは、肩関節の筋肉と靭帯です。のみならず、肩関節の靭帯、腱、筋肉の3要素は、肩関節包を完全な状態で維持することも助けています。肩関節包が完全な状態にあると、水密部分が維持されて、硝子軟骨を健全な状態に保てます。つまり、滑液が軟骨に酸素と栄養を与えるので、上腕骨頭がほとんど摩擦なく多様に動ける訳です。

　肩甲骨の関節窩は、約15度前方を向き、外側は少し上を向いています（図13.5）。この傾きは、肩関節の前捻と呼ばれていますが、これを認識しているヨガの指導者は、あまり多くないようです。ターダーサナ（山のポーズ）の時に、上腕骨頭の位置に注意を向けてください。上腕骨頭が外側を向くように後方に引っ張ると、外旋が起こり、解剖学的中立位からは外れることになります。

　関節窩は、洋梨の形をしています。最上部の丸みは、下部の丸みより小さく、雪だるまにも似ています。上部の浅い部分は、上腕骨と肩甲骨に挟まれて動きが小さく、下部の深い部分は、上部より大きく動きます。上腕骨は、関節窩の下部で動く時、より安定します。上腕骨と関節窩がより適合するからです。

　肩甲上腕関節が最も安定するのは、上腕が伸展・内転・内旋する時です。ハラーサナ（鍬のポーズ）で、背中に両上腕を回し、特に両肘関節を垂直に立てて両手で背中を支えると、この位置になります。ところが、ハラーサナで肩関節を外旋し、この安定要素を失うケースが、ヨガの生徒によく見られます。上肢が不安定な位置になるのは、たとえば、誰かに支えてもらって、椅子から上体を反らし、バックベンドを作る時です。時には、上腕骨頭を腋窩へ突き出す姿勢を見ることも、あります。そのような場合は直ぐに、上腕骨を外旋して肘を十分に伸ばし、上腕骨頭を関節内でもっと安定させなくてはなりません。このポーズで、肩関節を過伸展する癖がついて、生徒の関節が深刻な過可動の状態に

陥ったり、ケガをしたりしないように、指導者は配慮する必要があります。

　肩甲上腕関節が最も不安定になるのは、上腕が屈曲・外転・外旋する時です。この時上腕骨頭は、関節窩上部の浅い部位に向って、前方へ動きます。この部分は、関節の周囲の靭帯があまり強くありません。また、肩関節前面には安定をもたらす筋肉がほとんどないことも、不安定な要素を追加します。

　肩鎖関節は、肩峰内側と鎖骨外側端から成る、滑走関節です。肩関節の屈曲と外転では、この関節がいくらか回旋します。

　胸鎖関節は、鎖骨の胸骨端、胸骨柄外側、第1肋軟骨の3要素で形成されています。この関節は、ほぼすべての方向で、ほんのわずかしか動きません。

　肩周辺の最後の関節は、肩甲胸郭関節です。これは、胸郭の後面上での肩甲骨との関節結合です。肩甲骨が動く時は、必ず胸郭の骨上を移動します。肩甲骨は、筋膜と脂肪組織の「ベッド」を介して、肋骨の上を滑らかに動きます。この「ベッド」は、肩甲骨が動く時の胸郭のクッションとして作用します。

結合組織

　肩甲上腕関節の靭帯には骨を統合する作用はあまりなく、主な機能は、動きを制限することです。以下が主要な靭帯です。

▶ 関節包：関節を完全に囲み、関節唇の外側と解剖頸に付着。関節上腕靭帯が、関節包そのものと一体になっている。上腕骨頭は関節窩の約3倍の大きさがあるので、そのため、関節上腕靭帯は、肩関節の安定に大変重要である（図13.6）。

　関節包には、上腕二頭筋腱の長頭が貫通しています。関節包は、結節間滑液鞘で、上腕二頭筋腱を包み、覆っています。

　ターダーサナの時には、上腕骨が、関節包のなかで従属的に、だらりと下がっていることが大切です。この時、関節包の上部はしっかり伸展し、下部はゆったりして、「腋窩ひだ」（腋の下のくぼみ）に「ひだ」ができます。この反対が、完全な外転です。その時は、関節包の上部は弛緩し、腋窩はピンと張っています。

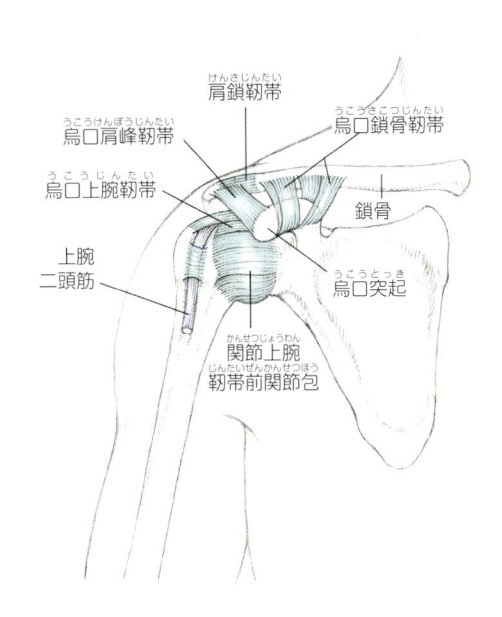

13.6　関節包の前面の靭帯

肩甲帯　157

関節包の状態を分かりやすく想像するために、ターダーサナの時の、生徒の袖山（袖の最上部）を見ます。ターダーサナでは、袖山はピンと張っています。生徒が腕を頭上に上げると、袖山はつぶれ、腋窩下部では、繊維がピンと伸びています。肩関節の関節包も、それと全く同じです。上腕骨が下がっている時は、関節包の最頂部が伸び、上腕骨を完全に屈曲すると、関節包の底部が伸びます。しかし、ヴルクシャーサナ（立木のポーズ）で、上腕骨を外転して、そこから頭上に伸ばした時も、同じことが起こります。完全な外転では、袖山はゆるみ、つぶれて、腋の下の部分が伸びますが、関節包にも同じことが起こっています。

　ターダーサナで上腕骨が従属的な位置にある時は、関節包上部の張りが、上腕骨の下方転位を防いでいます。また、外転では、関節包上部の弛緩が、この動きを助けています。外転における、関節包上部の弛緩に注意を向けてください。この弛緩が原因で、外転の時に、上腕骨と肩峰の間で関節包上部がぶつかることがあります。それが、痛みや炎症の原因になり、肩関節の正常な働きを弱めることにもなります。アーサナの例としては、ヴルクシャーサナで、生徒が両上腕を頭上に上げる時に、このようなことが起こる可能性があります。

▶ 関節唇：唇の「しん」は「唇」を意味する。関節唇は、関節窩周囲の線維軟骨輪で、肩関節の深い受け皿である。

　肩関節窩と違って、寛骨臼は、骨盤の大変深い骨のくぼみです。肩関節は関節唇によって深さを増していますが、それでも、股関節ほど安定しません。

　肩関節は、関節上腕靭帯が、より大きく支えています。関節上腕靭帯は、肩関節の主要な靭帯で、上部、下部、中部の3つがあります。この3つの関節上腕靭帯が、肩関節の前面に厚みをもたせています。

　その他に肩関節の強化を助けている重要な靭帯は、以下です（図13.6と13.7）。

▶ 肩鎖靭帯：肩峰から鎖骨まで走る
▶ 烏口鎖骨靭帯：鎖骨から烏口突起まで走る
▶ 烏口肩峰靭帯：肩峰から烏口突起まで付着
▶ 烏口上腕靭帯：関節包の上部を覆って強化し、烏口突起から上腕骨大結節まで付着
▶ 胸鎖靭帯：胸骨と鎖骨を結合し、前胸鎖靭帯と後胸鎖靭帯がある
▶ 肋鎖靭帯：第1肋骨上面から鎖骨下面まで走る

　肩関節は、肩の筋群の腱が、関節の周囲で摩耗し過ぎて裂傷を起こさないように、滑液包で囲まれています。滑液包には次のようなものがあります。

▶ 三角筋下包：三角筋と上腕骨の間に位置する
▶ 肩峰下滑液包：肩峰と肩関節包の間に位置する
▶ 烏口下滑液包：烏口突起と肩関節包の間に位置する
▶ 烏口腕滑液包：烏口突起と烏口腕筋の間に位置する
▶ 棘下滑液包：棘下筋の腱と関節包の間に位置する
▶ その他：広背筋の腱と上腕骨の間、大円筋と上腕骨の間、大胸筋と上腕骨の間、それぞれの滑液包

13.7 肩関節包上部後面の帯

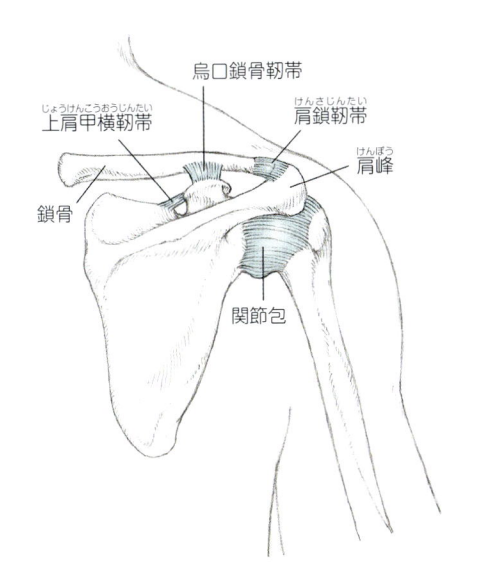

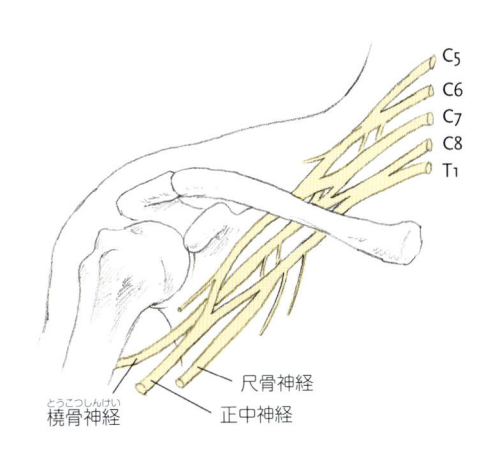

13.8 腕神経叢

神 経

　上肢の神経は、腕神経叢と呼ばれる複雑な構造をしています。腕神経叢は、第5頸椎から第1胸椎までの神経根から形成されています。それらの神経根が、多くの分枝を作り、肩の筋群に神経を分布します。上肢の神経は、橈骨神経、正中神経、尺骨神経となって、上腕を遠位に下降し、やがて前腕を下降します（図13.8）。

　ヨガの指導者は、アーサナの実践中に表れる神経叢の炎症の兆候を見極められるように、腕神経叢の神経のすべての起点を知る必要があります。生徒の腕や手の、しびれ、うずき・ヒリヒリ感、放散痛は、どれも注意を向けるべきものです。症状が数分以上続く時は、専門医に診て頂くように薦めます。

　腕神経叢の神経に問題を起こしたことのない人には、これらの神経が伸び過ぎた時の感じ方を体験する簡単な方法があります。立つか座るか、どちらかで、右上腕を最大外転の約半分まで外転します。次に、手関節を強く伸ばし、手関節からできるだけ遠くに顔を背けます。こうすると、右の腕神経叢の神経が引っ張られて、神経の経路に沿って少し不快感を感じます。この動作は、神経の伸展を感じるために少し行なったら、止めます。

　サランバ・サルヴァーンガーサナ（支えた肩立ちのポーズ）を行う生徒は、時々、腕神経叢の神経に圧迫を感じることがあります。一般的に、背中を支えようとして肩を強張らせると、両手にヒリヒリしたうずきやしびれを感じる状態になります。

　その場合、神経の圧迫が頸部から来るのか、腕神経叢から来るのか、直ぐには分かりませんが、これには見分け方があります。「肩立ちのポーズ」を行っている生徒に、壁に両足を着けて、脛骨をマットと平行にし、背中は真っ直ぐ立てるように指示します。次に、両手を背中から離して腕を横に伸ばすようにアドバイスします。生徒の両足がバランスを取るために壁に着いていることを、しっかり確認してください。手のヒリヒリしたうずきがそれで直ぐに解消されたら、腋の下を通過する腕神経叢の圧迫が解消されたのだ、という可能

肩甲帯　159

性があります。

筋　肉

　肩関節の筋肉は無数で、その相互作用は複雑です。肩甲上腕関節とその関連の関節で、筋肉がどのように動くかを充分理解するためには、以下の筋肉：肩甲骨を脊柱に結合する筋肉（図13.9と13.10）、上肢を体幹部に結合する筋肉（図13.11と13.12）、肩関節だけの筋肉（図13.13a・13.13b・13.13c・13.14・13.15）：のすべての、起始、停止、作用を覚えることが不可欠です。

運動生理学

　ヨガの指導者は、生徒を助ける際、上腕二頭筋に関する運動生理学に、少なからず感謝するべきでしょう。上腕二頭筋の主な作用は肘関節の屈曲だと考えられますが、まことにその通りです。「筋肉マン」の力を示すために、最もよく使われる筋肉です。また、肩関節の屈筋でもあります。が、その最も強力な機能は、前腕の回外なのです。

　これを体験するために、脊柱を中立の位置にして座り、右の肩関節を約45度屈曲し、肘関節は90度屈曲して回内します。次に、右の上腕二頭筋に軽く触れながら、見えない力に逆らうように、肘関節を屈曲します。

　肘関節を屈曲する時、上腕二頭筋に生まれる力に注目しましょう。今度は、肘関節を屈曲する時、再び見えない強力な力に逆らうように、少しずつ、前腕を回外します。屈曲と回内の時と比べると、屈曲中の回外では、上腕二頭筋の収縮する力がはるかに大きくなることが分かります。

　実際、上腕二頭筋の最大の作用は、回外の作用です。ゆえに、肘関節や肩関節の屈筋群として、上腕二頭筋の力を最大にしたい時は常に、肘や肩の関節を回外して屈曲します。ヨガの指導者がアドー・ムカ・シュヴァナーサナ（下向きの犬のポーズ）を取っている生徒や、ポールを握った生徒の腰を、ストラップで後ろに引き伸ばす補助をする際、手の平を上向きにして前腕を回外すると、強力な構造的メリットが得られます。懸垂のような古典的な健康運動をしたい時は、回外すると、ずっと楽にできます。肘関節を回外して、肩関節と肘関節を屈曲すれば、上腕二頭筋が最も強く働くからです。

肩甲上腕リズム

　肩関節の動きのなかで最も重要なものは、肩甲上腕リズムです。肩甲骨、上腕骨、鎖骨を含む肩関節周りに独特なリズムで、肩関節の屈曲と外転の動きに伴います。損傷や何らかの病気や衰弱などで、このリズムが阻害されると、痛みの原因になったり、健全な動きが減少したりします。

　肩甲上腕リズムを最も簡単に学ぶために、4つの筋肉と4つの骨、さらに4つの動きを覚えてください。4つの筋肉は、ローテーターカフ（回旋筋腱板）、または、各筋肉の最初の1文字を合わせて、SITSと呼ばれています（図13.16）。表13.15に図示したSITSは、棘上筋：spraspinatus、棘下筋：infraspinatus、肩甲下筋：subscapularis、小円筋：teres minorの4つです。

　4つの骨は、肩甲骨、上腕骨、鎖骨、胸椎です（胸椎は、実際は12個の骨から成っていますが、肩甲上腕リズムを簡単に学ぶために、ここでは便宜的に1個の骨と数えています）。さて、肩甲上腕リズムがどのように作動するかを見ていきましょう。4つのSITSは、屈曲と外転を滑らかにするために、ひとつずつ順番に収縮していきます。骨は次のように動きます：肩甲骨が前に突き出て、関節窩は頭側に回旋します；上腕骨頭は関節内に入り、さらに深く大きな関節窩に下降し、外旋します；鎖骨は胸腔に向かって内方に、縦方向に回旋します；そして、胸椎が伸展します。この動きが完全に連動すると、肩関節を正常に屈曲したり外転したりできるのです。

　肩甲上腕リズムの外旋要素をはっきり体験するために、次のことを試してみます。座るか立つかで、片手を、反対の上腕の前面、肘関節と肩関節のほぼ中間に

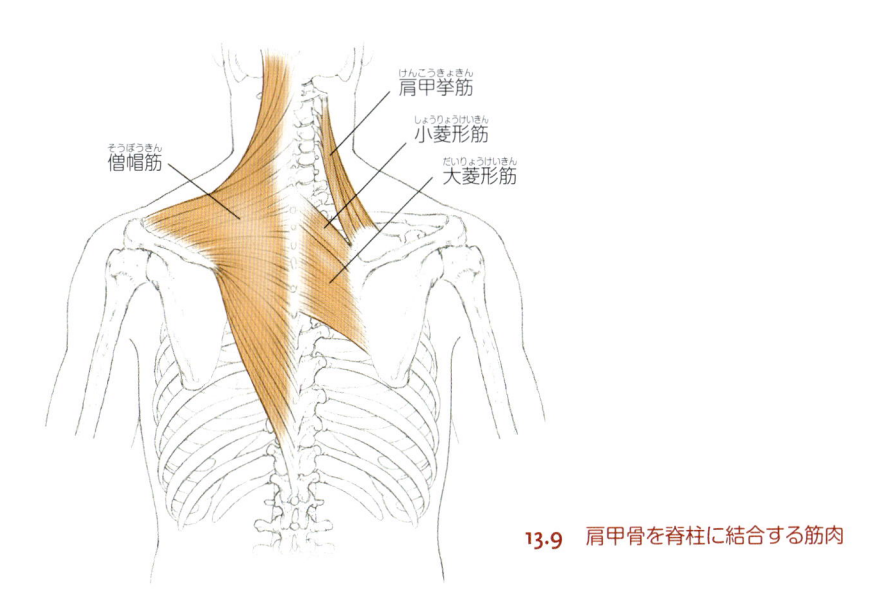

13.9　肩甲骨を脊柱に結合する筋肉

13.10　肩甲骨を脊柱に結合する筋肉

筋　肉	起　始	停　止	作　用
僧帽筋	外後頭隆起；項靭帯； 後頭骨の分界項線の 中央 1/3 第 7 頸椎と第 1 胸椎から 第 12 胸椎棘突起；棘上靭帯	上部繊維 鎖骨外側 1/3 中部繊維 肩峰 肩甲棘	肩甲骨の回転、内転； 上部繊維が肩甲骨を挙上； 下部繊維が肩甲骨を下制
大菱形筋	第 2 胸椎から 第 5 胸椎棘突起；棘上靭帯	肩甲棘；下角	肩甲骨の内転
小菱形筋	項靭帯； 第 7 頸椎と第 1 胸椎棘突起	肩甲棘	肩甲骨の内転
肩甲挙筋	第 1 頸椎から 第 4 頸椎横突起	肩甲骨内側縁	肩甲骨の挙上； 肩甲骨を屈曲、 頸椎の側屈、同側回旋

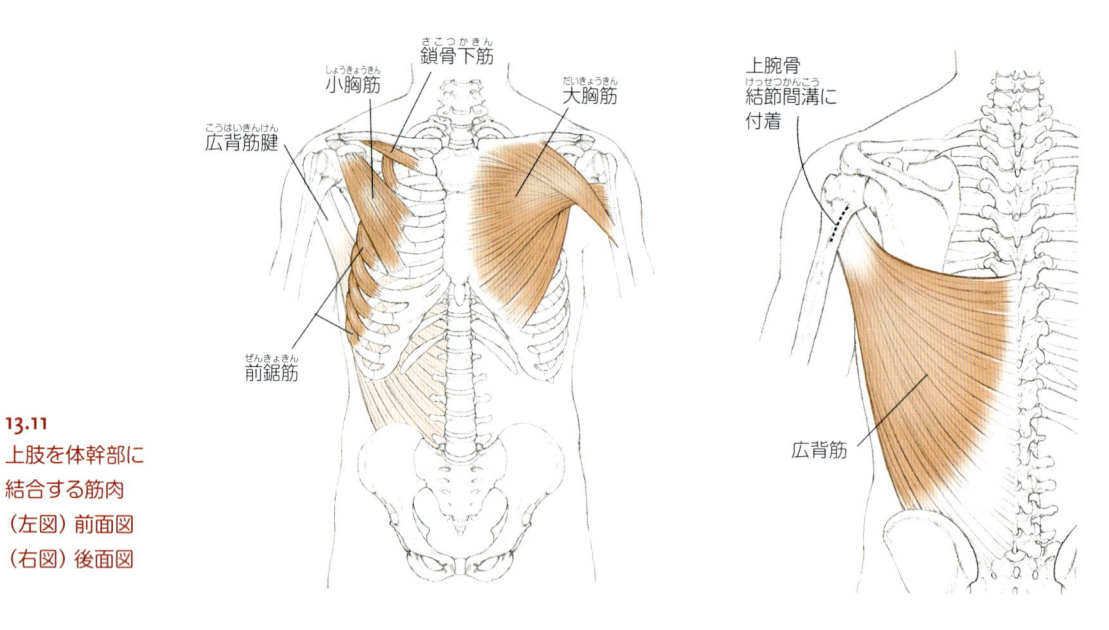

13.11
上肢を体幹部に
結合する筋肉
（左図）前面図
（右図）後面図

13.12　上肢を体幹部に結合する筋肉

筋　肉	起　始	停　止	作　用
大胸筋	胸骨の内側半分；胸骨前面；第1〜7肋軟骨；外腹斜筋の腱膜	上腕骨大結節	上腕の屈曲、内転、内旋
小胸筋	第3肋骨〜第5肋骨の各上縁	烏口突起	肩甲骨の前下方に引く；強制吸気で、第3肋骨〜第5肋骨を挙上
鎖骨下筋	第1肋骨	鎖骨下面	肩甲骨の挙上
前鋸筋	第1肋骨から第5肋骨上縁	肩甲骨内側縁の前面	肩甲骨を前方に引いて外旋；肩甲骨を突き出す
広背筋	胸腰筋膜；下位胸椎と全腰椎と仙椎；棘上靭帯：後腸骨稜	上腕骨結節間溝	上腕の伸展、内転、内旋；肩関節を後下方に引く

置きます。真っ直ぐ伸ばしているほうの上腕を屈曲し、手の下に起こる外旋を感じ取ります。反対の腕で、もう一度行います。上腕骨の外旋は、肩関節の屈曲と外転の、双方の鍵になる動きです。

　鎖骨の縦回旋は、人さし指と中指の先を、反対側の鎖骨の上下にそれぞれ置くと、感じ取れます。鎖骨の末端、胸骨と関節結合する真横を探します。上腕を外転し、その間、指にはさまれた鎖骨を軽く、しかし、しっかり押さえます。上腕を外転するに従って、鎖骨が内方、後方、下方に、回旋していく様子が感じ取れます。この回旋は、肩甲上腕リズムの大切な一部分で、最大の外転と屈曲のために、肩甲骨が必要に応じて動くのを助けます。

安定させること

　肩甲上腕リズムに続いて、肩関節の理解に必要で、重要な運動生理学的な原理は、安定させることです。肩関節の強さが求められるポーズを行うための力は、肩甲骨が安定しているか否かにかかっています。肩甲骨の安定とは、肩甲骨が胸郭上で中立の位置を保持していることです。その安定には、僧帽筋中部、菱形筋、前鋸筋のような肩甲骨間部の筋肉が必要です。

　安定の重要性を感じ取る方法があります。座るか立つかどちらかで、左右の肩関節を90度に屈曲し、両手関節を伸展します。手関節を伸展すると、手背を見ることになります。この状態で、左右の肩甲骨を前に押し出します。次に、象を押し戻すつもりで、実際にそうしているようにしっかり筋肉を使います。これでは、大きな力が出ないことに気づくでしょう。

　今度は、両上腕を屈曲したまま、左右の肩甲骨を下方に引き、少し寄せます。すると肩甲骨が中立の位置になり、胸郭にしっかり保持されます。肩甲骨を外転させて、ふたたび見えない象を押し戻してみます。この動きでは、力が大きく増強していることに気がつくはずです。

　肩甲骨が胸郭に保持されて中立の位置で安定すると、関節窩も中立の位置に保たれ、肩関節のすべての筋肉が最大の力を発揮できます。チャトゥランガ・ダンダーサナ（四肢の杖のポーズ）やアドー・ムカ・ヴルクシャーサナ（逆立ちのポーズ）のような、力の要るポーズでは、肩甲骨を中立の位置に保つように、生徒に指導しましょう。

13.13A

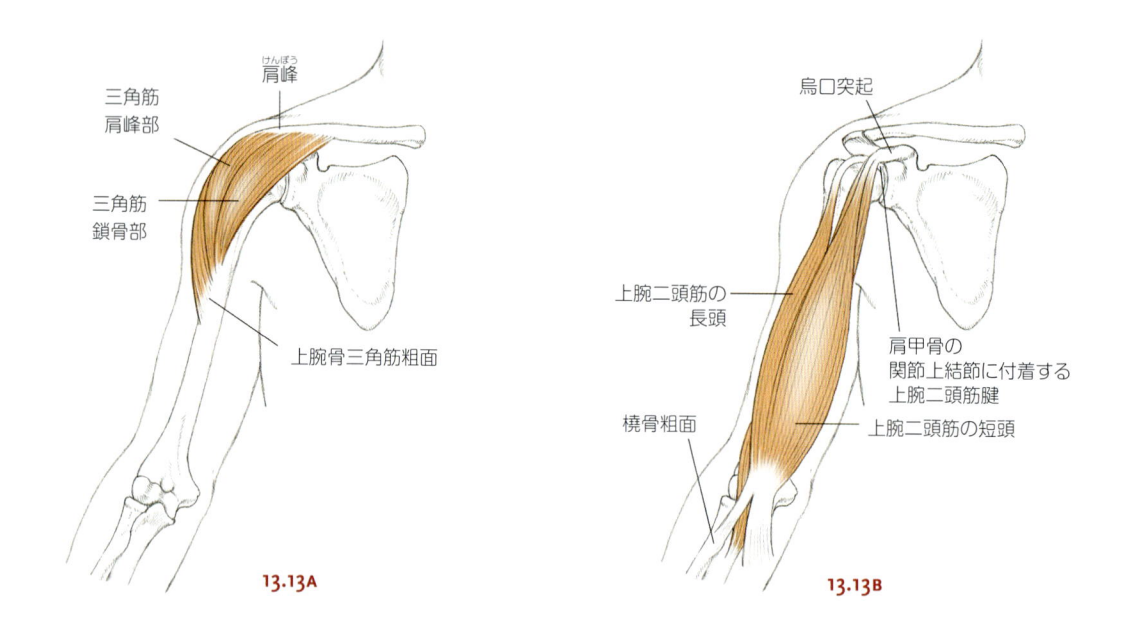

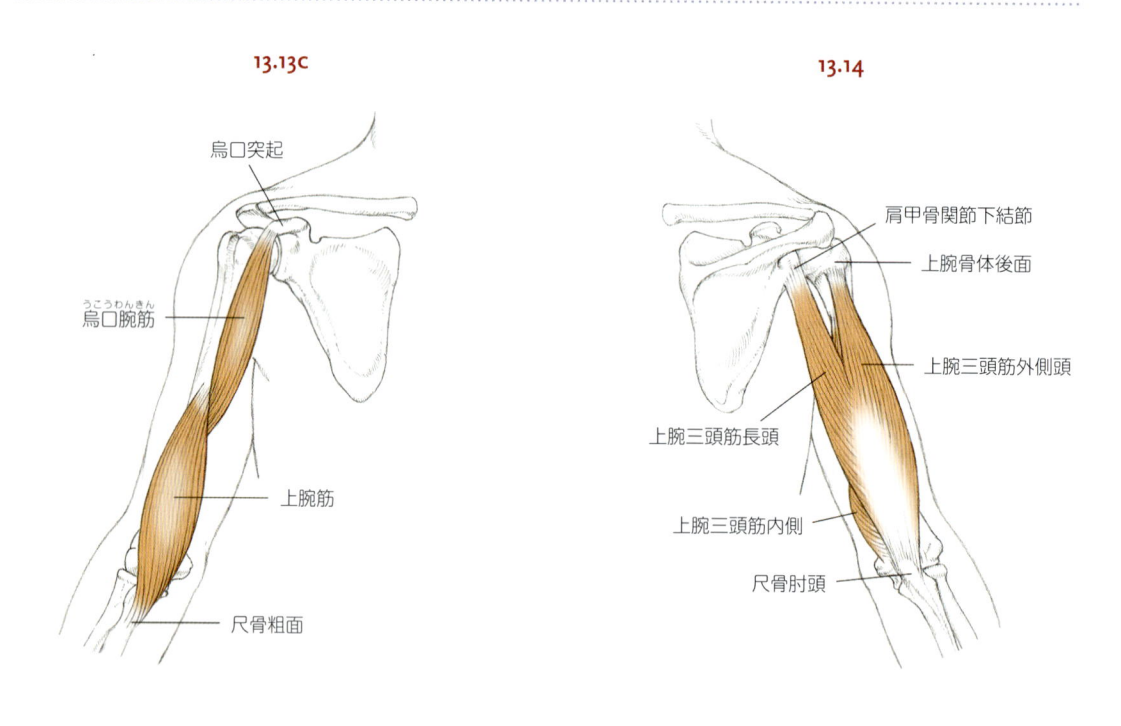

13.13B

13.13C 13.14

13.13A, B, C　肩および上肢の筋群・前面図

13.14　肩および上肢の筋群・後面図

164　第5部：上　肢

13.15 肩および上肢の筋群

筋肉	起始	停止	作用
三角筋	前部：鎖骨外側1/3中部：肩峰外側 後部：肩甲棘	上腕骨三角筋粗面	前部：上腕骨の屈曲、水平内転、内旋 中部：上腕骨を90度に内転 後部：上腕骨の伸展、外旋、水平に内転
肩甲下筋	肩甲下窩	上腕骨小結節	上腕骨の屈曲、内転
棘上筋	棘上窩	上腕骨大結節上部	肩関節の外転、 上腕骨を関節窩に引っ張る； 安定させる
棘下筋	棘下窩	上腕骨大結節中央部	肩関節の外旋
小円筋	肩甲骨の腋窩縁	上腕骨大結節下部	肩関節の外旋
大円筋	肩甲骨下角後面	上腕骨小結節稜	上腕骨の内旋、内転
烏口腕筋	肩甲骨烏口突起	上腕骨内側面	上腕骨の屈曲、内転
上腕二頭筋短頭	肩甲骨烏口突起	橈骨粗面	肩関節と肘関節の屈曲、 前腕の回外
上腕二頭筋長頭	肩甲骨関節上結節	橈骨粗面と 上腕二頭筋腱膜	肩関節と肘関節の屈曲、 前腕の回外
上腕筋	上腕骨前面遠位	尺骨粗面と 烏口突起（尺骨）	肘関節の屈曲
上腕三頭筋長頭	肩甲骨関節下結節	尺骨肘頭	肩関節と肘関節の伸展
上腕三頭筋内側頭	上腕骨後面	尺骨肘頭	肘関節の伸展
上腕三頭筋外側頭	上腕骨後面	尺骨肘頭	肘関節の伸展

前　面

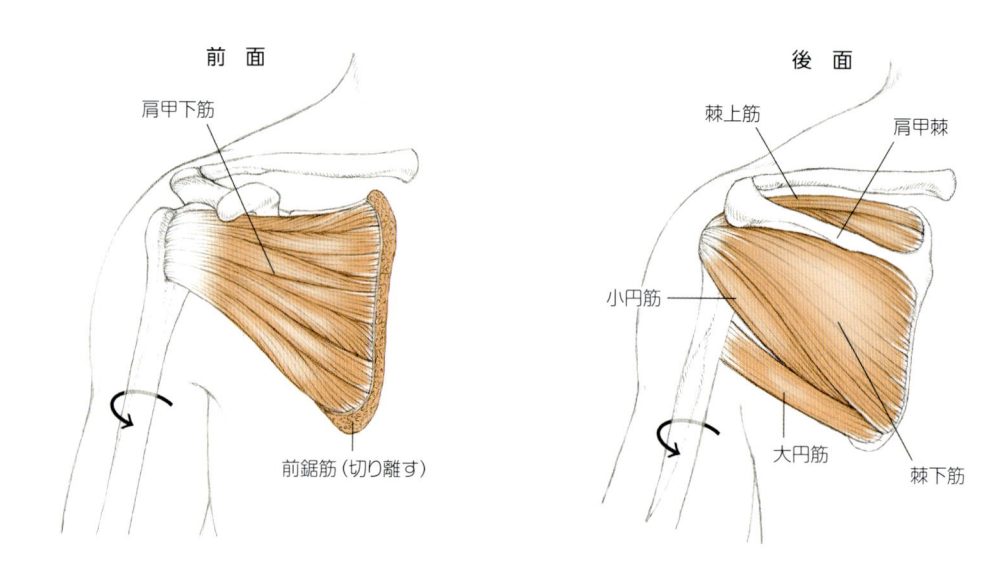

肩甲下筋

前鋸筋（切り離す）

後　面

棘上筋
肩甲棘
小円筋
大円筋
棘下筋

13.16 ローテーターカフ回旋筋腱板：棘上筋、棘下筋、小円筋、肩甲下筋

肩関節特有の障害

肩関節は、気になる状態から深刻な症状まで、多くの問題をかかえやすい部位です。次のような症例があります。

▶ 脱臼：上腕骨頭が関節窩から抜けた状態。痛みもひどく重篤の場合もあり、即座に専門家の治療が必要

▶ 肩関節分離：鎖骨が肩鎖関節で肩甲骨から無理やり分離されている状態。この分離はふつう、スポーツの外傷で、肩関節外端から転倒する時に起こる。即座に専門家の治療が必要。

▶ 滑液包炎：肩関節の炎症と肩関節の滑液包囊の炎症。最初に肩関節のローテーターカフ（回旋筋腱板）の生体力学的な機能に問題が起こり、滑液包炎はその2次的疾患。通常は、外転時に上腕骨頭が関節窩で下方に動かないために、上腕骨大結節が肩峰下滑液包を押し上げることで発症する。上腕を繰り返し外転するポーズや、時には、屈曲が繰り返されるポーズでも、発症する可能性がある。肩関節滑液包炎は、三角筋下滑液包でも発症する。一般的に、突然の無防備な動きや、異常なほど長く同じ動作を繰り返したあとに発症する。

▶ 腱炎：腱の炎症。肩関節の腱炎で、最も典型的なものは、肩甲骨の上や上腕二頭筋腱の長頭に発症する。

▶ 肩関節周囲炎（四十肩・五十肩）：肩関節をあまり使わないことにより、肩甲上腕リズムの機能障害が長く続くと発症する。痛みを伴う初期障害が起こると、肩関節を動かさなくなり、それがさらに痛みを生み、するとまた肩関節を守って動かさない、という、悪循環が作られていく。最後は、動かしてもそれほどの痛みではなくなるが、肩関節の動きはますます制限され、肩関節が「凍りついた」と表現されるまでになる。

肩関節周囲炎、別名「凍結肩」（四十肩・五十肩）には、3つの段階があります：

ステージ1：手関節には痛みがなく、夜間痛もなく、罹患した肩関節を下にして横たわることができます。専門家の検診を受けると、肩関節はわずか20度から30度に動きを制限されているものの、円滑な受動的な動きを示します。痛みは、急激に動かした時に感じられるだけです。

　ステージ2：まだ、罹患した側の肩関節を下にして横たわることができます。手関節は痛みませんが、日中、急激に肩関節を動かすと痛みが出たり、あるいは、夜間痛があります。

　ステージ3：手関節にも痛みがあり、罹患した側の肩関節を下にして横たわることはできません。肩関節は夜間のみ痛みます。関節包はしなやかで受動的な動きを全く失い、動きは極端に制限されます。最も制限が少ない動きは内旋で、次が外転であり、外旋が最も制限されます。専門医や整体の専門家の治療が必要です。改善されるまでは、アーサナのクラスへの出席は控えます。

体で感じる解剖学

実践編

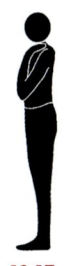

13.17
ターダーサナ
山のポーズ
肩関節に手を置く

応用実践1：外転での上腕骨の回旋の動きを感じ取る
準備：ヨガマット1枚
注意：外転で痛みが出る場合は避けること。

　外転中の上腕骨の回旋の動きを感じとるために、両足をマットに着け脊柱をS字弯曲で、座るか立つ。右肩関節の上腕外側端（袖の上端）部を覆うように、左手の指を置く（図13.17）。右の上腕骨を適度な速さで外転する。約30度外転すると、外旋が自然に起きるのを感じる。左右で差があるかを確認するために、反対の腕でも行う。

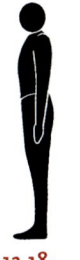

13.18
ターダーサナ
山のポーズ

応用実践2：完全に外転すると上腕骨が回旋しないことを感じとる
準備：ヨガマット1枚
注意：外転して痛みが出る場合は避けること。

　外転での外旋の要素を感じ取るために、脊柱をS字カーブにして、マットに座るか立った姿勢で始める（図13.18）。左の上腕骨を内旋し、そのまま、外転を試みる。上腕骨頭か肩峰の突起にぶつかり、外転の動きを阻止するため、外転はできない。もう一度内旋から始め、今度は、骨がブロックするのを感じたら直ぐに、上腕骨を外旋して、肩峰の突起の下に送り出し、完全な外転ができるようにする。

指導編

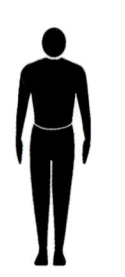

応用指導1：肩関節周囲を触ってみる
準備：ヨガマット1枚
注意：生徒の体に触れる前に必ず許可を得ること。

　生徒にターダーサナ（山のポーズ）でマットに立ってもらう（図13.19）。生徒の前に立ち、胸骨から肩峰まで、鎖骨をたどって、そっと触れる。次に、鎖骨外側端下部の烏口突起に触ってみる。生徒の背後に回り、肩甲骨椎骨縁と腋窩縁をたどる。腋窩縁をたどるためには、上腕骨を90度以上外転してもらうのも良いだろう。次に、内側縁端から肩峰まで、肩甲骨をたどる。最後に、下角を探す。

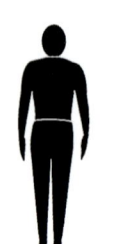

13.19 ターダーサナ 山のポーズ

応用指導2：肩甲上腕リズムを観察する
準備：ヨガマット1枚
注意：痛みを感じたら、避けること。

　生徒にターダーサナでマットに立ってもらう（図13.20）。生徒の後ろに立つ。生徒には、肩甲骨が簡単に見える服を着てもらうと良い。両上腕骨を、中立位から最大限の外転まで、適度な速さで何回か続けて動かしてもらう。生徒が動かしている間、肩甲骨のリズミカルな動きに注意を向ける。次に、中立位から最大限の屈曲まで動かしてもらい、肩甲骨の動きを観る。バリエーションとして、興味深い観察をやってみよう。生徒に一方の上腕骨は最大外転し、もう一方の上腕骨は最大屈曲してもらう。すると、この2つの動きの最後は、全く同じであることに気づくだろう。目を閉じている間に、生徒にこの動きをやってもらうのも、面白い。動きが完了した後、目を開け、どちらの上腕骨が外転し、どちらが屈曲したのか、当ててみよう。

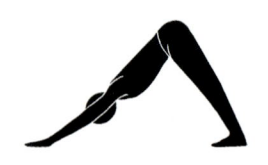

13.20 ターダーサナ 山のポーズ

応用指導3：アドー・ムカ・シュヴァナーサナ（下向きの犬のポーズ）で、肩甲上腕リズムを観察する
準備：ヨガマット1枚
注意：肩関節に痛みを感じたら、避けること。

　肩関節を伸展するために行われる最も一般的なポーズのひとつが、アドー・ムカ・シュヴァナーサナである（図13.21）。マット上で、生徒にこのポーズを取ってもらい、生徒の肩関節の動きを観察する。肩関節を最大限に屈曲するためには、上腕骨の外旋も必要であることに留意する。

　ところが、アドー・ムカ・シュヴァナーサナで肩関節を最大限屈曲した時点で、生徒がさらに上腕骨の外旋を続けると、その動きは実際のところ制限され始める。初心者の生徒でも、このポーズを作っていく時に自然に上腕骨が外旋していく様子に意識を向けることはできる。が、経験豊かな生徒は、完全な屈曲に近づくと、上腕骨を内旋させる。実際その方が

13.21 アドー・ムカ シュヴァナーサナ 下向きの 犬のポーズ

肩関節は、より自由になるのだ。

　以下を行うと、生徒に指導する前にそれが体験できる。脊柱をS字カーブにして座るか立ち、肩関節を最大に屈曲する；その時、上腕骨が外旋する様子を意識する。この動きの最後にさらに外旋を続けようとすると、上腕骨が関節窩に落ち込んでいるように感じられ、さらに屈曲しようとしても、動きが取れない。今度は逆のことをやってみよう：屈曲の最後に、内旋を始める。逆説的に言うと、この時、さらに深く屈曲する自由が得られる。普通、十分に屈曲するためには、関節窩の中で上腕骨が外旋する必要があるのは、確かだ。しかし、完全な屈曲に近づいているヨガの生徒に対しては、アドー・ムカ・シュヴァナーサナの中で落ち着いたら、内旋を教えてみよう。

応用指導4：肩関節の筋肉を強化する
準備：ヨガマット1枚
注意：肩関節に不快を感じたら、避けること。

　肩関節周辺の筋肉の強化に役立つのは、サランバ・シールシャーサナ（支えた頭立ちのポーズ）の準備となる動きである（図13.22）。この動きは、肩関節の回旋筋群、胸部筋群、背部と腹部の筋群を、強化する。両手と両膝をマットに着けて、両手の指をサランバ・シールシャーサナを取るために組み、両膝を真っ直ぐ伸ばして殿部を持ち上げる。息を吐きながら、上体を前方に移動し、上体が前腕の上にまっすぐ立つところまで持っていく（図13.23）。次に、もう一度、逆V字型を作るように、後方に体を移動する（図13.22）。必ず、マットに両肘関節を着けて、前方と後方に体を動かす時は呼吸に合わせる。前方に体を動かす時は息を吐き、後方に体を動かす時は息を吸って、この動作を5〜10回繰り返すように指導する。

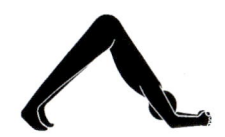

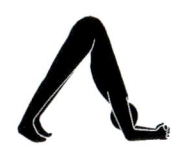

13.22 + 13.23
アルダ
サランバ
シールシャーサナ
半分の
頭立ちのポーズ

　少し休んだあと、反対の拇指を上にして、指の組み合わせを逆にして、同じ動作を繰り返すように指示する。無理なく行うには、両足を後方に移動して、両足と両肘の間の距離を広げる。負荷をかけてトライしたい時は、両足を両肘に近づけて行う。

応用指導5：チャトゥランガ・ダンダーサナ（四肢の杖のポーズ）で肩甲骨を安定させる
準備：ヨガマット1枚
注意：肩関節の辺りに痛みを感じる場合や、生理中や妊娠中、分娩後3ヵ月間は、避けること。生徒に指示して、水平面にマットを広げ、最初に、「板のポーズ」から入り、次に体を下ろして、チャトゥランガ・ダンダーサナを取ってもらう（図13.24と13.25）。

チャトゥランガ・ダンダーサナでは、ケガを予防する鍵は、肩甲骨と上腕骨の位置にある。肩甲骨は、肩関節安定の核になる骨であることを意識する。このポーズで、肩関節を安全に保持するためには、肩甲骨を腰に向かって押し下げ、少し内転、特に肩甲骨下端を内転する。

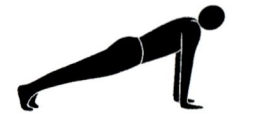

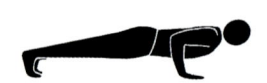

13.24 + 13.25
プランク・ポーズ
板のポーズ
チャトゥランガ
ダンダーサナ
四肢の杖のポーズ

加えて、チャトゥランガ・ダンダーサナの時の肩関節を保護するには、上腕骨頭の位置に注意すること。上腕骨頭が腰に向かってしっかり引っ張られ、外旋し、両肘関節は体側に近づける。上腕骨頭は、後方に回転して、腰の方に下がる必要があり、同時に、両肘関節はマットに向かって下方に押される。肩甲骨を中立位に安定させ、関節窩の中で上腕骨頭を下げて外旋する。このふたつの作用が、ケガの予防になる。

リンク

回旋筋腱板のリハビリとして分かり易く役に立つ、お薦めの一冊が、『回旋筋腱板7分間解決法：回旋筋腱板のケガの予防とリハビリの完全プログラム』（カイロプラティック専門医ジョセフ・ホリガン、ジェリー・ロビンソン共著：Los Angeles：Health for Life, 1991）です。

肘関節と前腕 14

その萎びた体を、あの世でお治しになって。
──ドル・ティアシート・『ヘンリー四世』：ウイリアム・シェイクスピア原作：（第2部から）

　アーサナのクラスに出席する生徒の多くが、今まで一度も逆立ちをしたことがなく、彼らにとって、逆立ちを学ぶのは新しい経験です。経験のある生徒には、逆立ちは、幼い頃の自由を再現してくれる力強くて楽しいものですが、それでも、体重を支えるために前腕や手首や両手を使う時は、ケガを予防するために特別の注意が必要です。ここでは、注意力をさらに高めるために、前腕とその周辺部位の構造を学びます。

骨

　肘関節は、上腕骨、尺骨、橈骨から成っています（上腕骨は第13章を、尺骨と橈骨は図14.1と14.2を参照してください）。尺骨は前腕内側に位置し、尺骨後面近位端には肘頭と呼ばれる突起があります。この突起は、肘の目印として肌の上から感じ取れます。肘関節が伸展すると、肘頭はカーブを描いて上腕骨後部の肘頭窩に滑り込みます。

　尺骨の前面近位端には、鈎状突起があり、肘関節が屈曲すると、鈎状突起は、上腕骨前面の鈎突窩と関節結合します。

　肘頭と鈎状突起の間に、滑車切痕があります。滑車切痕は、肘関節が伸展すると、上腕骨滑車と関節結合する部位です。

　尺骨には長い骨幹があり、遠位端には2つの隆起があります。外側の一つは、遠位端に位置するにも関わらず、尺骨頭と呼ばれ、橈骨の尺骨切痕と関節結合しています。尺骨の遠位端は、手関節と直接に関節結合せず、線維軟骨円板と関節結合しています。線維軟骨円板は、手根骨と尺骨を分けています。尺骨の内側隆起が茎状突起です。

　橈骨は、回内中に尺骨の上で放射状に転がることから、その名が付いています。前腕の位置に関係なく、橈骨は拇指側にあり、その近位端は、橈骨の小頭と呼ばれる部位で、上腕骨小頭と関節結合しています。

　その真下が、橈骨頚で、その下の内側上に、橈骨粗

171

14.1 肘関節・前面

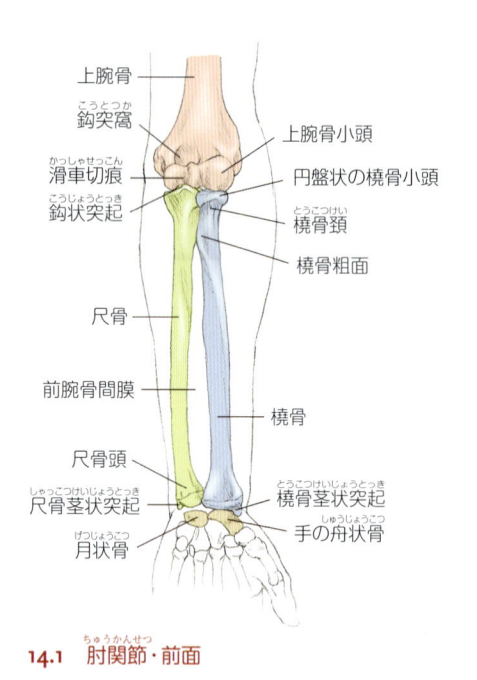

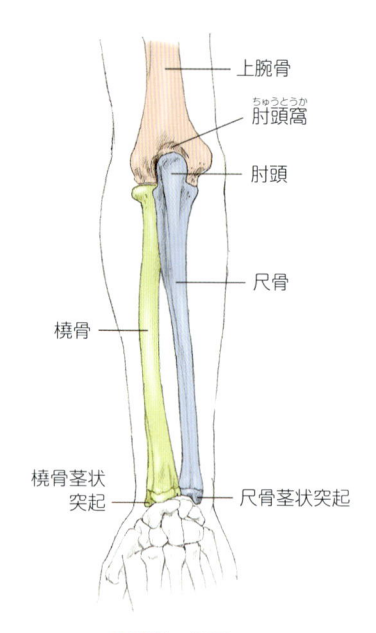

上腕骨／鈎突窩／滑車切痕／鈎状突起／上腕骨小頭／円盤状の橈骨小頭／橈骨頚／橈骨粗面／尺骨／前腕骨間膜／橈骨／尺骨頭／尺骨茎状突起／橈骨茎状突起／手の舟状骨／月状骨

14.2 肘関節・後面

上腕骨／肘頭窩／肘頭／尺骨／橈骨／橈骨茎状突起／尺骨茎状突起

面があります。上腕二頭筋が停止する粗面で、その前面には、上腕二頭筋の腱を守る滑液包があります。

橈骨の遠位端には、ふたつの関節面があります。一方の関節面は、内側で尺骨と関節結合しています。もう一方の関節面は、橈骨の下面あるいは末端面にあり、2つの手骨根：月状骨と舟状骨：と関節結合をしています。橈骨遠位外側は、茎状突起と呼ばれる突き出た突起へ延びています。この突起が、外側への橈側偏位を制限します。

尺骨と橈骨は、骨間膜と呼ばれる特殊な結合組織で、ある程度保持されています。詳細は、この章の「結合組織」で解説します。

橈骨茎状突起が、手関節の動きにもたらす作用を理解するために、以下を試してみます。手の平を上に向け、顔から約45cm離したところへと、肩関節を少し外転します。手関節を曲げて、顔と向かい合わせます。いかに内側つまり尺骨側の屈曲が大きく、橈骨側（拇指側）の屈曲が少ないかに注目します。橈骨の茎状突起が長いため、拇指側の屈曲を妨げているのです。

同じ体勢のまま、橈側偏位を試します。これは、拇指を橈骨の方向に向けようとする動きです。次に、もう一方の方向、つまり尺骨の方向に動かします。尺骨側に向う方が、はるかに自由なことに気づきます。繰り返しますが、橈骨の茎状突起が長いために、橈側偏位が制限されているのです。

関 節

肘関節は、3つの関節；腕尺関節、腕橈関節、橈尺関節から成っています。腕尺関節は蝶番関節で、作用は、屈曲と伸展だけです（図14.3）。腕尺関節は、その関節の構造のせいで、外側には全く動けません。

腕橈関節は、滑走関節で、大変浅く（図14.4a）、輪状靭帯によって、定位置に保持されています（この章の「結合組織」を参照してください）。腕橈関節でも、屈曲と伸展をします。腕橈関節での屈曲は、軟組織に

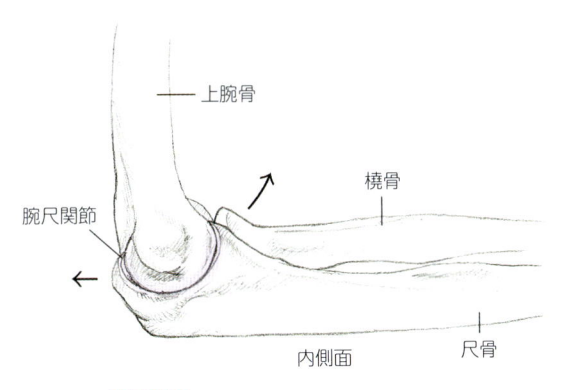

14.3　腕尺関節

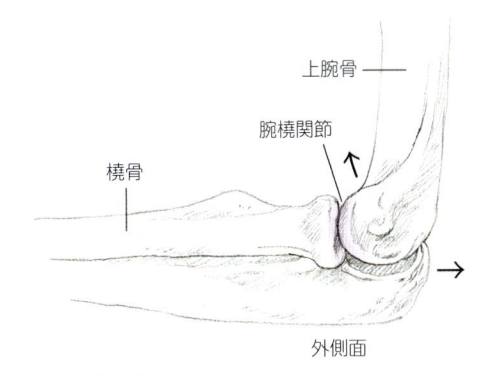

14.4A　腕橈関節

よって制限されますが、回内と回外は、自由です。回内と回外では、関節面がより適合することも、その理由のひとつです。つまり、回内と回外の動きの間、橈骨と上腕骨の関節面の大部分が適合するので、腕橈関節が安定する訳です。橈尺関節は、尺骨の上で橈骨を放射状に転がし、あるいは、転回させる、車軸関節です（14.4b）。橈骨頭は、尺骨外側の橈骨切痕から始まる輪状靱帯に支持されています。橈骨頭は、回内と回外の時に、橈骨が尺骨の上で回旋する部位です。

結合組織

　肘関節で最も重要な靱帯は、橈骨と尺骨の側副靱帯です。この2つの靱帯が、橈骨と上腕骨、尺骨と上腕骨の、それぞれの結合を支持しています。肘関節包は、上腕骨遠位部周囲を起始とし、尺骨近位部周囲に停止しています。輪状靱帯と側副靱帯は、関節包を強化しています。

　輪状靱帯は、橈骨頭を、尺骨近位外側面にある橈骨切痕に結合して、橈骨が上腕骨の外側へ分離することを防いでいます。前腕骨間膜は、尺骨と橈骨の骨間のほぼすべてを、広い平板な線維で結合しています。この線維は、橈骨から尺骨に向かって斜めに走っています。この被膜は、骨と骨を結合するだけでなく、深層

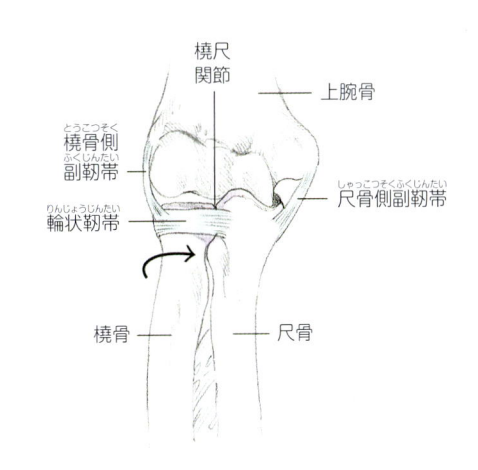

14.4B　橈尺関節

筋群の停止部位になっています。

　上記以外のこの部位の靱帯については、『グレイの解剖学』を参照ください。

肘関節と前腕　173

神 経

　肘関節と前腕の神経は、正中神経、筋皮神経、尺骨神経、橈骨神経です。肘関節自体には、尺骨神経、正中神経、筋皮神経の、各神経の小さな分枝が分布しています。図14.5は、そうした神経が上腕と前腕を下降して、手に伝わる経路を図示しています。肘関節で特に注意すべき神経は、尺骨神経です。尺骨神経は、上腕の内側を遠位に下降し、肘関節の一帯を通過する時には、肘頭と上腕骨内側上顆の間の溝を通ります。尺骨神経はこの部位では表面に大変近く、皮膚と筋膜に覆われているだけなので、時々、現れている神経自体をぶつけることがあります—英語で「肘頭を打つ」と言うと「笑わせる」という意味です。

筋 肉

　上腕と前腕の筋肉は、筋肉の複合群です。表層の屈筋群は、共同の腱によって上腕骨の内側上顆から始まります（図14.6と14.7）。前腕内側面のそれらの筋肉は、手関節と手の屈筋群と考えられています。アーサナや、手関節の屈曲を必要とするアジャストでは、強力な屈筋群が必要です。次の筋群は前述の屈筋群より深層に位置しますが、やはり屈筋群です（図14.8と14.9）。

　前腕の後面には、別の前腕筋群があります。表層の筋群は、上腕骨外側顆上縁が起始で、前腕の伸筋群の一部です（図14.10と14.11）。最後の深層伸筋群は、図14.12と表14.13で紹介しています。

運動生理学

　肘関節の位置異常で最も一般的なもののひとつが、ヨガのアーサナを行う生徒にも見られます。肘関節の過伸展と呼ばれ、特に肘関節を伸展する時の、上腕骨と尺骨の関係を言います。通常肘関節伸展の可動域は、約180度です（図14.14）。肘関節が可動域を超えて伸展すると、過伸展になります。過伸展の大部分は、靭帯の弛緩が原因で、この弛緩は回復しないようです。

　肘関節の位置異常には他に、尺骨と上腕骨の関係が原因で起こる、運搬角（外反角）と呼ばれるものがあります（図14.15）。運搬角は、尺骨が上腕骨に近付

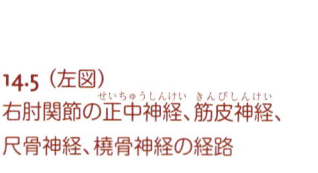

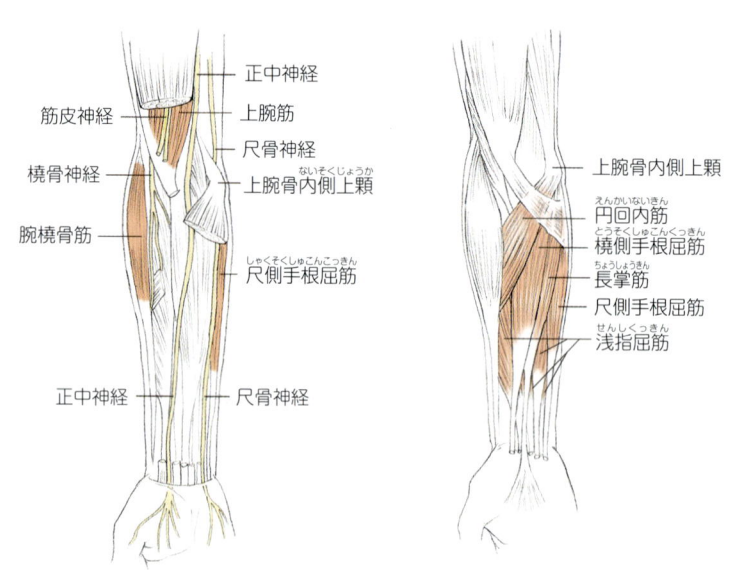

14.5（左図）
右肘関節の正中神経、筋皮神経、尺骨神経、橈骨神経の経路

14.6（右図）
右肘関節の表層屈筋群

14.7　肘関節の屈筋群

筋　肉	起　始	停　止	作　用
円回内筋	上腕頭： 屈筋共同腱・ 尺側上腕筋間中隔・ 内側上顆； 尺骨頭：鉤状突起	橈骨体外側面	前腕の回内 （尺骨上で橈骨を回転）； 上腕を肘関節で屈曲
橈側手根屈筋	上腕骨内側上顆	第2中手骨底	手関節の屈曲、内転
長掌筋	上腕骨内側上顆	手掌腱膜； 屈筋支帯	手関節の屈曲
尺側手根屈筋	上腕頭：内側上顆； 尺骨頭：近位尺骨後面 および肘頭	豆状骨・有鉤骨・ 第5中手骨	手関節の屈曲、内転
浅指屈筋	内側頭： 上腕骨内側上顆、 尺骨頭； 尺骨鉤状突起； 橈骨頭：橈骨前面斜線	第2中手骨中央； 第2～4指中節骨底側面	第2～5指中節骨の屈曲； 手関節の屈曲の補助

き過ぎたり、接触したりすることで起こり、女性に多く見られます。

両肩関節を90度に屈曲し、両前腕を回外して5本の指を揃えて置くと、運搬角が観察できます。この時、肩関節内側から手関節中央までが、一本の直線になるはずです。肘関節が十分に伸展しているこの状態で、肘関節がその直線の内側に位置したり、あるいは肘関節同士が触れるほどであったら、運搬角の状態です。運搬角が大きいと、肘関節が不安定になります。運搬角の多くは、過伸展と連動しています。

ケガの予防のためには、もうひとつ肘関節の構造的な側面を理解する必要があります。肘関節が屈曲すると、通常は輪状靭帯が制限を加えて、橈骨頭を腕橈関節の中に抑えます。腕橈関節が屈曲・回内すると、橈骨は上腕二頭筋によって上方に引っ張られます。この緊張した状態で、何か重い物を持ち上げると、橈骨頭が輪状靭帯の制限に抵抗して挙上するため、輪状靭帯が伸展しすぎる可能性があります。ヨガの教室で、生徒をアジャストしたり、プロップを運ぶ時は、回内と屈曲の位置で輪状靭帯を伸ばさないように、気をつけましょう。

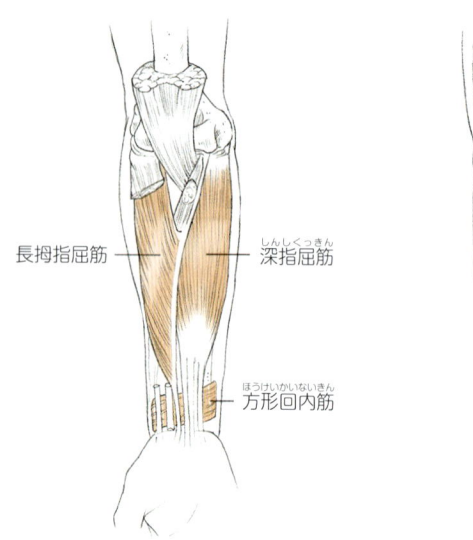

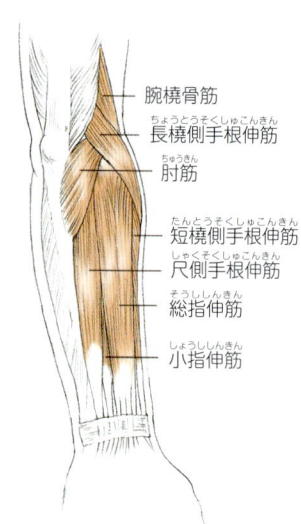

14.8（左図）
右肘関節の深層屈筋群

14.10（右図）
右肘関節の表層伸筋群

（図中ラベル 左図）長拇指屈筋／深指屈筋／方形回内筋

（図中ラベル 右図）腕橈骨筋／長橈側手根伸筋／肘筋／短橈側手根伸筋／尺側手根伸筋／総指伸筋／小指伸筋

14.9 肘関節の深層屈筋群

筋　肉	起　始	停　止	作　用
深指屈筋	尺骨前面内側・前腕骨間膜	第2〜5指末節骨底	第2〜4指末節骨底の屈曲；手関節の屈曲の補助
長拇指屈筋	橈骨前面中央・前腕骨間膜	拇指末節骨	拇指末節骨の屈曲
方形回内筋	尺骨前面遠位1/4	橈骨前面遠位1/4	前腕の回内

第5部：上　肢

14.11 肘関節の表層伸筋群

筋　肉	起　始	停　止	作　用
腕橈骨筋	上腕骨外側顆上縁	橈骨茎状突起外側面	上腕骨中立位で肘関節の屈曲
長橈側手根伸筋	上腕骨の外側顆上縁・橈側上腕筋間中隔	第2中指骨の橈側面	手関節の伸展、外転
短橈側手根伸筋	上腕骨外側上顆；伸筋共同腱	第3中指骨の橈側面	手関節の伸展
総指伸筋	上腕骨外側上顆；伸筋共同腱	第2～5指指背腱膜	指節骨と手関節の伸展
小指伸筋	上腕骨外側上顆；伸筋共同腱	第5指指背腱膜	第5指と手関節の伸展
尺側手根伸筋	上腕骨外側上顆；伸筋共同腱	第5中手骨底	手関節の伸展、外転
肘筋	上腕骨外側上顆；肘関節の靭帯後面	肘頭外側面と尺骨の後面	上腕二頭筋を助け肘関節の伸展

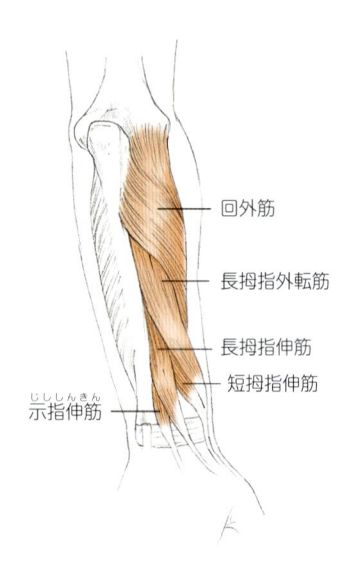

14.12　右肘関節の深層伸筋群(しんそうしんきん)

回外筋
長拇指外転筋
長拇指伸筋
短拇指伸筋
示指伸筋(ししんきん)

14.13　肘関節の深層伸筋群

筋　肉	起　始	停　止	作　用
回外筋	上腕骨外側上顆；尺骨回外筋線	橈骨外側面近位1/3	前腕の回外
長拇指外転筋	橈骨後面；前腕骨間膜	第1中手骨底	拇指の外転；手関節の外転の補助
短拇指伸筋	橈骨後面；前腕骨間膜	拇指基節骨底 伸筋支帯下部の腱	拇指の伸展と外転
長拇指伸筋	尺骨後面；前腕骨間膜	拇指末節骨底	拇指の外転と伸展；手関節の外転の補助
示指伸筋	尺骨後面；前腕骨間膜	示指指背腱膜	示指の伸展；手関節の伸展の補助

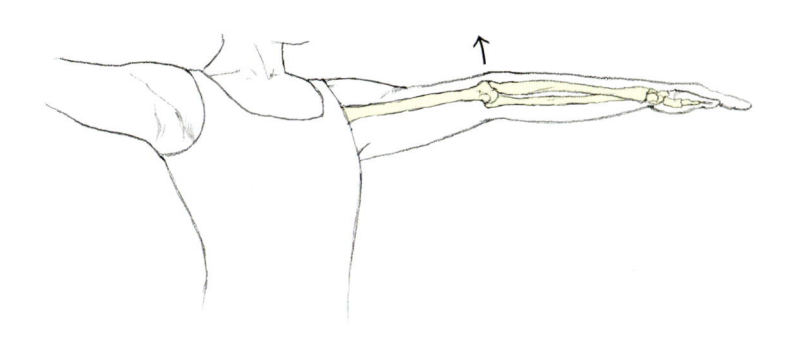

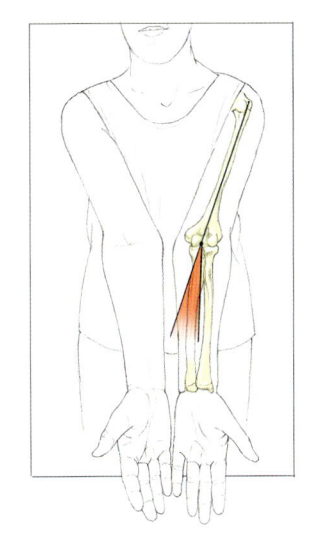

14.14（上図）過伸展した肘関節

14.15（右図）肘関節の運搬角（外反角）

体で感じる解剖学

実践編

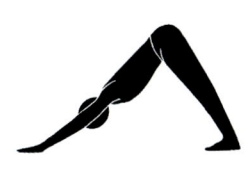

応用実践1：アド―・ムカ・シュヴァナーサナ（下向きの犬のポーズ）での手と肘関節の関係性を観察する
準備：ヨガマット1枚
注意：ポーズの途中で肘関節に不快を感じたら、続けないこと。

14.16
アド―・ムカ
シュヴァナーサナ
下向きの犬のポーズ

　マットに膝をつき、息を吐きながら、体を持ち上げてアド―・ムカ・シュヴァナーサナになる（図14.16）。指先が前を向くように、つまり、中指がマットの縁と平行になるように両手を置く。次に指先を内向きにして、肩関節に与える影響を感じる。最後に、指先を外向きにして、このポーズを試してみる。
　両手と肩関節は、対応し合う。両手が内向きの時は、肩関節も同様で、両手が外向きの時は、肩関節は外旋する。この関係は、肩関節の改善にも活用できるし、このポーズで肘関節に痛みを感じる場合、それを和らげるためにも使える。このポーズでは、両手を外向きにすることで、肘関節の過伸展が強まる可能性を減らすことができる。

肘関節と前腕

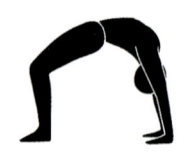

14.17
ウールドヴァ
ダヌラーサナ
上向きの
弓のポーズ

応用実践2：ウールドヴァ・ダヌラーサナ（上向きの弓のポーズ）の肘関節の位置を観察する
準備：ヨガマット1枚
注意：生理中、妊娠第1期（3ヵ月）以後、および、腰背部に痛みが出たら、行わないこと。

　マットにあお向けになる。肘を曲げ、両手を肩関節より少し広げて、マットに置く（図14.17）。肘関節を動かさずに、指を約3分の1ほど外に向ける。生徒は両手を体幹に近づけすぎて肘関節を保持できなくなることが多い。このやり方だと肘関節が伸展した時、肘関節の力が弱まるためである。両肘関節が両手の上にないと、上腕三頭筋が十分に収縮できないのだ。そうせずに、両手の幅をもう少し広げ、両肘関節の幅をもう少し狭くして行う方が良い。

　次に、膝を曲げ、両足先を内向きにして、尻（殿部）の近くに置く。息を吐きながら、腰をマットに押しつけ、その姿勢を保持する。次の吐く息で、手で床を押し、骨盤を斜め上、足よりも頭方向に持ち上げて、ポーズに入る。規則正しい呼吸を続ける。両手を押し、動かさないようにしながら、両手をマットにねじりむように、両手をさらに外向きにすることをイメージしながら両手で床を押す。こうすると、両手を固定したまま上腕が外旋するので、肩甲骨が胸郭に支えられ、それが肩関節の安定を作り出す。7回呼吸するまで、ポーズを保持し、その後、ポーズを解く。くり返して行いながら、両手を外向きにする時の角度を、いろいろ試してみる。

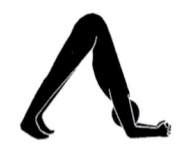

14.18
サランバ
シールシャーサナ
支えた
頭立ちのポーズ

側面図

応用実践3：サランバ・シールシャーサナ（支えた頭立ちのポーズ）での肘関節の位置
準備：ヨガマット1枚
注意：生理中や妊娠第1期（3ヵ月）以後は、この準備ポーズは避けること。

　マットを四つ折りにして、平らな面に置く。よつん這いになり、両腕を置いてサランバ・シールシャーサナの準備をする（図14.18）が、ここでは独特の方法で行う。まず、マットの端と前腕が垂直になるように右腕を置き、手の平を天井に向ける。マットに肘が着いたら、右肘をしっかり押し外側に転がす。肘関節の周囲の皮膚や肉の動きを感じ取る。左肘で同じことを行う。

　次に、両手のひらを自分に向け（回外）、前腕を慎重にマットに置く。この時、小指の先が触れて、前腕では三角形ができる。もう一度、前腕でしっかり外側に押し、尺骨の長さに沿って前腕を完全に休ませる。今度は、前腕の回内から始める。両手の拇指は上を向く。両手の指を組む小指は基底部まで完全に組み合うことができないが、それが、このポーズで手関節を垂直に保つことを助けている。ここで重要な骨は橈骨遠位端である。この部分がサランバ・シールシャーサナで、両手の間に頭部を置く時の焦点になる。このポーズで、前腕に力が入った状態を維持するための鍵が橈骨遠位端なのである。

指導編

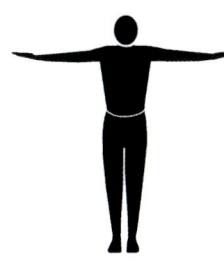

応用指導1：肘関節の過伸展と運搬角を観察する
準備：ヨガマット1枚
注意：肘関節を過伸展にしないこと。

　過伸展の程度を観察するために、生徒に行ってもらう。上腕を外転し、手のひらを上に向けて肘関節を充分伸展してもらう（図14.19）。伸展の度合いに注意する。180度を超えていたら、過伸展である。これは、女性に多い。
　アーサナの実践の中で過伸展がもたらすものは、骨同士の過伸展関係のために関節が少し不安定になる、ということだ。過伸展では、軟組織と関節の構造が、伸展時に最も適合する位置を越えて骨が動く。関節面が最も適合したときにこそ、関節は最も安定する。過伸展を持つ生徒に対しては、「下向きの犬のポーズ」（図14.16）で肘関節をより安定させるために、肘関節を少し屈曲し、関節がより適合する位置を作るように、アドバイスする。

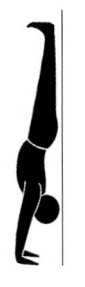

14.19 ターダーサナ 山のポーズ
上腕を外転し、肘関節を伸展して手の平を上向きにする

応用指導2：アドー・ムカ・ヴルクシャーサナ（逆立ちのポーズ）で過伸展を観察して改善する
準備：ヨガマット1枚　●　壁
注意：生理中・妊娠中・分娩後3ヵ月までは避けること。

　肘関節が過伸展している生徒は、アドー・ムカ・ヴルクシャーサナ（図14.20）のように、肘関節で体重を支えるポーズが、さらに難しくなることは、恐らく指導者としては周知のことである。このポーズの指導では、生徒には肘関節が少し曲っているように感じられても、肘関節を180度にするように試みさせる。生徒が最大伸展を試みて、過伸展になっているのなら、肘を屈曲する方が関節面はより適合する。
　しっかりした滑らかな壁に寄せてマットを置き、マットの短い方を利用してこのポーズを取るように、生徒に指示する。生徒が（壁に支えられて）逆立ちしたら、手関節、肘関節、肩関節が、一直線になっていることを確認する。直線にするために、生徒に肘関節を少し曲げてもらったり、両上腕を外旋してもらう必要があるかもしれない。過伸展は元に戻すことはできないが、注意深い実践によって、悪化を防ぐことはできる。

14.20 アドー・ムカ ヴルクシャーサナ 逆立ちのポーズ

肘関節と前腕

リンク

通常子供だけに見られる肘のケガは、肘内障(ちゅうないしょう)と呼ばれています。前腕が急に引っ張られて、橈骨頭が輪状靭帯から抜けると、肘内障が起こります。痛みを生じたり、回内や回外が難しくなる症状が出ますが、ふつう、屈曲と伸展はできます。肘内障に関する優れた解説には、『赤ちゃんと幼児のケア：誕生から5歳児まで』（スティーブン・P・シェーロフ医博&ロバート・E・ハンネマン医博共著、New York：Bantam、2004）がお薦めです。肘内障が疑われる時は、直ちに、専門医に相談します。子供を揺らしたり、じゃれあって子供の腕を引っ張る時は、片腕だけではなく、両腕を同じように持って行うことが、予防につながります。

手関節と手 15

体が教えてくれることに耳を傾けよ。
——**フランシス・ペイン・アドラー**

ヨガの指導者として獲得すべき最も大切なスキルのひとつは、両手を上手に使うことです。授業中に生徒に優しく触れたり、導びいたりすることで、気づきや知性が表現され、それが、思いやりのある教え方の核となります。同じように、手関節と手を強化する指導法を学ぶことも、指導のための貴重なプレゼントです。生徒の実践を改善したり、ケガを予防することにもなります。

骨

手関節の8つの骨は、総体として手根骨（しゅこんこつ）と呼ばれています。解剖学的位置（手掌面・手のひら）で、手根骨の近位列を見ると、外側（拇指）から内側に向って、舟状骨（しゅうじょうこつ）、月状骨（げつじょうこつ）、三角骨、豆状骨があります。舟状骨と月状骨は、橈骨の遠位端と関節結合しています。遠位列は、外側から内側に向って、大菱形骨（だいりょうけいこつ）、小菱形骨（しょうりょうけいこつ）、有頭骨（ゆうとうこつ）、有鈎骨（ゆうこうこつ）です。遠位列は、手の中手骨（ちゅうしゅこつ）と関節結合しています。

手根骨の近位列を触って確かめてみます。生徒に左手の手背面（手の甲）を出してもらいます。生徒の手に触れる許可を得て、橈骨茎状突起側（とうこつけいじょうとっき）にある、第1中手骨の近位端を探します。大菱形骨を触るために、少しだけ近位に向かって動かします。次に、小菱形骨を探すために、外側に指を移動します。もう一度外側に移動すると、指の下に凹部が感じ取れます。それが有頭骨です。生徒の手関節を軽く屈曲・伸展します。そこでもうひとつ見つかる骨が有鈎骨です。同時に、有鈎骨の手掌面（手のひら）を触って、有鈎骨鈎（ゆうこうこつこう）を感じられるかどうかを見ます。右手の拇指を、有鈎骨の手背面（手の甲）に置き、人差し指を、掌側面の有鈎骨鈎に置くと良いでしょう。次の骨が、三角骨です。三角骨の掌側面に豆状骨があり、三角骨遠位には有鈎骨があります（図15.3）。

手に特有の骨が中手骨です。中手骨は手の細長い骨体で、拇指から第5指まで番号が付いています。中手骨は、骨体、手根骨と関節結合する近位側の

183

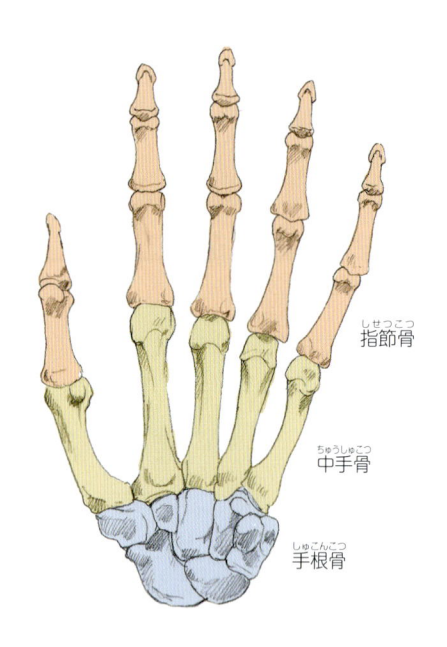

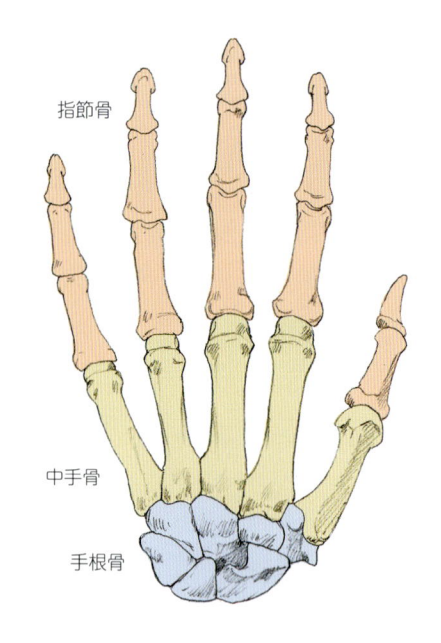

15.1（左図）
左手の手根骨、中手骨、指節骨・前面図（手掌面）

15.2（右図）
左手の手根骨、中手骨、指節骨・後面図（手背面）

中手骨底、近位指節骨と関節結合する丸い中手骨頭の3つの部位から成っています。

　指節骨は、近位と遠位のふたつの分節だけを持つ拇指は別として、近位、中間、遠位の3つの分節から成っています。

関　節

　手根骨ほど互いの関係が複雑な関節は、ほとんどありません。手根骨は、橈骨と関節結合し、相互に多種多様に関節結合しています。手根骨との関節結合では、通常、尺骨を除きます。尺骨は厳密に言うと関節円板と関節結合します。

　中手骨を最大に屈曲すると、骨間筋は内転も外転もできないことを覚えましょう。これを自分で確認してみます。5本の指をすべて充分伸展し、内転と外転を試します。これは簡単です。次に5本の指をすべて最大に屈曲すると、内転も外転もできないはずです（骨間筋に関しては、図15.9を参照してください）。最大に屈曲すると、骨間筋が伸びて力が弱くなるために、関節を内転したり外転したりするだけの生体力学的な力がなくなります。

　指節骨間関節（IP）は、中手骨の関節以上に制限されています。指節骨間関節（IP）は、屈曲と伸展しかできません。屈曲は、大変広範囲の動きですが、伸展は、靭帯によって制限されます。

15.3　手根骨

骨	位置・様態／説明	関　節
舟状骨 （しゅうじょうこつ）	舟の形；近位列で最大で最も外側に位置； 手関節の過伸展と外転で骨折することが多い	橈骨遠位端・大菱形骨・ 小菱形骨内側面・有頭骨・月状骨
月状骨 （げつじょうこつ）	三日月の形； 有頭骨の骨頭が三日月形の陥凹部と 関節結合する	橈骨近位端・関節円板・舟状骨外側面・ 有頭骨・有鈎骨・三角骨内側面
三角骨 （さんかくこつ）	ピラミッド型；近位列で最も内側に 位置する骨；豆状骨の遠位	月状骨近位・豆状骨・有鈎骨； 関節円板
豆状骨 （とうじょうこつ）	小さく、容易に触れられる；特に手関節の 伸展中、三角骨を横断する腱からの力を 支えて、尺側手根屈筋の腱を保護する	三角骨
大菱形骨 （だいりょうけいこつ）	遠位列で最も外側の手根骨； 第1中手骨（拇指）と鞍関節を形成する	舟状骨・第1と第2中手骨・小菱形骨
小菱形骨 （しょうりょうけいこつ）	遠位列で最小の骨；台形の形	舟状骨・第2中手骨外側・大菱形骨・ 有頭骨内側面
有頭骨 （ゆうとうこつ）	最大の手根骨； 手首の中心に位置する	舟状骨近位・月状骨・小菱形骨・ 有鈎骨内側面・第2〜第4中手骨
有鈎骨 （ゆうこうこつ）	遠位列で最も内側の手根骨； 手掌面の鈎型の突起	三角骨外側面；三角骨近位内側面； 有頭骨外側面；第4と第5中手骨

結合組織

　手関節、手根骨、中手骨の、それぞれの靭帯の構造は複雑で、本書で取り上げる範囲を超えています。さらに学ぶためには、『グレイの解剖学』がお薦めですが、手関節の結合組織に関する情報のなかには、ヨガの指導者にとっては、興味深いものもあります。ここで理解すべき重要な構造は、手関節を囲むバンドのような、結合組織の厚い帯、支帯です（図15.4）。支帯は、手関節の骨の周囲の長いたくさんの腱を束ね、ふたつの部分があります。前面の部分は、屈筋支帯と

呼ばれ、2つの帯から成っています。掌側手根靭帯と、それよりさらに深層・遠位にある、横手根靭帯です。もうひとつは、後面の伸筋支帯です。伸筋支帯は、茎状突起から橈骨の外側縁に至る支帯です。

神 経

手関節の神経は、尺骨神経と背側骨間筋神経から起こります（図15.4）。手関節の一般的な問題のひとつは、手根管症候群（CTS）あるいは反復運動過多損傷（RSI）です。これは、正中神経が手関節を通過する時の炎症で、次のように起こります。

手根骨と、屈筋支帯の一部である横手根靭帯によって、アーチが作られています。このアーチが、手根管（しゅこんかん）です。このアーチの支帯の下には、深指屈筋腱と浅指屈筋腱、橈側手根屈筋、長拇指屈筋が通っています。さらに、正中神経も、このアーチ型のトンネル、手根管を通ります。ここで、屈筋支帯は屈筋腱の弯曲を制限し、正中神経を保護しているのです。

反復運動過多損傷は、手指を曲げたままで手関節を繰り返し伸展することで、正中神経の虚血性障害が繰り返されると発症します。コンピューターワークで、片手でキーボードを叩き、マウスを使っている時の手関節と手が、まさにそれです。反復運動過多損傷は、反対方向への優しいストレッチ、つまり、手関節を屈曲し、同時に手指を伸展することで、緩和する場合もあります。生徒が反復運動過多損傷と思われる場合は、専門医の診断と、圧迫を開放する深部組織へのワークを薦めましょう。

筋 肉

手関節自体には内在筋はありません。むしろ、前腕を起始とする筋肉によってコントロールされています。前腕の筋肉と手首の関係は、第14章で解説しています。

15.4（下段左図）手首の屈筋支帯と神経

15.5（下段右図）拇指球の筋肉

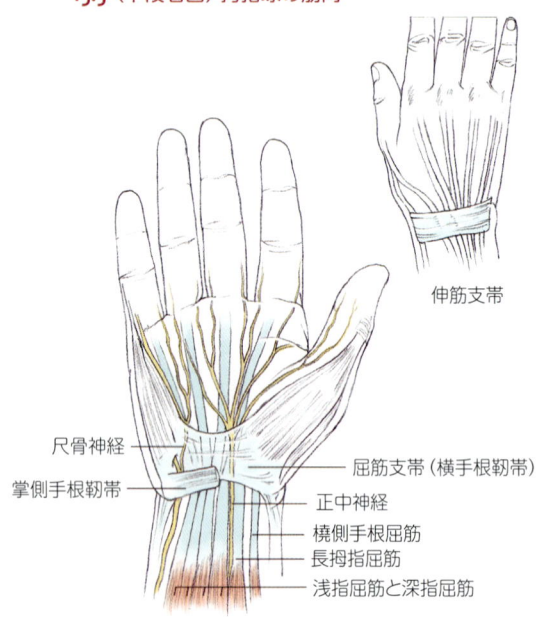

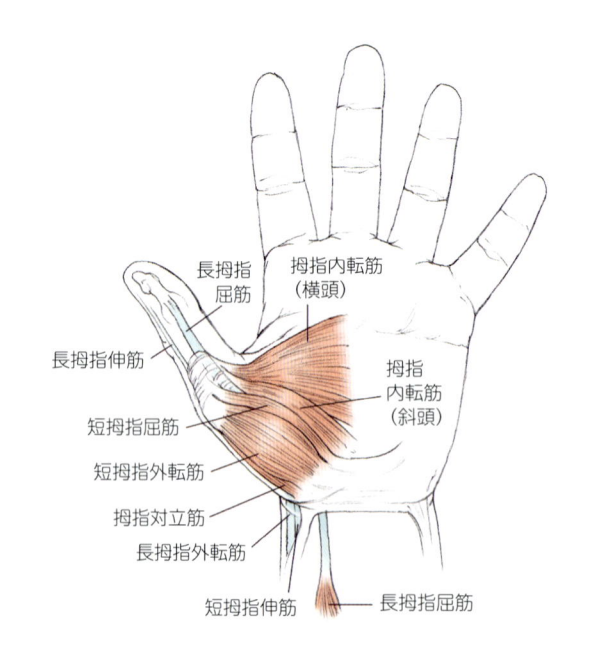

伸筋支帯

尺骨神経
掌側手根靭帯
屈筋支帯（横手根靭帯）
正中神経
橈側手根屈筋
長拇指屈筋
浅指屈筋と深指屈筋

長拇指屈筋
拇指内転筋（横頭）
長拇指伸筋
拇指内転筋（斜頭）
短拇指屈筋
短拇指外転筋
拇指対立筋
長拇指外転筋
短拇指伸筋
長拇指屈筋

186　第5部：上　肢

15.6 拇指球の筋群

筋　肉	起　始	停　止	作　用
長拇指外転筋	橈骨前面・尺骨・前腕骨間膜	第1中手骨底	拇指の外転と伸展
短拇指外転筋	屈筋支帯	拇指基節骨・短拇指屈筋に近い	拇指の外転と内旋
拇指対立筋	大菱形骨と屈筋支帯	拇指中手骨	拇指中手骨の、外転、屈曲、回転
長拇指屈筋	橈骨前面と前腕骨間膜	拇指末節骨	拇指末節骨の屈曲
短拇指屈筋	橈骨と前腕骨間膜	拇指基節骨底	拇指基節骨の伸展；手関節の外転の補助
長拇指伸筋	尺骨後面と前腕骨間膜	拇指末節骨底	指節間関節の伸展
短拇指伸筋	橈骨後面と前腕骨間膜	拇指基節骨底；伸筋支帯下部の腱	中手骨と拇指手根中手関節の伸展
拇指内転筋	有頭骨・小菱形骨・大菱形骨・第2と第3中手骨	拇指基節骨底内側；中手指節関節	拇指の内転

　手の筋肉は、3つの筋群に分けられます。第1の筋群は、拇指球（第1指）を集合的に形成している拇指球の筋肉です（図15.5と15.6）。反対側には、小指球筋があります。「小指」は「こゆび・第5指」のことです（図15.7と15.8）。最後のグループは、中間筋と呼ばれています（図15.9）。

運動生理学

　手関節と手は、体重を支える構造になっていませんが、アーサナのクラスでは、チャトゥランガ・ダンダーサナ（四肢の杖のポーズ）やアドー・ムカ・ヴルクシャーサナ（逆立ちのポーズ）のようなポーズで、手関節と手で体重を支えることになります。手関節と手を正常に保持する方法は、ふたつです。ひとつは、前腕の筋肉を

手関節と手　187

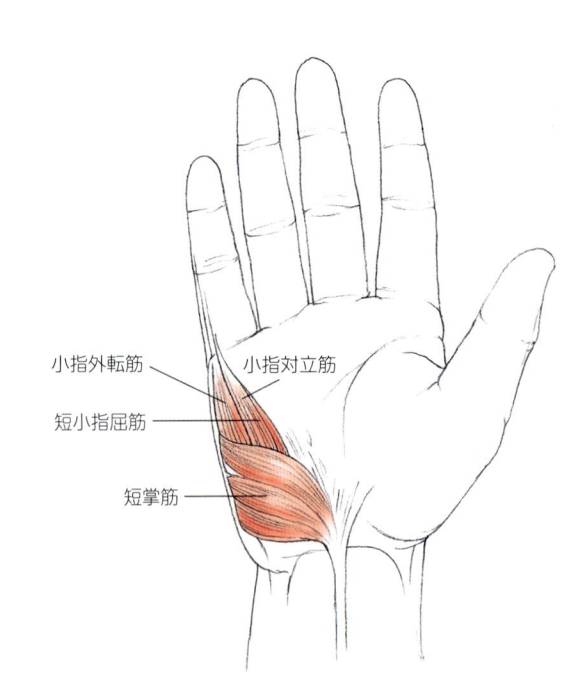

15.7 小指球の筋群

（図中ラベル：小指外転筋、小指対立筋、短小指屈筋、短掌筋）

強化すること、もうひとつは、特に体重を支えている間の両手の位置に注意することです。

手関節を強く維持するためには、前腕の筋群、屈筋群も伸筋群も共に強化する必要があります。専門のトレーナーに指導を受け、手関節のウェイトトレーニング用の道具を使って簡単な抵抗運動をすることで、筋肉は強化できます。

手関節の損傷を予防するために、マットに両手を置いて体重をかける時の手の位置に、注意してください。全体重を直接手関節で支える、アド・ムカ・ヴルクシャーサナ（逆立ちのポーズ）やバカーサナ（立位の前屈のポーズ）のようなポーズの時は、特に気をつけます。詳細は、この章の「応用指導」で解説します。

関節の屈筋群を伸展するには、伸筋群の収縮が必要で、逆も同様なことは、運動生理学的な原則として、良く知られています。この原則は、手関節と手にも、当然、該当しますが、屈曲の時に、手と手関節の伸筋腱に現われる独特の作用を知ると、それがよく分かります。「腱固定効果」と呼ばれる、次のような作用です。

片手でにぎりこぶしを作り、その手を最大に屈曲します。反対側の手で、そのにぎりこぶしをさらに深く屈曲させるように、押してください。ケガをしないように、ゆっくり、注意深くやります。すると、手関節は屈曲したままでも、手指はほどけて伸びていくでしょう。これは、反対側の手で極端な屈曲を強いたため、手関節と手指の長い伸筋群が伸展し過ぎた結果起こったことです。こうなると、伸筋群の腱は屈曲を解除して伸展を始めることで、腱そのものを守ろうとします。

同じことが手関節の伸展でも見られます。もう一度、片手でしっかり堅いにぎりこぶしを作り、今度はその手関節を伸展します。手関節を伸展したままで、反対側の手で、堅いにぎりこぶしの手指を、開いてみます。もう一度、注意深く行います。反対側の手に助けられると、こぶしの手指が簡単に開くことが分かります。また、手関節が屈曲している時よりも、伸展している方が、手指は容易に開きます。これは、手関節の強い伸展によって起こる過伸展から、手関節の長い屈筋群を守ろうとする作用です。

15.8　小指球の筋群

筋肉	起始	停止	作用
短掌筋（たんしょうきん）	横手根靭帯	手掌尺側縁の皮膚	手掌尺側の皮膚を手掌中央に引っ張る
小指外転筋	豆状骨	第5指基節骨尺側	第5指を外転、基節骨の屈曲
短小指屈筋（たんしょうしくっきん）	有鈎骨鈎と屈筋支帯（ゆうこうこつこう）	第5指基節骨	第5指中手指関節の基節骨の屈曲
小指対立筋	有鈎骨鈎と屈筋支帯	第5中手骨尺側	第5中手骨を外転、屈曲、回旋

15.9　手の中間筋群

筋肉	起始	停止	作用
虫様筋（ちゅうようきん）	深指屈筋腱（しんしくっきんけん）	指背腱膜；第2～第5基節骨	中手指関節(MP)の屈曲、中節骨と末節骨の伸展（PIPとDIP）
骨間筋（こつかんきん）	中手骨背側と中手骨掌側の2頭	第2～第4指指背腱膜；第2～第5指基節骨手掌面	後面(背側)部は手指の外転；前面(掌側)部は手指の内転

手関節と手

体で感じる解剖学

実践編

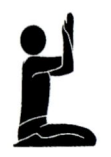

応用実践1：手関節の屈筋群をストレッチする
準備：ヨガマット1枚または椅子1脚
注意：膝に痛みなどがある時は、座位ではなく、椅子に座ってヴィラーサナ（英雄のポーズ）を行う。

15.10
ヴィラーサナ
英雄のポーズ
両手を顔と
向かい合わせする

　マットか椅子にヴィラーサナで座る（図15.10）。両手掌を自分の顔と向かい合わせる。両手の外側、両第5指（小指）を着ける。そのまま前かがみになり、両手をマットに着ける。手指は正面に向け、手関節内側を離し、手掌はマット（床）上で平らになるようにする。この時、肘関節の肘窩は外側を向き、肘頭は正面に、拇指は外側に、第5指は内側にある。

　次に、ヴィラーサナの座位の時のように、マットに両手を着けたまま、背部を反らせる。これが、屈筋群の強力なストレッチになる。そのまま、3～5回呼吸し、休んだあと、また、繰り返す。

応用実践2：手関節伸筋群をストレッチする
準備：ヨガマット1枚または椅子1脚
注意：手関節に痛みが出るような場合は、中止する。

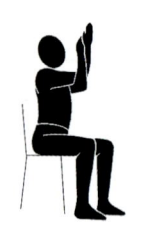

15.11
手関節伸筋群を
椅子に座って
ストレッチする

　この実践は、少し複雑な印象もあるが、行う意味がある。楽な姿勢で座ることから始め、両腕肢を自分の正面に真っ直ぐ伸ばす（肩関節の屈曲）。左手関節を右関節と交差させる。両手掌が向かい合う様に向きを変えて、両掌を合わせ、手指を組む（図15.11）。必ず、手掌をしっかり合わせる。

　息を吸う。次に、息を吐く時、左手を上方と後方に引っ張る。こうすると、左手背の全体が見え、左手は少し顔に近づく。右前腕の伸筋群には、強いが心地良いストレッチになるはずである。ストレッチを増すために、左手を引いたまま、右上腕を内旋すると、右手背が、マット（または床）と向かい合う。実践中は呼吸を忘れないこと。組み手を変えて、それぞれ2回繰り返す。

指導編

応用指導1：アドー・ムカ・ヴルクシャーサナ（逆立ちのポーズ）の手の位置
準備：ヨガマット1枚
注意：妊娠中や生理中、また、以下の疾患や状態の時は避けること；緑内障、網膜異常、裂孔ヘルニア、手関節のケガ；体重オーバーが約14kg以上の時。

　多くの生徒は、アドー・ムカ・ヴルクシャーサナでは、マットに手掌を着けるように指導される（図15.12）。しかし、その手が最も良い形ではないこともある。理由を理解するために、

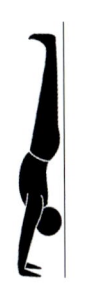

15.12
アド−・ムカ
ヴルクシャーサナ
逆立ちのポーズ

足部には体重を支えやすくする主要なアーチが3つあることを、思い出そう。通常は体重を支える構造ではない手関節では、特に、足部と同じようにアーチを作ると良いことは、自明である。

　生徒に、試してもらう。両手と両膝をマットに着き、手掌を肩関節の真下に置いて、前かがみになってもらう。手関節の伸筋側にいくらか圧迫を感じることが多い。その姿勢を解いて、もう一度、マットに両手を置き、今度は、指を軽く曲げて手掌にアーチを作ってもらう。その後、前かがみになってもらうと、体重が手を通り抜けるので、手関節ははるかに楽に感じられる。

　この状態では、両手の周囲だけがマットに触れ、手掌は触れない。すると、手関節は保護され、かつ、手と指の内在筋が働いて、手関節を助ける。マットを壁の所に移動して、両手の周囲と内側のアーチで体重を支えてポーズを体験するために、アド・ムカ・ヴルクシャーサナにトライしてもらう。

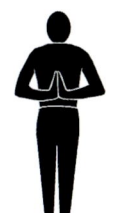

15.13
ターダーサナ
山のポーズ
ナマステ・ムドラで

応用指導2：ナマステ・ムドラ
準備：ヨガマット1枚
注意：手関節にケガをしている時は避けること。

　生徒にターダーサナ（山のポーズ）で立ってもらう。右腕を外転して、前腕を背中に持っていくように指示する。右手と右前腕を背中上部へ持っていくために左手を添えて使うようにアドバイスする。次に左腕も背中に持っていく。息を吐きながら、脊柱の近くで両手を上に向ける。この時、手掌は両方とも外に向ける。次に息を吐きながら、上腕を外旋し、肘関節と肩甲骨を下げ、ゆっくり手の向きを変えて、手掌を合わせ、ナマステ・ムドラのポーズになる。数回呼吸し、ポーズを解いて繰り返す。

リンク

　ムドラは、体内のエネルギーを保持したり、導くための封印です。シャヴァーサナ（休息のポーズ）を指導する時は、ギヤン・ムドラを生徒に活用させることをお薦めします。最初に、手のひらを上にして両腕を楽に体側に伸ばすように指示します。次に、人差し指の先を、拇指の遠位指節骨関節底部に置いて、このムドラを行わせます。すると、母指の自然なカーブに、人差し指が添って、手の力が抜けます。努力してムドラを続けるのではなく、他の指も軽く曲げて、楽に続けます。このムドラでは、人差し指が個人を表し、拇指が宇宙を表します。個人と宇宙の融合を表現すると共に、内面に意識を向けることにも役立ちます。

索 引

あ

アイアンガー, B. K. S. 2, 93
『赤ちゃんと幼児のケア』 182
脚 119-32, 足関節も参照のこと
 運動生理学 115-6
 外反膝・X脚 110, 116
 脛骨 23, 109-11
 神経 113
 腸骨前面と大腿前面の筋群 98-9
  結合組織 111-2
  腓骨 109-10
 大腿筋群 102-3
 殿筋群 100-1
 内反膝・O脚 110
足 足関節も参照のこと
 アーチ 122, 132
 体で感じる解剖学 131-2
 外反膝・X脚 110, 116
 筋肉 125-9
 靴の影響 119
 神経 123-4
 神経腫 124
 靭帯 123
 ターダーサナ 48-9
 底屈 16, 127-8
 背屈 16, 128, 130
 骨 122
アシュヴィニ・ムドラ 108

アドー・ムカ・シュヴァナーサナ 116-7, 141
 肩甲上腕リズム 168-9
 膝関節 117-8
 脊柱側弯症の 77
 肘関節 179
 手の位置 190-1
 腹部 141-2
アドー・ムカ・ヴィラーサナ 77
アドー・ムカ・ヴルクシャーサナ 154, 181, 187-8
アドラー, フランシス・ペイン 183
アパーナ 93, 108
アルダ・アドー・ムカ・シュヴァナーサナ 77
アルダ・サランバ・シールシャーサナ 169
アルダ・チャンドラーサナ 96
鞍関節 8-9
安定させること 160
 肩関節 163
 拮抗筋 26
 肩甲骨 169-70
 仙腸関節 82
 腹筋 139-40
椅子 79
ウールドヴァ・ダヌラーサナ 16, 26-7, 87-8, 105, 180
ウッターナーサナ 17, 25, 29, 106
 足の位置 131
 胸鎖乳突筋(SCM) 55
 胸椎 67
 股関節の安定 97
 側屈と回旋の法則 68-9

頭部の位置　60-1
ウッティタ・トリコーナーサナ　55, 60, 67, 75, 131
腕　肘関節と前腕も参照のこと
　　上腕骨　6-7, 155-8
　　体幹部に結合する筋肉　162
　　使われる表現　153
ウディヤーナ・バンダ　149
運動器官系
　　運動生理学　13-7, 25-7
　　体で感じる解剖学　17-9, 27-30
　　関節　7-9, 22-3
　　筋肉　12-3, 23-4
　　筋肉と関節の相互作用　22-3
　　筋肉と骨の付着　21-2
　　結合組織　9-10
　　神経　10-2, 24-5
　　神経による筋刺激　24-6
　　骨　5-7, 21-2
　　リンク　19, 30
運動生理学
　　運動器官系　13-7, 25-7
　　解剖学との関係　1
　　関節　13-7
　　胸椎と胸郭　68-9
　　頚椎　55, 58-60
　　肩甲骨　160
　　呼吸　146
　　膝関節と脚　115-6
　　手関節と手　187-8
　　重力の影響　25-6
　　脊柱　43, 47
　　仙骨　84-6
　　足関節　127-8, 130
　　肘関節と前腕　174-6, 179
　　定義　1
　　腹部　139-40
　　腰椎　74-5
運動の連鎖　43
烏口肩峰靭帯　158
烏口鎖骨靭帯　158
烏口突起　155
烏口腕筋　165
エゴスエ，ピーター　118

円回内筋　175
横隔神経　144-5
横隔膜　143-9
　　開口部　144
　　体で感じる解剖学　146-8
　　関節　143-4
　　緊張　143
　　筋肉　145-6
　　結合組織　144
　　呼吸の運動生理学　146
　　神経　144-5
　　骨　143-4
　　リンク　149
黄色靭帯　40
オドノビューの不幸の三徴　112

か

回外　15-6, 130, 160
回外筋　178
回旋　14-5
回内　15-6, 130
解剖学図解社　70
解剖学について　1
下角　6, 7
顆（関節丘）　96, 110, 156
踝（くるぶし）　6-7
下後鋸筋　145-6
下肢　特定の部位も参照のこと
　　骨盤、股関節、大腿骨　93-108
　　膝関節と脚　109-18
　　足関節と足　119-32
過伸展　14, 175, 181
下腿筋肉　28
下腿後面筋群　124-7
下腿前面筋群　124-5
肩関節分離　166
肩関節の脱臼　166
滑車切痕　171
滑液包　10, 113, 158, 172．結合組織も参照のこと
滑液包炎　166
滑走関節　7-8
滑膜関節　7-9, 66

可動域（ROM）
　　脊椎分節　37-8, 47
　　腰椎　74-5
体で感じる解剖学
　　足　131-2
　　運動器官系　17-9, 27-30
　　横隔膜　146-8
　　胸椎と胸郭　69-70
　　頚椎　60-3
　　肩甲帯　167-70
　　骨盤、股関節、大腿骨　105-8
　　膝関節と脚　116-8
　　脊柱　48-9
　　仙骨　87-9
　　肘関節と前腕　179-81
　　手関節と手　190-1
　　腹部　140-2
　　腰椎　78-9
カルフォーン，マシュー・R.　132
寛骨臼　96-7, 110
環軸関節（C1-C2）　53, 58, 60-1
関節
　　鞍関節　8-9
　　運動器官系　5-9, 22-3
　　運動生理学　13-7
　　横隔膜　143-4
　　凹凸の法則　16-7
　　回外　15-6, 130, 160
　　回旋　14-5
　　回内　15-6, 130
　　滑走関節　7
　　滑膜　7-9
　　概観　7-8
　　外転　14, 16
　　球関節　8-9
　　胸椎と胸郭　65-7
　　筋肉と関節の相互作用　22-3
　　屈曲　13-4
　　頚椎　53
　　肩甲帯　156-7
　　骨盤、股関節、大腿骨　96-7
　　膝関節　109-18
　　手関節と手　184

　　伸展　14
　　受動的な動き　13
　　脊柱　36-7
　　仙骨　82-3
　　足関節　15-6, 122
　　多軸　8-9
　　単軸　8
　　定義　7
　　内転　14-6
　　2軸　8-9
　　能動的な動き　13
　　肘　172-3
　　腹部に影響する動き　136
　　付随的な動き　13-4, 19
　　腰椎　72
関節窩　155-7
関節唇　158
関節の動きの凹凸の法則　16-7
関節包　157-8
環椎後頭関節（頭蓋-C1）　51-3, 58
外在筋　21
外旋筋　100-1, 105-6
外側顆　96
外側側副靱帯　111-2
外側腹部筋膜　97
外旋　14-5, 96, 167
外反膝（X脚）　110, 116
外腹斜筋　138-9
外閉鎖筋　100-1
拮抗筋　25-6
機能性側弯症　76
球関節　8
吸水膨潤　38-9
胸郭　胸椎も参照のこと
　　仮肋　66
　　胸骨　65-6
　　真肋　66
　　胸骨と軟骨接合　67
　　肋間筋　68
　　肋骨と脊椎の融合　66
胸骨　65-6, 68-9, 143，胸郭も参照のこと
胸骨の剣状突起　66, 143
胸骨柄　65-6

胸鎖関節　157
胸鎖靭帯　158
胸鎖乳突筋（SCM）52, 54-5
胸椎　65-70, 胸郭も参照のこと
　　一次弯曲　34
　　運動生理学　68-9
　　横隔膜の可動性　143-4
　　体で感じる解剖学　69-70
　　関節　67
　　胸骨　65-6
　　棘突起　66
　　頸椎と胸椎の結合部　67
　　結合組織　67-8
　　肩甲上腕リズム　160, 163, 168-9
　　後屈の肋骨　66
　　神経　68
　　側屈と回旋の法則　68-9
　　リンク　70
　　肋骨と胸椎の結合部　66
胸腰筋膜　68, 97
棘下窩　154
棘下筋　165
棘間靭帯　40
棘筋　43, 45
棘上窩　154
棘上筋　165
棘上靭帯　40, 72
距骨　119-20
筋緊張　24
筋肉　特定の筋肉も参照のこと
　　足　125-9
　　足関節　122-5
　　運動器官系　12-3, 23-4
　　横隔膜　145-6
　　お薦めの本　30
　　概観　12-3
　　外在筋　21
　　起始と停止　21-2
　　筋肉と関節の相互作用　22-3
　　頸椎　54-7
　　肩甲骨を脊柱に結合する筋肉　161
　　肩甲帯　160-2, 164-6
　　骨格筋（随意筋）　12

骨盤と太腿　98-104
膝関節と脚　114-5
収縮　24
主動筋と拮抗筋　25-6
神経筋接合部　24-5
心臓組織　12
ストレッチのための伸張　23-4
脊柱　43-6
仙骨　83-4
全か無かの法則　24
「相互の神経支配」　26
弾力性　24
肘関節と前腕　174-8
中立筋として作用　26-7
長期収縮と短期収縮　12-3
手　186-9
内在筋　21
非同期的に燃焼　24
腹部　138-9
平滑筋（不随意筋）　12
腰椎　74
『筋肉：実験と機能』　30
筋肉の神経支配の働き　26-7
筋皮神経　174
筋膜　10, 23, 68, 97-8, 結合組織も参照のこと
ギヤン・ムドラ　191
屈曲
　　関節　13
　　胸椎　67
　　膝関節の屈筋　102-3
　　脊柱　47
　　第1仙椎（S1）関節の起き上がり運動　84-85, 87-88
屈筋支帯　185-6
首の回旋　60
クモ膜　40
クモ膜下腔　40-1
クランツ，ガレン　79
クンダリーニ　34
『グレイの解剖学』　173, 185
頚回旋筋　46
脛骨　23, 109-11
脛骨神経　113, 123
頸神経叢　54

茎状突起　172
頚椎　51-63
　　圧迫　52
　　運動生理学　55, 58-60
　　体で感じる解剖学　60-3
　　関節　53
　　筋肉　54-7
　　頚椎と胸椎の結合部　67
　　頚部の動き方　58-60
　　結合組織　53-4
　　神経　54
　　側屈と回旋の法則　59-60
　　第一頚椎（環椎後頭関節）　35, 51-3
　　二次弯曲　34
　　骨　35, 51-3
　　リンク　63
頚動脈　52
頚半棘筋　46
頚板状筋　44
脛腓関節　111
結合組織　靭帯も参照のこと
　　運動器官系　9-10
　　横隔膜　144
　　滑液包　10, 113, 158, 172
　　概観　9-10
　　胸椎と胸郭　67-8
　　筋膜　10, 23, 68, 97-8
　　頚椎　53-4
　　腱　7, 10, 23
　　肩甲帯　157-9
　　骨間膜　111-2
　　骨盤、股関節、大腿骨　97
　　膝関節と脚　111-3
　　手関節　185-6
　　脊柱　37-40
　　仙骨　83
　　足関節　122-3
　　肘関節　173
　　定義　9-10
　　軟骨　9-10, 67-8
　　腹部　137
　　骨　9
　　腰椎　72-3

腱　7, 10, 23
腱炎　166
肩関節（肩甲上腕関節）　156-7, 163, 166-7
肩甲下窩　155
肩甲下筋　165
肩甲挙筋　55, 161
肩甲棘　6, 7
肩甲骨　肩甲帯も参照のこと
　　肩甲上腕リズム　160, 163, 168-9
　　概観　154-5
　　脊柱に結合する筋肉　161
　　ターダーサナ　49
　　チャトゥランガ・ダンダーサナでの安定　169-70
肩甲胸郭関節　157
肩甲上腕関節　156-7, 163, 166-7
肩甲上腕リズム　160, 163, 168-9
『健康な膝のためのヨガ』　118
肩鎖関節　157, 166
肩鎖靭帯　158
肩甲帯　153-70
　　安定させること　163
　　運動生理学　160
　　体で感じる解剖学　167-70
　　関節　156-7
　　筋肉　160-2, 164-6
　　結合組織　157-9
　　肩甲骨　154-5, 161, 169-70
　　肩甲上腕リズム　160, 163, 168-9
　　鎖骨　155
　　神経　159-60
　　上腕骨　6-7, 155-8
　　骨　154-6
　　問題　166-7
　　リンク　170
ケンダル，フローレンス・ピータスン　30
肩峰　154
腱膜　23
コア　135　腹部、横隔膜も参照のこと
交感神経系（SNS）　10-1
後距腓靭帯（PTFL）　122
後屈　62-3, 66-7
広頚筋　54-5
後脛骨筋　127

後斜角筋　57
後十字靭帯（PCL）　112-3
後縦靭帯（PLL）　37-8, 72, 74
鉤状突起　171
項靭帯　53
後仙腸靭帯　83
広背筋　21-2, 162
後部中殿筋　26
硬膜　40
硬膜下腔　40
肛門挙筋　104
股関節　骨盤も参照のこと
　　アーサナの重要性　93
　　凹凸の法則　16-7
　　体で感じる解剖学　105-8
　　寛骨臼　96-7, 110
　　概観　96-7
　　結合組織　97
骨格　骨を参照のこと
距踵靭帯　122
骨間筋　189
骨間仙腸靭帯　83
骨間膜　111, 172-3
骨盤　93-108
　　大きさと骨格の関係　95
　　解説　93
　　体で感じる解剖学　105-8
　　筋肉　98-104
　　上後腸骨棘（PSIS）　48
　　上前腸骨棘（ASIS）　48
　　男女差　95
　　チャクラの位置　93
　　中立の位置　48-9
　　骨　94-5
　　リンク　108
骨盤底筋群　93, 104, 108
骨膜　5, 7, 23
『子供のためのヨガ』　132
固有感覚　41
コープ，C.エヴェレット　143

さ

最長筋　45
鎖骨　155, 肩甲帯も参照のこと
鎖骨下筋　162
サマヴリッティ，プラナーヤマ　147-8
サラショーン，リサ　142
サランバ・サルヴァーンガーサーナ
　　頚椎　51, 61-2
　　肩甲帯　154
　　項靭帯　53
　　神経の圧迫　42-3
サランバ・シールシャサーナ
　　頚椎　51, 61
　　肩甲帯　154
　　収縮　13
　　重力　25
　　肘　180
三角筋　25, 165
三角骨　183, 185
坐骨　94, 骨盤も参照のこと
坐骨神経　73-4, 84, 113
坐骨神経痛　77-8
坐骨大腿靭帯　97
シェイクスピア，ウイリアム　171
シェーロフ，スティーブン・P.　182
趾節骨　122
指伸筋　177
四十肩・五十肩　166-7
支帯　185-6
膝窩筋　114-5, 126-7
膝関節　109-18, 大腿骨も参照のこと
　　圧迫と負担　109-10
　　位置の誤り　110, 116
　　運動生理学　115-6
　　体で感じる解剖学　116-8
　　概観　111
　　筋肉　114-5
　　脛腓関節　111
　　結合組織　111-3
　　膝窩　111
　　膝蓋骨　110-1, 116-7
　　膝蓋大腿関節　111
　　十字靭帯　112-3

小結節　155
　　神経　113
　　側副靭帯　112
　　ターダーサナ　49
　　骨　109-11
　　リンク　118
膝関節筋　99
膝蓋骨　110-1, 116-7
膝蓋大腿関節　111
斜角筋　55, 57
尺骨　171-2, 前腕も参照のこと
尺骨神経　174, 186
尺骨の側副靭帯　173
尺側手根屈筋　175
シャッツ, メアリー・プリグ　79
シャヴァーサナ　28-9, 77
終糸　41, 73
舟状骨　121
手関節　183-91, 手も参照のこと
　　運動生理学　187-8
　　体で感じる解剖学　190-1
　　関節　184
　　結合組織　185-6
　　神経　186
　　内在筋　21
　　骨（手根骨）　183-5
　　リンク　191
手根管症候群（CTS）　186
手根骨　183-5
　　月状骨　185
　　舟状骨　185
　　有頭骨　183, 185
種子骨　7
主動筋　25-6
小関節面
　　仙骨　81
　　椎体　36-7
踵骨　119-20
小坐骨切痕　94
小指外転筋　189
小指対立筋　189
硝子軟骨　9
小転子　96

踵腓靭帯　122-3
漿膜　137
小菱形骨　183, 185
小腰筋　99
神経
　　足首と足　123-4
　　圧迫　41-3
　　運動器官系　10-11, 24
　　横隔膜　144-5
　　概観　10-2
　　胸椎　68
　　筋肉　23-4
　　頚神経叢　54
　　頚椎　54
　　肩甲帯　159-60
　　交感神経系（SNS）　10-1
　　骨盤部　73-4, 98
　　坐骨　73-4
　　膝関節と脚　113, 115
　　手関節　186
　　神経筋接合部　24-5
　　自律神経系（ANS）　10
　　脊柱　40-3
　　脊髄　10-1
　　仙骨　83
　　仙骨神経叢　73, 83
　　肘関節と前腕　174
　　中枢神経系（CNS）　10
　　副交感神経系（PSNS）　10, 137-8
　　腹部　137-8
　　放散痛　41-2
　　末梢神経系（PNS）　10-2
　　ミエリン鞘　11
　　腰神経叢　73
　　腰椎　73-4
　　腕神経叢　54, 159-60
神経後根　41
神経前根　41
神経のミエリン鞘　11
深指屈筋　176, 186
伸展
　　ウールドヴァ・ダヌラーサナ　26-7
　　関節　14

胸椎　67
　　筋肉ストレッチ　23-4
　　股関節伸筋　102-3
　　脊柱　47
　　第1仙椎（S1）関節のうなずき運動　84-5, 87
深腓骨神経　123
心膜　144
示指伸筋　178
ジャーヌ・シールシャーサナ　88-9
ジャーランダラ・バンダ（チンロック）　63
重症筋無力症　24
重力
　　重力の影響と動き　25-6
　　正常曲線　48-9
　　腰椎　74
上顎　28, 96, 110, 156
上後腸骨棘（PSIS）　48
上肢　特定の部位も参照のこと
　　肩甲帯　153-70
　　肘関節と前腕　171-82
　　手関節と手　183-91
上前腸骨棘（ASIS）　48-9
上双子筋　101
上腕筋　165
上腕骨　肩甲帯も参照のこと
　　関節包　157-8
　　外転　167
　　肩甲上腕リズム　160, 163
　　上腕骨頭　6-7, 155
　　骨の特性　155-6
上腕骨小結節　155
上腕骨大結節　155
上腕骨頭　6-7, 155
上腕骨の三角筋粗面　156
上腕三頭筋　165
上腕二頭筋　22, 160, 165
『女性のお腹の本』　142
自律神経系（ANS）　10
靱帯　結合組織も参照のこと
　　足　123
　　胸椎　67-8
　　頚椎　53-4
　　股関節　97-8

　　膝関節　111-3
　　脊椎　37, 40
　　仙骨　83
　　足関節　122-3
　　弾力性　10
　　肘関節　173, 175-6
　　腹部　137
　　腰椎　72-3
錐体筋　139
スクワットのポーズ、鼠径部圧迫　137
スシュムナー　34
髄膜　40-1
スプタ・パーダングシュターサナ　17, 107, 142
正中神経　174
脊髄　40-1
脊柱　脊柱椎間板、脊柱の特定の部位も参照のこと
　　一次弯曲と二次弯曲　34-5
　　運動生理学　43, 47
　　横突起　36
　　可動域（ROM）　37-8, 47
　　体で感じる解剖学　48-9
　　関節　36-7
　　機能　34
　　胸椎と胸郭　65-70
　　筋肉　43-6
　　屈曲と伸展　47
　　頚椎　51-63
　　結合組織　37-40
　　肩甲骨に結合する筋肉　161
　　交感神経　34-5
　　神経　40-3
　　靱帯　37, 40
　　正常曲線　33-5, 48-9
　　脊髄突起　36
　　脊柱の模型　70
　　脊椎の弯曲　34-5
　　仙骨　81-9
　　椎間板　37-40
　　椎体　35-6
　　椎体の関節面　36-7
　　軟骨終板　38
　　骨　33-6
　　腰椎　71-9

リンク　49
脊柱起立筋　25, 43
脊柱後弯症　脊柱の正常曲線を参照のこと
脊柱側弯症　75-7
脊柱椎間板
　　動き　38-9
　　機能　37-8
　　頸椎の伸展　53-4
　　第3-第4腰椎(L3-L4)椎間板への圧迫　39-40
　　椎間板逸脱　39
　　椎間板の吸水膨潤　38-9
　　突起　40
　　ねじりの時の圧迫　38
　　ヘルニア　38-9
脊柱の正常曲線
　　アーサナの実践で平らになる　68-9
　　概観　33-5
　　チェック　48-9, 55, 58
セツ・バンダーサナ　148
線維軟骨　10
仙棘靱帯　83
仙骨　81-9, 仙腸関節(SI)も参照のこと
　　運動生理学　84-6
　　体で感じる解剖学　87-9
　　筋肉　83-4
　　結合組織　82-3
　　神経　83
　　骨　81-2
　　リンク　89
仙骨神経叢　73, 83
浅指屈筋　175
　　仙腸関節の機能障害　84-5
浅腓骨神経　123
舌骨下筋　55
舌骨筋　55
前鋸筋　162
前距腓靱帯(ATFL)　122-3
前脛骨筋　25, 125
前斜角筋　57
前十字靱帯(ACL)　112-3
前縦靱帯(ALL)　37, 72, 74-5
前仙腸靱帯　83
仙腸関節(SI)

　　安定性　82
　　うなずき運動と起き上がり運動　84-5, 87-8
　　概観　82-3
　　構造　84-5
　　仙骨腸骨機能障害　84-6
　　男女の違い　82
仙腸関節の機能不全　84
腸骨前面と大腿前面の筋群　98-9
前頭長筋　56
前腕　171-82　肘関節も参照のこと
　　筋肉　174-8
　　結合組織　173
　　神経　174
　　前腕の回外　160
　　骨　171-2
「相互の神経支配」　26
総腓骨神経　113
僧帽筋　161
足関節　119-32, 足も参照のこと
　　運動生理学　127-8, 130
　　関節　15-6, 122
　　筋肉　124-7
　　結合組織　122-3
　　神経　123-4
　　捻挫　130-1
　　骨　119-21
足関節の捻挫　130-1
足根骨　120-1
足底筋群　114, 127-9
足底の神経腫　124
足底方形筋　129
鼠径部の圧迫　137
鼠径靱帯　98, 137
側屈と回旋の法則　59-60, 68, 75
ソロー , ヘンリー・デイヴィッド　93

た

多軸関節　8-9
ターダーサナ
　　足の位置　132
　　横隔膜　146
　　関節上腕リズム　168
　　外旋　105-6

索引　201

胸骨の中立な位置　69
　　股関節　107
　　骨盤の中立な位置　48
　　膝関節　117
　　踵骨　120
　　上腕骨頭　156
　　上腕骨　158, 167
　　正規曲線　48-9
　　脊柱側弯症　6-7
　　脊柱の安定　47
　　仙腸関節（SI）　88
　　大転子　95-6
　　肘関節の過伸展　181
　　ナマステ・ムドラ　191
　　ハムストリングスの働き　23
　　腹部の調整　136
　　骨の突起　17
多発性硬化症（MS）　11
多裂筋　46
短趾屈筋　128
短掌筋　189
短小趾屈筋　129, 189
単軸関節　8
短橈側手根伸筋　177
短内転筋　103
短腓骨筋　127
短拇指外転筋　178, 187
短拇指屈筋　187
短母趾屈筋　129
短拇指伸筋　187
第1頸椎（C1）　35, 51-2
大円筋　165
大胸筋　162
第3腓骨筋　124
大坐骨切痕　94
大腿筋膜　97
大腿筋膜張筋　101
大腿後面の筋群　102-3
大腿骨　股関節、膝関節、脚、骨盤も参照のこと
　　寛骨臼　96-7, 110
　　概観　95-6
　　骨盤と大腿の筋肉　98-104
　　小転子　95

　　大転子　7, 95-7
　　転子間線　97
　　内側顆と外側顆　96, 110
大腿四頭筋　26-8, 99
大腿直筋　99
大腿二頭筋　23, 103
大腿方形筋　101
大転子　7, 95-7
大殿筋　26-7, 101, 105
大菱形筋　161
大菱形骨　183, 185
大腰筋　99
ダヌラーサナ　87
弾性軟骨　10
ダンダーサナ　19, 116-7, 131-2
弾力性　24
恥骨　94　骨盤も参照のこと
恥骨筋　103
恥骨結合　48, 94-5
恥骨大腿靭帯　97
恥骨尾骨筋　104
チャクラ　93, 136
チャトゥランガ・ダンダーサナ　17-8, 169-70, 187-8
中間広筋　99
肘関節　171-82
　　位置の異常　174-5
　　運動生理学　174-6, 179
　　過伸展　175, 181
　　体で感じる解剖学　179-81
　　関節　172-3
　　筋肉　174-8
　　結合組織　173
　　神経　174
　　肘内障　182
　　骨　171-2
　　リンク　182
　　輪状靭帯　173, 175
肘筋　177
中手骨　184
中枢神経系（CNS）　10
中足骨　120, 122
中殿筋　101
肘内障　182

虫様筋　129, 189
長掌筋　175
腸脛靭帯　97
腸骨　94
腸骨筋　21, 94, 99
腸骨仙骨機能障害　84-6
腸骨大腿靭帯　97
腸骨の捻転　86, 89
腸骨尾骨筋　104
腸骨稜　6-7, 94
長趾屈筋　127
長趾伸筋　125
長内転筋　103
長腓骨筋　125, 127
長拇指外転筋　178, 187
長拇指屈筋　176, 186-7
長母趾屈筋　127
長拇指伸筋　178, 187
長母趾伸筋　125
腸腰筋　2-5, 140
腸肋筋　43, 45
椎間板起因の坐骨神経痛　77
椎骨前部の筋肉　55-6
手　手関節も参照のこと
　　運動生理学　187-8
　　体で感じる解剖学　190-1
　　関節　184
　　筋肉　186-7
　　骨　184
底側骨間筋　129
底側踵立方靭帯　123
底側靭帯　123
底屈　16, 127-8
手の指節骨間関節（IP）　184
ディスラエリ，ベンジャミン　153
弟子丸泰仙　51
殿筋　25, 100-1
橈骨　171-2
橈骨側側副靭帯　173
豆状骨　183, 185
橈側手根屈筋　175, 186
頭長筋　56
頭半棘筋　43, 45, 55

頭板状筋　44, 55
特発性脊柱側弯症　75-6

な

内在筋　21
内側顆　96
内側側副靭帯　112, 123
内転
　　関節　14-6
　　大腿の内転筋群　102-3
内反膝（O脚）　110, 116
内腹斜筋　139
ナマステ・ムドラで　191
軟骨　9-10, 結合組織も参照のこと
　　肋骨　67-8
軟膜　40
ナーヴァーサナ　140
二関節筋　22-3, 27-8
二軸関節　8-9

は

背側骨間筋　129
背側骨間筋の神経　186
『背部治療の基礎』　79
薄筋　103
白線　137
ハムストリングス
　　起始と停止　22-3
　　前屈　29
　　「相互の神経支配」　26
　　ウッターナーサナ　25, 29
　　二関節筋　23
ハラーサナ　62, 156
半腱様筋　23, 103
半月膝関節　112-3
ハンネマン，ロバート・E.　182
反復運動過多損傷（RSI）　186
半膜様筋　23, 103
バカーサナ　188
バッダ・コナーサナ　14, 140
馬尾　40-1, 73
バラル，ジャン・ピエール　49
パシュチマターナーサナ　38, 107-8, 132

パドマーサナ　23
パリヴリッタ・トリコーナーサナ　69
腓骨　109-10
『泌尿・生殖器の触診』　49
腓腹筋　28, 114-5, 126, 130
ヒラメ筋　28, 126, 130
ヴィラーサナ　23, 190
ヴィーラバドラーサナⅠ　78
ヴィーラバドラーサナⅡ　115
ビゲローのY靭帯　97
腹横筋　139
副交感神経系（PSNS）　10, 137-8
腹直筋　139
腹部　135-42
　安定作用　138
　影響を与える関節　136
　運動生理学　139-40
　感情的な側面　135
　筋肉　138-9
　結合組織　136-7
　「絞りと浸し」　136
　収縮　135-6
　神経　137-8
　伸展　139-40
　体で感じる解剖学　140-2
　チャクラの位置　136
　骨　136
　腰筋　140
　リンク　142
腹部神経根　41
腹膜　137
ふくらはぎの筋肉　28
ブジャンガーサナ　62-3
ヴリクシャーサナ　16, 158
ブレイク, ウイリアム　65
ブレイン, サンディ　118
プラサーリタ・パードッターナーサナ　30
プラナーヤマ　63, 143, 147
ホイットマン, ウオルト　1
方形回内筋　176
縫工筋　99

骨
　足　122
　運動器官系　5-7, 21-2
　横隔膜　143-4
　概観　5-7
　機能　6-7
　胸椎と胸郭　65-7
　筋肉の付着点　7, 21-2
　頚椎　51-53
　結合組織　9
　肩甲帯　154-6
　骨盤、股関節、大腿骨　94-6
　手関節と手　183-5
　膝関節と下腿　110-1
　種子骨　7
　脊柱　33-6
　仙骨　81-2
　足関節　119-21
　肘関節と前腕　171-2
　中軸骨格　5
　突起　6-7
　腹部　136
　腰椎　71-2
ホリガン, ジョセフ　170
ホン・バイツゼッカー, C.F.　81
母趾外転筋　128
拇指対立筋　187
拇指内転筋　189
母趾内転筋　129
ポリオ　11

ま

マイモニデス, モーゼス　5
マクレアリー, エリザベス・ケンダル　30
末梢神経系（PNS）　10-1
真っ直ぐに上げた片脚（SLR）での腹筋群　142
マリーチアーサナⅢ　61, 70, 78-9, 89, 141
ムドラ　108, 191
ムーラバンダ（根底の旋錠）　93, 108
迷走神経　137-8

や

有鉤骨　183, 185
有頭骨　183, 185
ユーゴ , ヴィクトル　71
腰神経叢　73
腰仙リズム　84
腰椎　71-9
　椅子　79
　運動生理学　74-5
　横隔膜の可動性　143-4
　体で感じる解剖学　78-9
　可能な動き　74-5
　関節　72
　筋肉　74
　結合組織　72
　神経　73-4
　脊髄の状態　75-8
　側屈と回旋の法則　75
　中立位置　71
　二次弯曲　34
　骨　71-2
　リンク　79
腰背部の問題　29
腰方形筋　99, 145-6
『ヨガの光』　2

ら

ラサター , ジュディス・ハンソン
　引用　119, 135
　著者紹介　206
梨状筋　83-4, 100-1
梨状筋症候群　77-8
立方骨　121
輪状靭帯　173, 175-6
肋間筋　68, 145
肋骨挙筋　46
ロルフ , アイダ　109

わ

腕尺関節　172-3
腕神経叢　54, 159
腕橈骨筋　22, 177

著者紹介

　1971年からヨガの指導をしているジュディス・ハンソン・ラサターは、カリフォルニア大学サンフランシスコ校で理学士（理学療法専攻）を取得し、その後、カリフォルニアインスティテュートオブインテグラルスタディズで、「東洋と西洋の心理学」で博士号を取得しました。1974年には、ヨガの指導者の教育機関の設立に参加しました。それが、現在のサンフランシスコのアイアンガー・インスティテュートです。設立以来、何千人ものヨガの指導者をトレーニングしている、世界的に有名な、指導者のための教育機関です。

　1975年、彼女は雑誌「ヨガ・ジャーナル」を共同で発行し始め、自ら、「ヨガ・ジャーナル」のヨガのポーズのモデルになり、教育顧問も務めました。13年間にわたり、この雑誌にアーサナのコラムを執筆し、多数の関連記事、ポーズ、解剖学、運動生理学、ヨガセラピー、呼吸のエクササイズ、ヨガの心理学と哲学等も執筆しました。世界的に認められるヨガの権威となった今でも、「ヨガ・ジャーナル」に定期的に寄稿し、教育顧問も務めています。

　6,000人を超える米国ヨガ指導者協会で、彼女は最年長のヨガの指導者であり、カリフォルニア・ヨガ指導者協会の会長です。国際ヨガ指導者協会や医学雑誌「代替治療」、さらに、ヨガアライアンスのそれぞれで、教育顧問の役職にあります。

　ヨガの指導者の国際大会や国内大会で、ジュディスは、数十年間、招待指導者としてヨガを指導しています。カリフォルニア州ロングビーチの州主催の女性会議では、3年間、基調講演者として講演し、「ヨガ・ジャーナル」の年次大会では、開会講演を行いました。アナハイムの「ヨガ・ジャーナル」の会議など、各種のヨガ関連の大会でも講演を行っています。

　彼女は、アーサナ、プラーナーヤマ（呼吸）、瞑想、解剖学、運動生理学、ヨガセラピー、ヨガの哲学、また彼女の専門のひとつであるリストラクティブ・ヨガ等を、初心者にも、指導者にも、教えています。サンフランシスコを拠点に、米国全土と世界中で指導しています。2度目のロシア訪問では、ヨガセラピーのビデオ制作を指導し、それは今、ロシア軍の病院で利用されています。心臓疾患の患者の回復プログラムにヨガを活用している病院に招かれて指導したり、大学医学部の補完・代替治療の医療プログラムにも要請されて講演しています。

　サンフランシスコのベイエリア在住のジュディスに、ヨガの教室やワークショップ、指導者のトレーニングについての情報を得たい方は、以下のサイトをお訪ねください。

http://www.judithlasater.com
http://www.restorativeyogateachers.com

著　者：**ジュディス・ハンソン・ラサター** (Judith Hanson Lasater)
プロフィールはp.206参照。

監訳者：**chama** (ちゃま)
TOKYOYOGA創設者・ディレクター、ヨガ講師。東京を拠点に国内外で指導。アシュタンガ・ヨガの実践および指導経験をベースに、機能解剖学、クラニオセイクラルなどのボディワークの知見を活かした指導に定評がある。インドにて Sri K.Pattabhi Jois より直接指導を受け、現在は本書の著者である Judith Hanson Lasater に師事。リストラティブヨガ（癒やしと回復のヨガ）の要素や体感系解剖学のワークをヨガ指導に取り入れ、指導者養成講座において後進の育成にも力を注ぐ。監修書に『アシュタンガ・ヨーガ　実践と探究』『アシュタンガ・ヨーガ　インターミディエート・シリーズ』（いずれも産調出版）がある。本名、相澤 護。
http://www.chama-yoga.com

松本　くら (まつもと　くら)
ボディワーカー・ヨガティーチャー。東京大学文学部卒業後、からだと心のバランスに関心を持ち、日本およびインドでヨガを学ぶ。その後、エサレンボディワーク、クラニオセイクラル、機能解剖学などの各種ボディワークから「健やかなからだ」へのアプローチを学び、現在それらの個人セッション、ヨガ教室、スクールを展開。著書に『プレヨガで「あなたのヨガ」をはじめよう』（BABジャパン）、『肩コリ解消六十四通り』（ブルーロータスパブリッシング）がある。
http://www.lierahouse.jp/

翻訳者：**田嶋　怜** (たじま　れい)

翻訳協力：**川原　朋子** (かわはら　ともこ)

表紙デザイン：**勝岡　愛** (かつおか　あい)

Yogabody
ヨガボディ

発　　行　2012年9月20日
発 行 者　平野　陽三
発 行 元　**ガイアブックス**
　　　　　〒169-0074 東京都新宿区北新宿 3-14-8
　　　　　TEL.03(3366)1411　FAX.03(3366)3503
　　　　　http://www.gaiajapan.co.jp
発 売 元　産調出版株式会社

Copyright SUNCHOH SHUPPAN INC. JAPAN2012
ISBN978-4-88282-852-5 C0011

落丁本・乱丁本はお取り替えいたします。
本書を許可なく複製することは、かたくお断わりします。
Printed in China

ガイアブックスの本

アイアンガーヨーガ 基本と実践

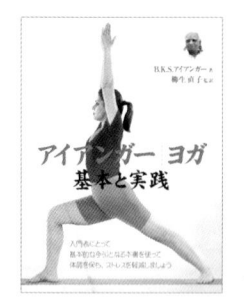

著者：
B.K.S. アイアンガー

監訳：
柳生 直子

本体価格 2,800円

アイアンガーヨーガ創設者、B.K.S.アイアンガーによる実践書。基礎となるアーサナのポーズやグルのアドバイス、身体に作用する効果など、ヨガの本質に迫る。ヨガを通して人生を変えようと望むすべての人びとに。

実践ヨーガ療法

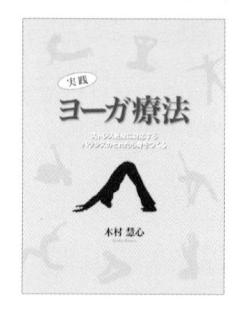

著者：
木村 慧心

本体価格 2,400円

現代社会で根強いストレスに起因する各種の心身相関疾患の悩みを解消するヨーガ実践書。ヨーガ療法理論をはじめ、誰もが実習できるヨーガ療法技法を豊富な写真で解説する。健やかで調和のとれた人生を送るための一冊。

アシュタンガ・ヨーガ アーサナ&ヴィンヤーサ

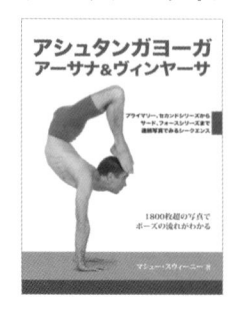

著者：
マシュー・スウィーニー

本体価格 2,400円

アシュタンガヨーガにおける最初の4段階（プライマリシリーズ、セカンドシリーズ、サードシリーズ、フォースシリーズまで）のシークエンスを、著者マシュー・スウィーニーが実践した貴重な写真ガイド。1800枚を超える連続写真で、アーサナとドリスティ、ポーズ間の動き、ヴィンヤーサを網羅。アシュタンガヨーガ実践者の必携書。

クラニオセイクラル・リズム

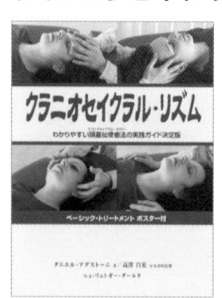

著者：
ダニエル・アグストーニ

監修者：
高澤 昌宏

本体価格 4,400円

クラニオセイクラル・セラピー（頭蓋仙骨療法）を総合的かつ詳細に紹介した入門書。トリートメントのステップを写真とともに解説している。解剖学や生理学の観点からもクラニオセイクラル・システムを説明。ベーシック・トリートメントポスター付き。